Peter Selg

Die Briefkorrespondenz der «jungen Mediziner»

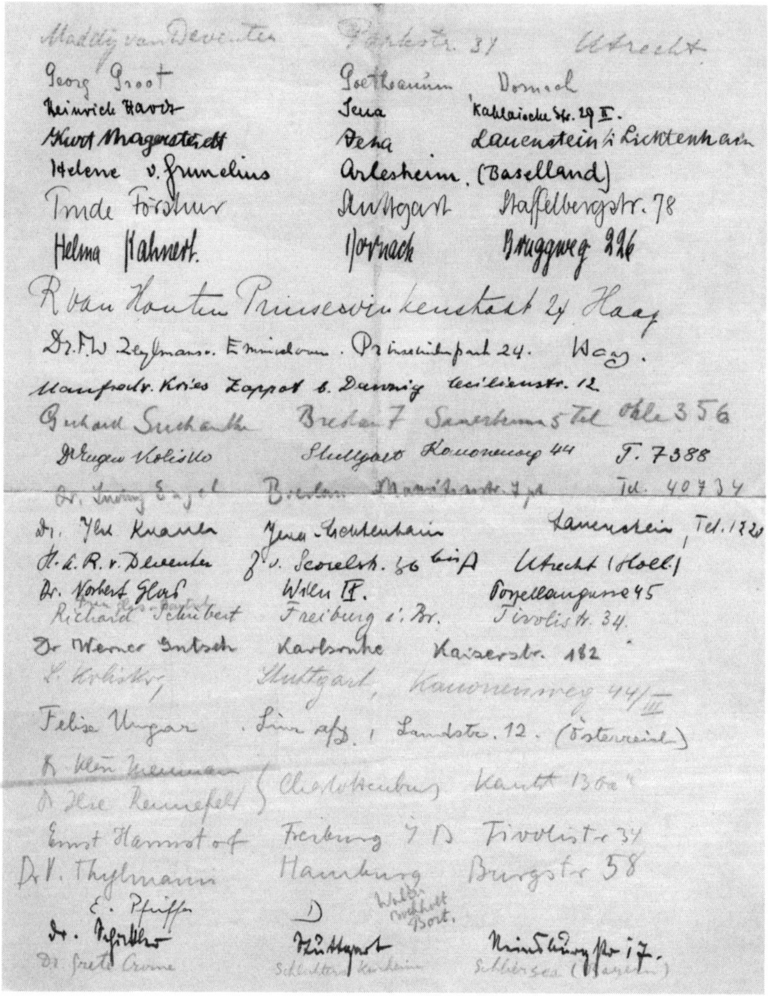

Maddy van Deventer Parkstr. 31 Utrecht
Georg Groot Goetheanum Dornach
Heinrich Hardt Jena Kahlaische Str. 29 II.
Kurt Magerstädt Jena Lauenstein i. Lichtenhain
Helene v. Grunelius Arlesheim. (Baselland)
Trude Förster Stuttgart Staffelbergstr. 78
Helma Kahnert Dornach Bruggweg 226
R van Houten Prinsevinkenstraat 24 Haag
Dr. F.W. Zeylmans v. Emmichoven. Prinsevinkenpark 24. Haag.
Manfred v. Kries Zoppot b. Danzig Cecilienstr. 12
Gerhard Suchantke Breslau 7 Sauerbrunn 5 Tel. Ohle 356
Dr. Eugen Kolisko Stuttgart Kanonenweg 44 T. 7388
Dr. Ludwig Engel Breslau Mauritiusstr. 7 pt Tel. 40734
Dr. Ilse Knauer Jena-Lichtenhain Lauenstein, Tel. 120
H. L. R. v. Deventer J. v. Scorelstr. 86 bis A Utrecht (Holl.)
Dr. Norbert Glas Wien IX. Porzellangasse 45
Richard Schubert Freiburg i. Br. Tivolistr. 34.
Dr. Werner Gutsch Karlsruhe Kaiserstr. 182
L. Kolisko Stuttgart, Kanonenweg 44/III
Felise Ungar Linz a/D., Landstr. 12. (Österreich)
Dr. [illegible]
Dr. Ilse Rennefeld } Charlottenburg Kantstr. 130a
Ernst Harmstorf Freiburg i B Tivolistr 34
Dr. V. Thylmann Hamburg Burgstr 58
E. Pfeiffer D Walter [illegible] Bott.
Dr. [illegible] Stuttgart [illegible] 7.
Dr. Grete [illegible] [illegible] Schliersee (Bayern)

Peter Selg

Die Briefkorrespondenz der «jungen Mediziner»

Eine dokumentarische Studie zur Rezeption von Rudolf Steiners «Jungmediziner»-Kursen

Natura Verlag im
Verlag am Goetheanum

Schriftenreihe
des
Ita Wegman Archivs

Band 7

ITA WEGMAN ARCHIV
Pfeffingerweg 1A, CH-4144 Arlesheim

Der Verlag am Goetheanum im Internet: www.VamG.ch

Einbandgestaltung von Gabriela de Carvalho

Satz: Heiko Hanekop
Druck und Bindung: Freiburger Graphische Betriebe

ISBN 3-7235-1239-9

Es muss aus der geistigen Führung und dem eigenen Geistesweg allmählich die Gestalt geformt werden, die im neuen Zeitalter wird Heiler sein können. In der Medizinischen Sektion am Goetheanum sind uns die Bedingungen dafür gezeigt worden. An uns liegt es nun, in Ausführung der dort angegebenen esoterischen Arbeit dieses Bild des Heilers der Zukunft in uns lebendig und wirksam zu machen. Diese Arbeit kann nur eine gemeinsame sein. Nur eine im Geiste zusammengeschlossene Heiler-Gemeinschaft kann Träger der Erneuerungs-Kräfte sein.

Maria Glas, 24.7.1924

Inhaltsverzeichnis

Vorwort

Mit der Weihnachtstagung 1923 wurde [...] die medizinische Sektion begründet, und im Rahmen dieser Sektion fand als erstes statt der Kursus für junge Mediziner, der eine erste Einführung in die Initiationswissenschaft für das Medizinische bedeutete.

Ita Wegman[1]

Die vorliegende Schrift ist das dritte von vier aufeinander bezogenen monographischen Werken, die im Rahmen eines wissenschaftlichen Forschungsprojektes an der Medizinischen Sektion am Goetheanum zu Rudolf Steiners grundlegenden Kursen für Medizinstudenten und junge Ärzte von mir erarbeitet wurden. Nach einer biographisch zentrierten Studie über Helene von Grunelius, der Initiatorin des ersten «Jungmediziner»-Kurses und in gewisser Hinsicht zentralen Gestalt des Hörerkreises[2], und einer Arbeit über die «Wärme-Meditation», die Grunelius von Rudolf Steiner für die spirituelle Vorbereitungsarbeit des Studentenkreises erhalten hatte[3], beleuchtet die nunmehr publizierte dritte Schrift die sozialen Rezeptions-Prozesse innerhalb der Gruppe, soweit sich diese aus den Korrespondenzen der «jungen Mediziner» aufzeigen lassen. Die noch unveröffentlichte vierte Studie widmet sich dann der Kurskomposition und -inhaltlichkeit selbst, insbesondere in ihrer spirituellen Beziehung zur Weihnachtstagung des Jahres 1923/24.

Nahezu alle Korrespondenzen der «jungen Mediziner», die den Inhalt der vorliegenden Arbeit bilden, sind Teil der Sammlungsbestände des Ita Wegman Archivs, Arlesheim. Dieses, auf den ersten Blick erstaunliche Phänomen einer räumlichen Konzentration von Dokumenten ehemals weitverstreut lebender Briefschreiber beruht auf der Tatsache, dass die Briefwechsel der Medizinstudenten und Ärzte mit Ita Wegman im Zentrum des inhaltlichen Gespräches und der gegenseitigen Mitteilung standen – und von Ita

Wegmans Kliniksekretärinnen sorgfältig abgelegt und verwahrt wurden. Bei Ita Wegman als der Leiterin der Medizinischen Sektion am Goetheanum traf die große Mehrheit der hier zitierten und in ihrem Nachlass verwahrten Schreiben ein; sie, Ita Wegman, ermöglichte in dem von Rudolf Steiner gewünschten und veranlagten Sinn den menschlichen Bezug der Kurshörer zum Goetheanum und stand den jungen Medizinstudenten und Ärzten mit Rat und Tat zur Seite. Wegmans Nachlass eröffnet damit den dokumentarischen Zugang zur Sozialwirklichkeit der Vorträge vom Januar und April 1924 – und dies nicht zuletzt auch dadurch, dass die schriftlichen Nachlass-Bestände von Wegmans Kolleginnen Margarethe Kirchner-Bockholt, Madeleine van Deventer und Helene von Grunelius, die alle eine zentrale Rolle in der Organisation der beiden Kurse vom Januar und April 1924 spielten und zum Arlesheimer Arbeits- und Klinikzusammenhang gehörten, mit den Sammlungen des Ita Wegman Archivs in sinnvoller Entität vereinigt wurden. – Selbstverständlich existierten unabhängig von den in Arlesheim vorfindbaren Materialien noch zahlreiche weitere briefliche Mitteilungen der Kursteilnehmer untereinander, die bis zum heutigen Tag als verschollen oder verloren gelten müssen; dennoch zeigt die nähere Aufarbeitung und Auseinandersetzung mit den Arlesheimer Korrespondenzen, dass anhand des dortigen Briefkorpus nicht nur die Hauptzüge des auf schriftlichem Wege bewahrten Rezeptionsgeschehens dokumentierbar sind, sondern auch die allermeisten Einzelheiten der sozialen Vorgänge im Umkreis der Mediziner-Vorträge brieflich mit Ita Wegman und ihren Mitarbeiterinnen besprochen wurden. Nach allem, was aus den vorliegenden Korrespondenzen erschlossen werden kann, war der *briefliche* Austausch der übrigen Kursteilnehmer und Gruppenmitglieder untereinander marginal. Vieles wurde in Stuttgart, Freiburg, Jena, Berlin, Wien oder Utrecht – wo jeweils zahlreiche «junge Mediziner» studierten oder ärztlich praktizierten – mündlich erörtert und bewegt; dasjenige, was Schriftform gewann, gehörte dagegen ganz überwiegend der Rückmeldung nach Arlesheim an, hatte die Form eines Erfahrungsberichtes oder einer gezielten Fragestellung, die Ita Wegman zukommen sollte – oft über Margarethe Bockholt, die als junge Ärztin und Teilnehmerin der «Jungmediziner»-Kurse im Arlesheimer Klinisch-therapeutischen Institut arbeitete und einen direkten und unkomplizierten Zugang zu Ita Wegman hatte, bis in die letzten Monate und Wochen von Rudolf Steiners Lebenszeit hinein.

Auch wenn briefliche Dokumente als materiale Quelle historischer Forschung nicht überschätzt werden sollten, so ist ihr besonderer Beitrag zur Erhellung biographischer und geschichtlicher Vorgänge dennoch unverkennbar. Sie geben eine Form der authentischen und persönlich formulierten Stellungnahme aus einer gegebenen Zeitsituation wieder, unterliegen keinen Verzerrungen der Erinnerungsbildung und keinem Verlust des späteren Vergessens. In Zeiten einer noch existenten Briefkultur waren sie Weisen individueller Explikation als Ausdruck von Erfahrungs- und Reflektionsprozessen, zwangen zur Auffindung einer dem Sachverhalt angemessenen Sprache und verfügen daher zumeist über die Klarheit und Ruhe der zusammenfassenden Betrachtung und – nachgeordneten – Mitteilung. Vergegenwärtigt man sich im vorliegenden Fall, dass Rudolf Steiner für eine konkrete Studenten- und Ärztegruppe in einer spezifischen Lebens-, Zeit- und Arbeitssituation sprach und seine Lehrunterweisungen damit einen entschieden situativen Kontext hatten, so sind die gesammelten Briefkorrespondenzen dieser umschriebenen Hörergruppe nicht nur ein besonderes Zeugnis von Steiners Wirksamkeit, sondern auch von dem Ringen derjenigen Menschen, die mit den erhaltenen Anregungen zu leben und diese zu realisieren suchten – sind ein Teil von Steiners umfassender Wirkung im 20. Jahrhundert und ein notwendig ergänzender Aspekt zur vorliegenden Gesamtedition seiner Bücher und Vorträge. In dieser Hinsicht bilden die in Arlesheim bewahrten Korrespondenzen der «jungen Mediziner» eine absolute Rarität – nirgendwo sonst existiert eine derart umfangreiche schriftliche Briefsammlung einer umschriebenen Hörergruppe von Rudolf Steiners Kursen, eine Briefsammlung, die sich in erster Linie mit den rezipierten Vorträgen und deren Folgen für das eigene Studium und die medizinische Praxis beschäftigt. –

Sind diese Voraussetzungen schon als solche bemerkenswert, so gewinnt die Dimension der erhaltenen «Jungmediziner»-Korrespondenz jedoch noch an zusätzlichem Gewicht, sofern realisiert wird, dass Rudolf Steiners Kurse vom Januar und April 1924 tatsächlich die ersten (und einzigen) systematischen Hochschulkurse nach der Weihnachtstagung waren, in denen eine – zumindest potentielle – Gemeinschaft junger Menschen esoterische Unterweisungen zur berufsspezifischen Weiterbildung *und* zur verantwortlichen Mitgestaltung einer Hochschulsektion empfing, bis hin zur Bildung des «esoterischen Kernes» der Medizinischen Sektion im September 1924. Obwohl die Hörer der Vorträge vom Januar und April diese Gesamtdimension der für sie gehaltenen Kursstunden erst spät realisieren und in ihren Willen aufnehmen konnten – wovon ihre Korrespondenzen intensiv Zeugnis abzulegen vermögen –, so erhält der begonnene gegenseitige Austausch zum Zwecke der spirituellen Gemeinschaftsbildung und Aufgabenbewältigung dadurch seine besondere Bedeutung, eine Bedeutung, die das medizinische Feld weit übersteigt und mit den Werdebedingungen der anthroposophischen Bewegung nach der Weihnachtstagung in Verbindung steht.

Das nähere Studium der Korrespondenzen zeigt allerdings in diesem Kontext auch konkret auf, mit was für Schwierigkeiten der Rezeption Rudolf Steiner tatsächlich umzugehen hatte. Die seit 1924 immer wieder (und immer weiter) tradierte «Aureole» um die «Jungmediziner»-Gruppe hält – im Gegensatz zum weiterwirksamen Lichtesglanz der «Jungmediziner-Kurse» selbst – einer nüchternen Nachprüfung zumindest vordergründig keineswegs stand. Zu deutlich bringen die gesammelten Briefe zum Ausdruck, wie sehr die einzelnen jungen Menschen trotz bestem Willen und einer bis heute ausgesprochen sympathisch berührenden Ehrlichkeit und Offenheit mit den Kursinhalten und -intentionen größtenteils überfordert waren, wie sie mit ihren persönlichen und generationalen Problemen zu ringen hatten und sich selbst oft genug im Wege standen – anders gesagt: wie nahezu grenzenlos der Abstand zwischen den geistigen Inhalten und Zielsetzungen von

Steiners Kursen und den Verständnis- und Lebensvoraussetzungen seiner Hörer war. Etwas von der schenkenden Opfergröße von Rudolf Steiners Lebensgang wird an diesem Studium erfahrbar, auch etwas von der unübersehbaren Tragik des Jahres 1924 bzw. Rudolf Steiners letztentschlossenem Versuch, mit und nach der Weihnachtstagung einen weiteren Schritt nach vorne zu gehen, unabhängig von der – nur langsam nachkommenden – Erkenntnis- und Willensbasis seiner Hörer, deren Schicksal Steiner auf sich nahm.[4] – Trotz dieser, hier nur andeutbaren, in sich aber gravierenden Aspekte des Geschehens und einer bis heute ebenso sinnvollen wie notwendigen Betroffenheit durch sie, hinterlässt die Lektüre und aufarbeitende Sichtung der «Jungmediziner»-Korrespondenzen jedoch keine deprimierende oder im negativen Sinne melancholische Stimmung. Sie kann vielmehr durch ein vertieftes Kursverständnis und eine zumindest ahnungsweise Erfahrung desjenigen, was Rudolf Steiner und Ita Wegman mit der Sozialgestalt und dem «esoterischen Kern» der Medizinischen Sektion am Goetheanum intendierten, wesentliche Anregungen für die soziale Bewältigung von medizinisch-esoterischen Aufgaben liefern – Aufgaben, die bis heute trotz vieler Entwicklungen kaum als gelöst zu betrachten sind, aber mit der von Rudolf Steiner ermöglichten Medizinischen Sektion am Goetheanum in immanentem und unlösbarem Zusammenhang stehen.

Dass diese Sektion und die von ihr ausgehende und verantwortete Heilkunst ein innerstes und fortwirkendes Lebensanliegen derjenigen Menschen war, die ihr Schicksal zu Beginn des 20. Jahrhunderts in die «Jungmediziner»-Bewegung führte, ist nach dem Studium des vorliegenden Buches nicht nur offensichtlich, sondern stiftete eine bis heute wesentliche spirituelle Verbundenheit, die es zu erkennen und durchdringen gilt. Die Liebe und der ganze Enthusiasmus der «jungen Mediziner» gehörten der von Rudolf Steiner und Ita Wegman vertretenen neuen Medizin – und jener sich entwickelnden Hochschule um Rudolf Steiner, die sie als «geistige Heimat» empfanden und für die sie sich mit all ihren Kräften einsetzen wollten. In gewisser Hinsicht erwachten die «Jungmediziner» als willensverbundene und handlungsfähige Gruppe erst im September 1924, in den Tagen des «Pastoralmedizinischen Kurses», und damit unmittelbar vor Anbruch von Steiners Krankenlager. Rudolf Steiners früher Tod beendete dann ganz offenbar die sich anfänglich ausbildende spirituelle Gemeinschaftsbewegung zur Bewältigung einer umfassenden medizinisch-sozialen Aufgabenstellung – eine Gemeinschaftserfahrung und Tätigkeitsrichtung, die die meisten der «jungen Mediziner» nach dem 30. März 1925 lediglich als weiterwirksame Sehnsucht in ihrem Herzen trugen, von dort aus jedoch der Zukunft in reiner Form einzuverwandeln versuchten. In dieser – geistigen – Hinsicht ist die zuvor genannte «Aureole» um die Gruppe nicht nur berechtigt, sondern steht als Zukunftsvermächtnis möglicherweise allen künftigen Bestrebungen helfend bei, die im Sinne der «Jungmediziner»-Kurse und des «esoterischen Kernes» der Medizinischen Sektion zu arbeiten bestrebt sind.

*

Der Aufbau der vorliegenden Studie folgt der chronologischen Ordnung der Korrespondenz, entfaltet die Briefdokumente jedoch in motivischer Orientierung; Aspekte, die bereits in den Monographien über Helene von Grunelius und über die «Wärme-Meditation» entwickelt wurden, sind mit Querverweisen auf diese Publikationen bedacht und werden nicht mehr im Einzelnen thematisiert. Auch Helene von Grunelius' bedeutende und in meiner biographischen Arbeit umfänglich zitierte Briefe sind – bis auf wenige Ausnahmen vom Sommer/Herbst 1924 – nicht erneut Gegenstand des Buches, erfahren jedoch selbst eine weitergehende Beleuchtung durch den hier eröffneten sozialen Gesamtkontext. Dabei ist zu berücksichtigen, dass eine jede Biographieschreibung in und aus der notwendigen Tendenz einer gezielt intendierten Blickfokussierung und -verengung lebt; als Wegbeschreibung einer singulären Individualität bedarf sie einer Ergänzung aus der Sphäre des Umraums, die hier für das Feld der Kursrezeption und damit der sozialen Dynamik innerhalb des «Jungmediziner»-Kreises bis zu einem gewissen Grade zu leisten war. – Die vorliegende Monographie endet bei Rudolf Steiners Tod. Sie verfolgt – im Unterschied zur Publikation über Helene von Grunelius – die Wege der einzelnen Ärzte (oder gar die veranlagte Gestalt des «esoterischen Kernes der Medizinischen Sektion») keinesfalls weiter und thematisiert damit auch nicht die Frage, welche Kursimpulse in den Arbeitsviten der Mediziner zu einem späteren Zeitpunkt zumindest individuelle Wirklichkeit wurden. Die gesammelten Nachrufe auf die beteiligten Ärzte, die ich in einer größeren Sammlung vor Jahren zugänglich machen konnte, geben hierfür jedoch einige orientierende Hinweise.[5]

Mein besonderer Dank für das Zustandekommen dieser Veröffentlichung gilt den Förderern des medizinischen Grundlagenprojektes an der Medizinischen Sektion am Goetheanum, insbesondere der *Software AG Stiftung*. Darüber hinaus danke ich *Christoph Oling* (Natura Verlag) für seinen Einsatz für das vorliegende Buch, auch für die Aufnahme zahlreicher Faksimileabbildungen, die die Handschriften der einzelnen Briefe wiedergeben und – jenseits alles vordergründig Illustrativen – eine über den Wortlaut hinausgehende Verbindung mit den «jungen Medizinern» ermöglichen können. Weiter richtet sich mein Dank an *Walter Kugler* für das Recht zur Mitzitierung einiger weniger Briefe, die von den Medizinstudenten und jungen Ärzten direkt an Rudolf Steiner gerichtet wurden (und damit Teil des Rudolf Steiner Archivs) sind, sowie an *Gunhild Pörksen* für ihre inhaltliche Unterstützung im Ita Wegman Archiv.

Medizinische Sektion am Goetheanum — *Peter Selg*
Ita Wegman Archiv
März 2005

I.

Die Zeit nach dem ersten Kurs

(Januar–April 1924)

Sehr verehrte Frau Dr. Wegman, erst jetzt ist es mir möglich, die nötige Sammlung für diesen Brief aufzubringen, der ein Ausdruck sein soll des Dankes und der Freude darüber, dass wir nun im engsten Anschluss an Dornach arbeiten dürfen als Mediziner und dass Sie, verehrte Frau Dr. Wegman, dieses möglich gemacht haben.
Auch bin ich mir der Größe der Verantwortung wohl bewusst, die ich mit den anderen zusammen als Teilnehmer an der Weihnachtstagung sowie auch an der Medizinerwoche im Januar übernommen habe.

Gerhard Suchantke, 12.2.1924

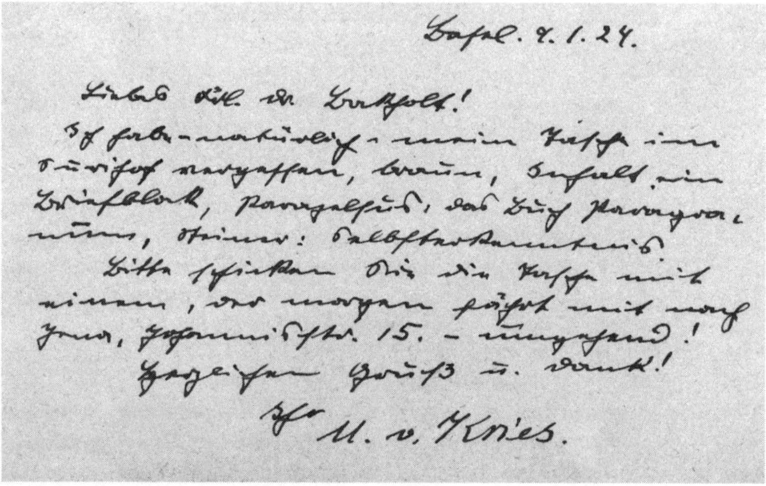
Basel. 9. 1. 24.

Liebes Frl. Dr. Bockholt!
Ich habe – natürlich – meine Tasche im
Surihof vergessen, braun, Inhalt: ein
Briefblock, Paracelsus: das Buch Paragra-
num, Steiner: Selbsterkenntnis.
Bitte schicken Sie die Tasche mit
einem, der morgen fährt mit nach
Jena, Johannisstr. 15. – umgehend!
Herzlichen Gruss u. Dank!
Ihr M. v. Kries.

Postkarte von Manfred von Kries an Margarethe Bockolt. Basel, 9.1.1924

[Liebes Fräulein Dr. Bockholt! Ich habe – natürlich – meine Tasche im Surihof vergessen, braun, Inhalt: ein Briefblock, Paracelsus: Das Buch Paragranum, Steiner: Selbsterkenntnis. – Bitte schicken Sie die Tasche mit einem, der morgen fährt mit nach Jena, Johannisstr. 15 – umgehend!
Herzlichen Gruß u. Dank! Ihr M. v. Kries.]

Im Anschlusse an die Weihnachtstagung fand [...] ein Kursus für jüngere Ärzte und Medizinstudierende statt. Hier wurde namentlich über die innere Orientierung in der Seele dessen gesprochen, der sich dem Medizinischen widmen will. [...] Bei der Kürze der Veranstaltung war nur möglich, Andeutungen für eine Wegleitung zu geben. Rudolf Steiner[5a]

Der erste Kurs für die «jungen Mediziner»[6] war am Dienstagvormittag, dem 9. Januar 1924, im Dornacher Glashaus von Rudolf Steiner nach acht Vorträgen abgeschlossen worden. Vieles hatte sich seit dem Eintreffen der Studenten und Ärzte zur Weihnachtszeit ereignet – Ereignisse, deren Zeugen sie über mehr als zwei Wochen geworden waren, unvermutet und unverhofft. Sie hatten die spirituelle Grundsteinlegung der Allgemeinen Anthroposophischen Gesellschaft miterlebt und mitvollzogen, den Beginn der Dornacher Hochschule und ihrer Medizinischen Sektion, die weltgeschichtlichen Vorträge und Darstellungen Steiners, schließlich aber ihren eigenen Kurs in seinen ganzen *«esoterischen Untergründen»*, von denen Rudolf Steiner in seinem Abschlussvortrag noch einmal eindrucksvoll und nachwirkend gesprochen hatte.[7] Die Medizinstudenten und jungen Ärzte hatten sich gegenseitig kennen gelernt, waren sich in Gesprächen und Diskussionen persönlich näher gekommen, hatten ihre medizinischen und privaten Sorgen und Hoffnungen ausgetauscht – zugleich waren sie von dem Umfang und der spirituellen Dimension der Steinerschen Ausführungen vollkommen überrascht worden. Sie hatten vernommen, dass Rudolf Steiner ihnen weit entgegengekommen war, in ihren Fragen und Anliegen, jedoch auch keinen Zweifel daran gelassen hatte, dass sie für eine wirkliche Weiterentwicklung der Medizin sich auf einen geistigen Weg begeben müssten, einen Weg, für den er ihnen meditativ-mantrische Übungen aufgezeigt und entwickelt hatte. Am Dienstagvormittag, dem 9. Januar 1924, waren sie in dieser Weise von ihm verabschiedet worden, mit ermutigenden und zugleich verantwortungsschweren Worten, die ihren künftigen Weg in Verbindung mit der soeben gegründeten Medizinischen Sektion am Goetheanum betrafen, einer Verbindung, die äußerlich in Form von «Rundbriefen», innerlich aber durch die geistige Arbeit aufrechterhalten und intensiviert werden sollte:

> Ihr könnt viel für Euch [...] tun, aber auch viel tun für die Welt und für die kranke Menschheit, wenn Ihr das, was Ihr jetzt gehört habt, nicht als etwas bloß Vorübergehendes betrachtet, sondern als Ausgangspunkt für das, wozu Ihr ja einen so außerordentlich guten Anfang gemacht habt. In diesem Sinne, meine lieben Freunde, wollen wir vereinigt bleiben, wollen wir so vereinigt bleiben, dass Ihr in Dornach hier im Goetheanum Euren Mittelpunkt behaltet, und an diesen Mittelpunkt Euch wirklich haltet, so dass dieser Mittelpunkt durch Euch in der Welt wirken kann.[8]

Zugleich hatte Rudolf Steiner die Kursteilnehmer zum Abschied darauf aufmerksam gemacht, dass das Ausschreiten des geisteswissenschaftlich-esoterischen Weges Folgen für die individuelle Bewältigung ihres medizinisch-naturwissenschaftlichen Studiums haben würde – und gesagt:

> [...] Wenn Ihr mit diesen esoterischen Winken nun an Eure medizinischen Studien geht: Ihr werdet sehen, es wird anders. Allerdings, es wird vielleicht schwerer sogar. Wenn ein etwas gedankenstumpfer Mensch von heute – die Menschen werden heute schon durch die Volksschule gedankenstumpf, durch die Gymnasialausbildung noch mehr, dann kommen sie an die Hochschule heran – wenn ein solcher gedankenstumpfer Mensch an die medizinischen Studien geht, wird er das erste und zweite Jahr mit einer gewissen inneren Bockigkeit die Dinge überwinden, wenn er vielleicht aus irgendwelchen sozialen Hintergründen herrührend irgendwelche moralische Peitsche hinter sich fühlt. Aber Mediziner, Arzt wird er nicht. Er wird einer, den die Sozietät anstellt als einen, der den Arzt mimt, aber er wird nicht Arzt. Nun werdet Ihr ja natürlich eine verfeinerte Seelenkraft bekommen dadurch, dass Ihr solche Dinge auf Eure Seelenkräfte wirken lasst. Und es wird Euch manchmal die Art, wie heute Psychologie und Physiologie und pathologische Wissenschaft, auf der die medizinische Wissenschaft beruht, auf Euch selber wirken – es wird Euch manches wehe tun. Es wird wirklich so sein, wie wenn man Euch manchmal statt Brot Steine geben würde. Aber Ihr werdet dann selber aus diesen Steinen, die da sind, doch etwas

herausholen können. Und es wird Euch das, was da gegeben wird, in einem gewissen Grade doch zielvoll sein können. Ihr werdet auf einem nicht leichten Wege doch etwas lernen können. Und das muss schon sein, nicht wahr, vorläufig ist eben die Welt mit ihrem Materialismus noch mächtig, und wir müssen uns zunächst in sie hineinstellen auf irgendeine Art. Wir müssen da heraus arbeiten aus der Lage, in die wir kommen, wenn wir uns eben hineinstellen.[9]

*

Viele der Studenten und jungen Ärzte reisten noch am späten Dienstagvormittag aus Dornach und Arlesheim ab und kehrten an ihre Universitäten und in ihre Kliniken und Praxen zurück – nach Zürich, Freiburg, München, Stuttgart, Frankfurt, Hamburg, Leipzig, Jena, Saalfeld, Rostock und Breslau, nach Wien, Utrecht und Den Haag. Einige von ihnen sandten in den nachfolgenden Tagen und Wochen erste Erinnerungs- und Dankesbriefe an Ita Wegman und damit an die Leitung der Medizinischen Sektion, berichteten von ihrer Ankunft an den eigenen Studien- und Arbeitsorten, von den im ersten Nachklang des Kurses gemachten Erfahrungen, aber auch von ihren nächsten Aufgaben und Zielen. So schrieb am 19. Januar der siebenundzwanzigjährige Heinrich Hardt aus Rostock, der am Ende seines Medizinstudiums stand und zu der kleinen Gruppe von Studenten gehörte, die im Oktober 1922 Rudolf Steiner in Stuttgart erstmals um eine spezifische Kursunterweisung für Medizinstudenten gebeten und damit die Entwicklung des nun erlebten Kurses über die *«Moral des medizinischen Studiums und der Praxis (esoterisch und exoterisch)»* angestoßen hatte:

Rostock, den 19. Januar 1924

Verehrte, liebe Frau Dr. Wegman!

Die hinter mir liegende Woche angestrengter Examensarbeit, während welcher Riesenmengen von Wissensstoff verschlungen werden mussten (trotzdem ist man bekanntlich nie dümmer in seinem Leben als kurz vor dem Examen!) – all dies kann nicht das lebhafte Gefühl der Dankbarkeit und der stark erlebten neuen Zusammengehörigkeit vermin-

dern, das ich, wie wohl alle unsere Freunde, seit der Weihnachtstagung und unserem Kurs, im Herzen trage.
Und so ist dies Schreiben nur ein kleiner sichtbar gewordener Ausdruck der Gewissheit, tief im Innern mit einer willkommenen Schicksalsgemeinschaft deutlich verbunden worden zu sein und von Ihnen, verehrte Frau Doktor, wie vor allem von unserem hoch zu verehrenden, großen Lehrer, den wir in Freiheit erkoren, unverdient großes Entgegenkommen gefunden zu haben.
Die Erinnerung an den Kurs wurzelt so tief, dass man noch im Traume, ja gerade dann das deutliche Gefühl hat, mit allen andern, die teilnahmen, verbunden zu sein, dem gegenüber bedeutet das lebhafte Tageserinnern fast eine Abschwächung.
Ich glaube, es dürfte vielen von uns ganz ähnlich gehen, und es wird man wohl keine Sorge zu tragen brauchen, dass Stoff zu den geplanten Rundbriefen mangeln könnte. Es ist ja auch gar nicht erforderlich, dass sofort mit rein wissenschaftlichen Dingen begonnen wird, ich kann mir vorstellen, dass mancher sich gedrängt fühlen könnte, wenigstens zunächst Allerpersönlichstes zu schreiben. So ergeht es mir jedenfalls. Darum will ich nicht zögern, danach zu handeln.
Abgesehen von dem gigantischen Inhalt all dessen, was ich auf der Tagung und während des Kurses erleben durfte, hat Eines einen besonders tiefen Eindruck auf mich gemacht. Das ist die wundervolle Ruhe, dieses vollendete Gleichmaß im Größten und Kleinsten, das man so stark an Doktor Steiner erleben konnte. Davon können gerade wir Mediziner sehr sehr viel lernen. Keine noch so gut gemeinte Hast wird hoffen dürfen, mehr zu leisten als diese ruhevolle Meisterung der Zeit und aller Vorkommnisse, die gleichermaßen ohne Rast und ohne Hast ist. – Was uns Dr. Steiner im Einzelnen gegeben hat, das berührt so tiefe Erlebnissphären und besitzt solche Keimkraft, dass das ganze Leben ein Dank dafür wird sein müssen.

Noch etwas möchte ich schreiben, verehrte Frau Doktor: In den ausgesprochen esoterischen Stunden konnte man es wohl als störend, ja unangebracht, empfinden, dass, wie sonst, mitstenographiert wurde. Herr Doktor sagt ja von sich aus nichts dagegen, doch finde ich, müssten wir (ich meine uns Jungen) bestrebt sein, ihm unsere Herzen und Sinne so zu öffnen, dass sie getreuer und beständiger das bewahren, was er uns gibt, als jedes Papier. Vieles kann für mein Empfinden gar nicht stenographiert werden bzw. darf es nicht. Mir ist, als müsste auch Herr Doctor das nicht ganz angenehm empfinden. – Doch möchte ich das alles nur erwähnt haben und füge mich, falls wir wiederum zusammenkommen (o wie gern!) der allgemeinen Ansicht. –

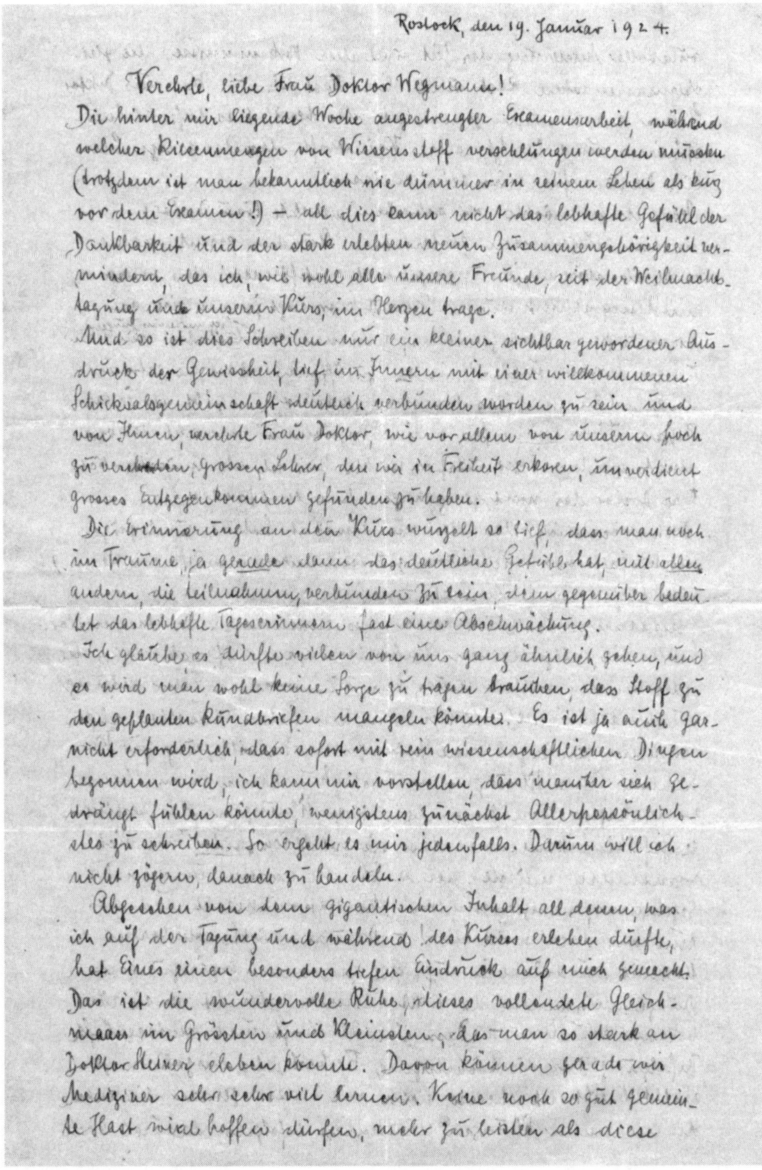

Rostock, den 19. Januar 1924.

Verehrte, liebe Frau Doktor Wegmann!
Die hinter mir liegende Woche angestrengter Examensarbeit, während
welcher Riesenmengen von Wissensstoff verschlungen werden mussten
(trotzdem ist man bekanntlich nie dümmer in seinem Leben als kurz
vor dem Examen!) – all dies kann nicht das lebhafte Gefühl der
Dankbarkeit und der stark erlebten neuen Zusammengehörigkeit ver-
mindern, das ich, wie wohl alle unsere Freunde, seit der Weihnacht-
tagung und unserem Kurs, im Herzen trage.
Und so ist dies Schreiben nur ein kleiner sichtbar gewordener Aus-
druck der Gewissheit, tief im Innern mit einer willkommenen
Schicksalsgemeinschaft deutlich verbunden worden zu sein und
von Ihnen, verehrte Frau Doktor, wie vor allem von unserem hoch
zu verehrenden, grossen Lehrer, den wir in Freiheit erkoren, unverdient
grosses Entgegenkommen gefunden zu haben.
Die Erinnerung an den Kurs wurzelt so tief, dass man noch
im Traume, ja gerade dann das deutliche Gefühl hat, mit allen
andern, die teilnahmen, verbunden zu sein, dem gegenüber bedeu-
tet das lebhafte Tageserinnern fast eine Abschwächung.
Ich glaube, es dürfte vielen von uns ganz ähnlich gehen, und
es wird man wohl keine Sorge zu tragen brauchen, dass Stoff zu
den geplanten Rundbriefen mangeln könnte. Es ist ja auch gar-
nicht erforderlich, dass sofort mit rein wissenschaftlichen Dingen
begonnen wird, ich kann mir vorstellen, dass mancher sich ge-
drängt fühlen könnte, wenigstens zunächst Allerpersönlich-
stes zu schreiben. So ergeht es mir jedenfalls. Darum will ich
nicht zögern, danach zu handeln.
Abgesehen von dem gigantischen Inhalt all dessen, was
ich auf der Tagung und während des Kurses erleben durfte,
hat Eines einen besonders tiefen Eindruck auf mich gemacht.
Das ist die wundervolle Ruhe, dieses vollendete Gleich-
maass im Grössten und Kleinsten, das man so stark an
Doktor Steiner erleben konnte. Davon können gerade wir
Mediziner sehr sehr viel lernen. Keine noch so gut gemein-
te Hast wird hoffen dürfen, mehr zu leisten als diese

Brief von Heinrich Hardt an Ita Wegman. Rostock, 19.1.1924, Seite 1

Alsdann möchte ich noch dies erwähnen: Doctor Altemüller hatte die «allgemeinen Anforderungen» aufgeschrieben, «die jeder an sich stellen muss, der eine occulte Entwickelung durchmachen will». Einige von uns haben dieselben abgeschrieben (Herr Dr. gab seine Einwilligung zur Vornahme dieser Übungen von uns). Nun kann man, bei gewissenhafter Vornahme ebendieser Übungen das bestimmte Gefühl bekommen, dass sie wirklich «jeder» an sich vornehmen müsste, der auch die anderen uns vom Doctor gegebenen «medizinierenden» Meditation macht. Und das tun wir doch wohl alle! – Darum möchte ich gerne hiermit ausdrücklich auf die genannten Ergänzungsübungen hinweisen, da nicht einmal sicher ist, ob sie allen bekannt wurden. – Dass ihre Abschrift und gewissenhafte Befolgung in die höchsteigene Freiheit jedes Einzelnen gestellt bleibt, ist ebenso sicher wie dass gerade die, welche die genannten Übungen gewissenhaft befolgen, dadurch noch ganz besonders eng in der Zukunft verbunden werden. Denn ein vollkommen klares, sachgemäßes Denken ist so nötig wie die Wurzel der Pflanze und das Studium lehrt es uns durchaus nicht, im Gegenteil, hindert daran. Ich kann bemerken, wie mich gerade die Denkübungen (an Tintenflasche, Streichholzschachtel, Tischmesser z. B.) zu einer höheren Leistungsfähigkeit z. B. für das Repetieren der Psychiatrie befähigten. Es ist vielleicht grotesk, in diesem Zusammenhang so etwas zu sagen, auch widerstrebt es mir ein wenig, aber das soll zurücktreten vor dem Bestreben, den Freunden den großen Wert dieser Übungen und ihrer Notwendigkeit für wahre Lebenspraxis sowohl für den ernst beschrittenen esoterischen Weg deutlich in Erinnerung zu rufen! –
Bei den heutigen Verhältnissen im Studium kann man manchmal die Lust vollkommen verlieren, überhaupt Examen zu machen und den Doktor-Titel zu erlangen, weil man beides von Autoritäten nehmen muss, die eben in Wahrheit solche nicht mehr sind. – Nun kann es einem eine neue Freude sein, beides sowie die ‹Approbation› dennoch zu erlangen für – ja, nur für unsere gemeinsame große Sache! Es gibt keinen anderen Grund mehr, erfreut zu sein darüber, als das Bewusstsein, sozusagen das Kleid erworben zu haben, zu dem die Zagenden und Müden, die Zweifelnden und Kritischen zunächst einmal Vertrauen gewinnen; so öffnen sich mehr Einlasspforten für den großen goldenen geistigen Strom, der immer stärker von Dornach über die Lande fließen muss! – Betrachten wir alle unser Universitäts-Studium als bewusste Tat der Hingebung, um die Möglichkeit zu gewinnen, die zersplissenen Fäden des Menschheitswirkens, in unserer Zeitenwende, die wir bewusst erleben dürfen, möglichst vollkommen neu zu knüpfen. Denn ebenso sehr darf nichts versinken, was noch Wert hat, wenn nichts mehr bestehen bleiben möge, was keinen Wert mehr hat. Nur wenn wir Bei-

des bedenken, können wir den christlichen Impuls der Anthroposophie erfüllen! –
Es wäre noch viel zu schreiben. So sei nochmals herzlich Dr. Bockholt gedankt. Helene v. Grunelius gebührt ebenso unser aller Dank. Falls noch Freunde dort sind (Dr. Crome?), seien sie herzlichst gegrüßt!

Nun zurück zur Arbeit!
Da ich nicht weiß, verehrte Frau Dr. Wegman, wie die Rundbriefe zustande kommen, so verfügen Sie, bitte, frei über diesen Inhalt, der nicht zuletzt die große Dankbarkeit nochmals bekunden möge, die ich allem gegenüber empfinde, was ich in Arlesheim und am Goetheanum erleben durfte. –
Da es vielleicht von Interesse sein könnte zu wissen, wann wir Einzelnen mit dem Studium endgültig fertig sind, möchte ich von mir dies sagen: hoffentlich liegt Ende Mai ds. Js. das Staatsexamen hinter mir. (Beginn c. 15. März! Helfende Gedanken stets willkommen!! Nein, das ist zu anspruchsvoll!) Die Dissertation ist bereits angenommen, weswegen nur noch das Dr.-Colloquium nötig ist, das dem Staatsexamen angegliedert werden kann. Dann kommt für mich als Kriegsteilnehmer ein 1/2 prakt. Jahr. Im Dezember dieses Jahres hoffe ich also frei zu sein für notwendigere Dinge als manches ist, was man nun zu tun hat. –
Über die Schülerschaft erfahren wir vielleicht noch Genaueres von Ihnen, verehrte Frau Doktor? Sollte es am Ende möglich sein, dass man durch tatkräftige praktische Arbeit z.B. in den Laboratorien (Fabrikation) oder am aufzuführenden Bau des Goetheanums mitwirken könnte, um durch die Frucht solcher Arbeit einen Aufenthalt in Ihrer Nähe wenigstens zu erleichtern in finanzieller Hinsicht? –

Nun, ich freue mich schon sehr auf den nächsten (ersten!) Rundbrief.
In getreuer Dankbarkeit

Ihr Heinrich Hardt.

Hardts langer Brief an Ita Wegman war – wie auch seine früheren und nachfolgenden Schreiben – von einem schwärmerischen Ton getragen, teilweise auch von überhöhendem Pathos; zugleich waren seine Worte ein echter und unverstellter Ausdruck seiner Seelenstimmung und das aufrichtige Zeugnis eines Menschen, der achtzehnjährig am Ersten Weltkrieg teilgenommen und nach dem

Erlebnis einer schweren eigenen Verwundung ein inneres Gelöbnis abgelegt hatte, nach dem Krieg Medizin zur Sühne der von ihm selbst verursachten Gefechtsverletzungen zu studieren. Der «christliche Impuls der Anthroposophie», die Hardt nach dem Krieg in Rostock kennen gelernt hatte, war ihm ein tiefes Anliegen, für das er alles tun und einsetzen wollte.

Entsprechendes galt auch für den einundzwanzigjährigen Medizinstudenten Gerhard Suchantke, der sich ebenfalls bereits im Oktober 1922 bei den ersten Stuttgarter Vorgesprächen beteiligt hatte, die Anthroposophie seit vier Jahren kannte und tief beeindruckt von der Weihnachtstagung und dem medizinischen Kurs nach Breslau zurückgekehrt war, wo er seit wenigen Jahren Medizin studierte und die Gruppe der Freien Anthroposophischen Gesellschaft leitete. Prägnanter, nüchterner und gefasster als Hardt schrieb er am 12. Februar an Ita Wegman:

> Sehr verehrte Frau Dr. Wegman, erst jetzt ist es mir möglich, die nötige Sammlung für diesen Brief aufzubringen, der ein Ausdruck sein soll des Dankes und der Freude darüber, dass wir nun im engsten Anschluss an Dornach arbeiten dürfen als Mediziner und dass Sie verehrte Frau Dr. Wegman dieses möglich gemacht haben.
>
> Auch bin ich mir der Größe der Verantwortung wohl bewusst, die ich mit den anderen zusammen als Teilnehmer an der Weihnachtstagung sowie auch an der Medizinerwoche im Januar übernommen habe. Wie der Einzelne arbeiten wird, so wird unsere Bewegung Anthroposophie den Menschen nahebringen, in uns sind die Keime gelegt worden und wir müssen die nötige Wärme in unserem Leben aufbringen, dass sie Pflanzen werden.
>
> Da ich bis jetzt sehr viel über die Dornacher Weihnachtstagung zu erzählen hatte, außerdem als Vertrauensmann der Freien anthrop. Gesellschaft für Breslau sehr viel zu tun hatte, so war meine medizinische Arbeit darauf beschränkt, das mir zu verlebendigen, was Herr Dr. Steiner in den medizinischen Meditationen uns gegeben hat.

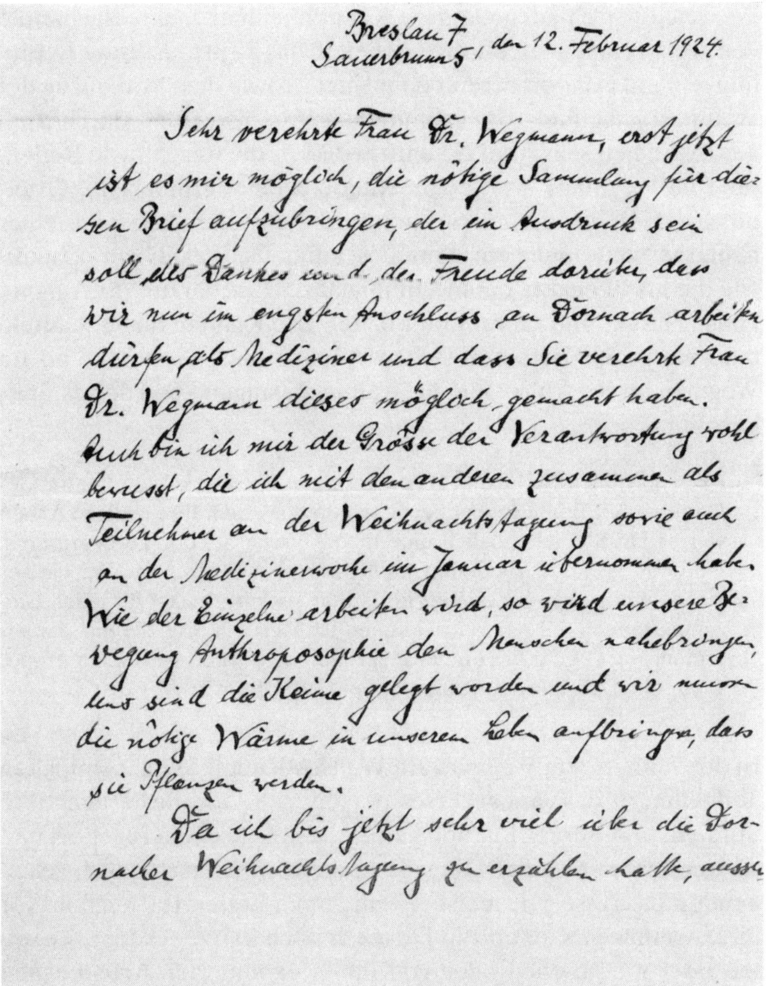
Breslau 7
Sauerbrunn 5, den 12. Februar 1924.

Sehr verehrte Frau Dr. Wegmann, erst jetzt ist es mir möglich, die nötige Sammlung für diesen Brief aufzubringen, der ein Ausdruck sein soll des Dankes und der Freude darüber, dass wir nun im engsten Anschluss an Dornach arbeiten dürfen als Mediziner und dass Sie verehrte Frau Dr. Wegmann dieses möglich gemacht haben. Auch bin ich mir der Grösse der Verantwortung wohl bewusst, die ich mit den anderen zusammen als Teilnehmer an der Weihnachtstagung sowie auch an der Medizinerwoche im Januar übernommen habe. Wie der Einzelne arbeiten wird, so wird unsere Bewegung Anthroposophie den Menschen nahebringen, uns sind die Keime gelegt worden und wir müssen die nötige Wärme in unseren Leben aufbringen, dass sie Pflanzen werden.

Da ich bis jetzt sehr viel über die Dornacher Weihnachtstagung zu erzählen hatte, ausser

Brief von Gerhard Suchantke an Ita Wegman. Breslau, 12.2.1924, Seite 1

Wie auch verschiedene andere Kursteilnehmer rückte Suchantke von Anfang an die meditative Arbeit in das Zentrum seiner Bemühungen und war von der mit dem Kurs – sowie dem Mitvollzug der Weihnachtstagung – übernommenen Verantwortung durchdrungen. Auch ließ sein Brief erkennen, dass er die wesentliche Bedeutung Ita Wegmans für die von Rudolf Steiner ermöglichte Gründung der Medizinischen Sektion und damit den Anbeginn einer neuen Mysterienmedizin zumindest anfänglich realisierte – ebenso wie die hochbegabte einunddreißigjährige Fachärztin für Augen-, Hals-, Nasen- und Ohrenkrankheiten Ilse Knauer, die in Saalfeld bei Jena praktizierte und sieben Wochen nach Suchantke an Ita Wegman im Rückblick auf die Weihnachtstagung und den Januarkurs schrieb:

> Es ist mir noch Bedürfnis, Ihnen zu sagen, wie stark mein Gefühl der Dankbarkeit Ihnen gegenüber ist. Denn nur durch Ihre rastlose Arbeit war es Dr. Steiner möglich eine medizinische Sektion zu begründen. Und was das für uns bedeutet, kann gar nicht ermessen werden. Und es war so schön, dass Sie damals im Januar auch noch Zeit für jeden Einzelnen fanden. Es war mir so unendlich wertvoll, was Sie mir damals sagten, und es geht mir immer mehr auf, wie notwendig eine anthroposophische Durchdringung meines Spezialfaches ist. (3.4.1924)

In der Tat hatte Ita Wegman auf Wunsch Rudolf Steiners mit allen Teilnehmern des Januarkurses persönliche Gespräche über ihre Studien- und Berufssituation geführt, den Einzelnen zugehört und sie beraten, mit großer Hingabe und einem unerschöpflich scheinenden Interesse. Die meisten Teilnehmer hatten Ita Wegman vor ihrer Weihnachtsankunft in Dornach noch kaum gekannt, sie selten oder nie gesehen oder von ihr in exponierter Art sprechen gehört. Zwar wusste man, dass Dr. Wegman eine eigene Klinik in Arlesheim leitete, eng mit Rudolf Steiner zusammenarbeitete und den Kurs – gemeinsam mit Helene von Grunelius – auch in finanzieller Hinsicht ermöglicht hatte. Aber erst auf der Weihnachtstagung war durch Rudolf Steiners Handlungen und Formulierungen klar und deutlich geworden, welche Position Ita Wegman jetzt und künftig für die anthroposophische Heilkunst einnehmen würde –

mit ihr, so Rudolf Steiner, sei er gegenwärtig dabei, das *«medizinische System der Anthroposophie»* auszuarbeiten, mit ihr zusammen werde er die Medizinische Sektion *«leiten»*.[10] Und innerhalb des Kurses für die «jungen Mediziner» hatte es am Epiphaniastag über die Arbeitsbedingungen der Dornacher Hochschule unmissverständlich geheißen:

> Zu diesen Bedingungen gehört diese, dass ich alle diejenigen Dinge, die auf medizinischem Felde liegen, zunächst werde zu besorgen haben im Verein mit Frau Dr. Wegman, die sich im Verlauf der ganzen anthroposophischen Bewegung für die Medizin vorbereitet hat, und nun so darinnensteht in dieser medizinischen Strömung, dass sie diese medizinische Strömung mit mir zusammen wird zu leiten haben. Und so wird nur derjenige, der sich im Vertrauen an Frau Dr. Wegman anschließt, seinen Weg von Dornach aus finden können. Daher wird in nächster Zeit die Einrichtung getroffen werden müssen, dass diejenigen, die in nächster Zeit in dauernder Verbindung bleiben wollen mit der Sektion für das Wiederbeleben der Medizin sich – in der Form, über die noch gesprochen werden kann – mit ihrem Anliegen an Frau Dr. Wegman, in vollständigem, restlosem Vertrauen wenden. Wir werden periodenweise, etwa von Monat zu Monat, in einem Rundbrief die entsprechenden Fragen für diejenigen beantworten, die sich am Ende dieses Kurses sozusagen dadurch als Schüler ergeben haben vom Dornacher Goetheanum. So wird es in dieser und so auch in andern Sektionen sein. Diese Rundbriefe werden antworten auf die Fragen, die der einzelne stellt, und alle diejenigen, die an der entsprechenden Sektion teilnehmen, werden die Antworten empfangen. Aber ohne ein innerliches Vertrauen wird es nicht gehen.[11]

Obwohl für die Hörer des Kurses noch keinesfalls deutlich war, welche Kontur und Gestalt die «Medizinische Sektion am Goetheanum» künftig annehmen werde, so fühlten doch viele, dass Rudolf Steiner nicht lediglich weitere medizinische Ideen und Impulse nach der Weihnachtstagung vermitteln wollte, sondern etwas Wesenhaftes durch ihn inauguriert worden war. In einem Brief an Ita Wegman aus der zweiten Februarwoche schrieb der junge holländische Arzt Henk van Deventer über sich und seine heileurythmisch tätige Ehefrau Erna van Deventer-Wolfram, die ebenfalls am Kurs teilgenommen hatte und gemeinsam mit Henk und dessen Schwester Madeleine van Deventer bereits in den vorausgegangenen Jahren oft bei Ita Wegman in Arlesheim zu Besuch gewesen war:

> Wir haben diesmal beide sehr stark das Gefühl, dass jede Stunde die von jetzt an nicht direkt oder indirekt erlebt wird im Hinblicke auf das was wir durch die Med. Sektion empfangen durften, ein Hindernis in unserem Leben in der Zukunft sein wird. (12.2.1924)

*

Wie ihre Korrespondenzen erkennen lassen, empfanden sich viele der Kursteilnehmer seit der Weihnachtstagung und den acht medizinischen Vorträgen in Dornach geradezu «beheimatet», erlebten in dem von Henk van Deventer formulierten Sinne ein neues geistiges Zentrum ihres Daseins, insbesondere auch ihrer medizinischen Bemühungen. So hieß es bereits zwei Wochen nach Kursende in einem Brief der Ärztin Kläre Meumann, die gemeinsam mit ihrer Freundin und Kollegin Ilse Rennefeld in Berlin-Charlottenburg praktizierte:

> Unsere Arbeit steht nun ganz unter dem Eindruck des in Dornach durch die Tagung und durch unseren medizinischen Kursus Erlebten. Wir leben stärker denn je in dem Bewusstsein, dass uns durch Dornach die geistige Heimat geschenkt ist und wir streben mit unseren besten Kräften danach in dieser Heimat Wurzeln zu fassen und die aus Dornach strömenden Kräfte durch uns weiter wirken zu lassen. Uns beseelt tiefe Dankbarkeit für das, was wir unmittelbar empfangen durften und die inneren Erlebnisse wirken immer wieder erkraftend in unsere tägliche praktische Arbeit. (14.1.1924)

Bereits unmittelbar nach ihrer Rückkehr von Dornach an den Schliersee hatte auch die in einem Sanatorium arbeitende junge Ärztin Grete Crome an Ita Wegman am 13. Januar geschrieben:

> Meine Gedanken sind fast noch mehr in Dornach als hier. Ich kann heute noch nicht viel sagen über die Ausgestaltung meiner nächsten Zukunft. Naturgemäß sind an Ort u. Stelle die Hemmungen bei der

Durchführung der «Dornacher» Pläne noch viel größer, als man sie sich vorstellt. In mir steht ein ganz starker Wille hinter allem Tun, dass in unserem Haus sich alles recht ausgestalten möge zur organischen Angliederung an Dornach-Arlesheim. Und voll tiefer, inniger Dankbarkeit gedenke ich dessen, was mir Dornach, spez. Dr. Steiner u. Sie, gaben. Ich bitte nur um Liebeskräfte, die allein dem Willen rechte Wege weisen können. – Weit mehr Verständnis, als ich geglaubt, fand ich bei meinem Kollegen [im Sanatorium]. Er will ernstlich sich beschäftigen mit den medizin. Kursen Dr. Steiners. Er hat doch von dem Positiven anthrop. Weltanschauung zu starken Eindruck bekommen.

Kläre Meumann, Ilse Rennefeld, Grete Crome und zahlreiche weitere Kursteilnehmer, die bereits in der ärztlichen Praxis standen, sandten in den folgenden Wochen Ita Wegman immer wieder längere Briefe mit kasuistischen Fragestellungen und baten darin um Rat und Hilfe für die genauere geisteswissenschaftliche Diagnose und bessere Behandlung ihrer Patienten. Wegman antwortete in der Regel zügig und direkt, formulierte schriftliche Empfehlungen und ließ den Kollegen von der Klinik aus die benötigten Heilmittel zugehen. Manche der prinzipiellen Anfragen dagegen gab sie im Sinne der vereinbarten «Rundbrief»-Zusammenarbeit an Rudolf Steiner weiter und stellte deren schriftliche Beantwortung für alle Kursteilnehmer in Aussicht – so beispielsweise das am 24. Januar von Kläre Meumann vorgebrachte Anliegen zur Einrichtung umfassender anthroposophischer «Hausapotheken». Über sich und Ilse Rennefeld hatte Meumann an Ita Wegman im Hinblick auf den Arzneimittelbezug geschrieben:

Durch das, was wir in Dornach erlebt haben, fühlen wir in erhöhtem Maße die Verantwortung für die Heilmittel. Herr Dr. Steiner hat ja mehrfach hingewiesen auf die Bedeutung der Herstellung, des Vertriebes und der Anwendung. Diese Frage hat uns sehr stark innerlich beschäftigt und wir suchen den richtigen Weg auch im Praktischen zu finden.
Die Apotheker in unserer Nähe sind anthroposophischen Bestrebungen absolut unzugänglich. Die wenigen in der Stadt verstreut liegenden Apotheken, die bisher einige der Stuttgarter Typenmittel führten, sind Apotheken mit homoeopathischen Abteilungen. Auch bei diesen liegt weder ein Verständnis noch irgend ein Interesse für anthroposophisch-

medizinische Bestrebungen vor, sondern sie haben die Mittel nur übernommen, weil sie in ihre homoeopath. Abteilung hineinzupassen schienen, also aus ganz äußerlichen Gründen.
Wir möchten Ihnen, sehr verehrte Frau Dr. Wegman, den Vorschlag machen und die Bitte an Sie richten, ob Sie uns wohl direkt in Form einer umfassenden Hausapotheke die Dornacher Heilmittel in Commission geben könnten. Solange wir keinen Apotheker finden, mit dem wir im wahren Sinne hausarbeiten können, scheint uns der Durchgang der Heilmittel durch die Hände der nur materialistisch-geschäftsmäßig eingestellten Apotheker von Schaden.
Herr Dr. Jaerschky, der ganz in unserer Nähe wohnt und mit dem wir viel zusammen arbeiten, würde sich an dieser Hausapotheke sicher beteiligen, und es käme darauf an, dass wir von den häufiger vorkommenden Heilmitteln einen größeren Vorrat hier hätten, von seltener gebrauchten aber auch je einige Packungen. Welche Garantiesumme müssten wir für diese Hausapotheke im Voraus aufbringen? Bitte prüfen Sie unsern Vorschlag und lassen uns wissen, ob Sie ihn gutheißen können.[12]

Einige andere Ärzte und Kursteilnehmer – wie insbesondere der siebenundzwanzigjährige Norbert Glas in Wien – suchten bereits kurz nach ihrer Rückkehr verstärkt nach Möglichkeiten, die von Rudolf Steiner vertretene Medizin in die wissenschaftliche Klinikwelt einführen und damit einen Beitrag zu der von Steiner erhofften zivilisatorischen Wirksamkeit leisten zu können; so gelang es Glas bald, Anwendungsmöglichkeiten anthroposophischer Heilmittel in einer Wiener Tuberkuloseanstalt durchzusetzen, aber auch die Mistel-Therapie der Krebserkrankung in begrenztem Maße klinisch zu erproben. Noch in seinem Abschlussvortrag vom 9. Januar hatte Rudolf Steiner implizit deutlich werden lassen, dass er von den Studenten und jungen Ärzten entsprechende Initiativen durchaus erwartete *(«Denn seht Ihr, im Grunde genommen sind es ja noch außerordentlich wenige Menschen – es können ja eigentlich nur junge Menschen sein –, nur wenige Menschen noch, die die Brücke schlagen können zwischen dem, was in Dornach geistig gewollt wird, und demjenigen, was draußen in der Welt materialistisch die Macht hat. Es können ja vorläufig nur wenige Menschen sein, und eigentlich nur diejenigen Menschen, die in ihrem Studium drinnenstehen.»*[13]*)* und trotz der offensichtlichen Machtverteilung innerhalb der naturwissenschaftlich dominierten Medizin auch für aussichtsreich hielt *(«Und wenn das geschieht, meine lieben Freunde, dann wird es schon dahin kommen, dass nach und nach – vielleicht schneller als man denkt – Goetheanum-Spiritualität in die Medizin hineinkommt.»*[14]*).* Vielen aus dem Kreis der «jungen Mediziner» waren diese Worte Steiners und der ganze initiativimpulsierende Charakter der Weihnachtstagung – mit Steiners eindeutigem Plädoyer für eine *offene* und *direkte* Vertretung der Anthroposophie – ausgesprochen nahe gegangen; an ihre Heimatorte zurückgekehrt, versuchten sie, diesem Appell Rechnung zu tragen, und bemühten sich um die Verwirklichung entsprechender Initiativen im Rahmen ihrer individuellen Möglichkeiten, ihrer Arbeitssituationen und Tätigkeitsfelder.[15]

Andererseits ist jedoch auch nicht zu übersehen, dass die Mehrzahl der Studenten und praktizierenden Ärzte, die den Januarkurs gehört hatten, mit vergleichsweise bescheideneren Aufgaben beschäftigt waren. Sie kämpften mit ihren Studienbedingungen und ihren Prüfungen, ihrer oft armseligen finanziellen Lage in einem inflationären und politisch radikalisierten Deutschland und einer in gesamtzivilisatorischer Hinsicht keineswegs ermutigend erscheinenden Situation. Die meisten waren froh, wenn sie die persönlich an sie gestellten biographischen oder medizinisch-therapeutischen Aufgaben in ihrer jeweiligen Lebenslage bewältigen oder zumindest gewisse Fortschritte in ihnen verzeichnen konnten, waren damit beschäftigt und hatten alle Hände voll zu tun. Zu diesen Fortschritten gehörten dabei unter anderem weitere heileurythmische Therapiemöglichkeiten, die einzelne – wie die jungen Ärztinnen Julia Bort, Grete Crome und Ilse Knauer – im Dezember und Januar bei Margarethe Bockholt außerhalb der eigentlichen Vorträge kennen gelernt hatten und nun in ihrer eigenen Praxis oder Kliniktätigkeit anzuwenden versuchten – oft mit großen ersten Erfolgen. Margarethe Bockholt arbeitete seit ihrem abgeschlossenen Medizinstudium, einer Assistenz in der Rostocker psychiatrischen Universitätsklinik und einer anschließenden (einjährigen) Eurythmieausbildung am Goetheanum seit siebzehn Monaten in Ita Wegmans Arlesheimer Klinik; sie war während des Januarkurses mit in das soziale Zentrum des «Jungmediziner»-Kreises gerückt – durch ihre örtliche Nähe zu Ita Wegman, für die Margarethe Bockholt (neben Hilma Walter) viele Korrespondenzen stellvertretend führte, aber auch durch ihr temperamentvoll-initiatives Wesen, ihre heileurythmisch-therapeutische Sicherheit und eine seelische Reife und ausgeglichene Ruhe, die sie für manche Kursteilnehmer zum verlässlichen Ansprechpartner in Arlesheim hatte werden lassen. Anfang März berichtete ihr Ilse Knauer beispielhaft und dankbar von ihren weiteren therapeutischen Bemühungen in ihrer Saalfelder Praxis – und schrieb:

Liebes Fräulein Bockholt!

Sie werden sich wundern, dass ich nichts von mir hören lasse. Und doch, Sie ahnen nicht, wie stark ich mit meinen Gedanken in Dornach lebe und wie die Dornacher Erlebnisse mir in meiner Arbeit helfen. Leider nimmt die Praxis die meiste Zeit in Anspruch, ich habe durchschnittlich jetzt 35 Pat. tägl., aber oft auch 40 u. darüber, einmal sogar 48. Aber dafür bin ich sonnabends und sonntags ganz frei u. zweimal wöchentl. kommt meine Schwester aus Jena u. hilft mir. Wissen Sie, wenn ich die medizin. Kurse vom Doktor lese, kommt es mir vor, als wenn ich bisher geträumt hätte u. jetzt erst aufwache. Und bei meinen Patienten gehen mir ganz neue Dinge und Zusammenhänge auf, an die ich früher nie gedacht hätte. Damit kommen aber auch wieder viele Fragen. Ich habe bisher gezögert, Fragen an die med. Sektion in Dornach einzuschicken, weil ich zunächst die Verpflichtung fühlte, aufgrund dessen, was uns jetzt in Dornach geboten worden war, selbst zu arbeiten. Aber nun werde ich es doch sehr bald tun müssen. – Was die Heileurythmie betrifft, so muss ich Ihnen noch ganz besonders für die Mühe, die Sie mit mir gehabt haben, danken. Mit der Trüperschen Erziehungsanstalt in Jena ist es vorläufig noch nichts, da der Direktor dagegen ist u. zunächst nur Pickert allein die Eur. gestattet hat. Ich habe aber drei and. Patienten, davon zwei Stotterer. Nächstens kommen noch mehr dazu. Die Heileurythmie macht mir außerordentliche Freude, u. es ist ganz merkwürdig, wie einem gerade während der Stunde die besten Einfälle kommen, was man mit den Kindern zu tun hat u. was für sie am zweckmäßigsten ist. Das kommt eben, weil man sie dann in ihrem lebendigen Sein vor sich hat. Mit den Stotterern mache ich Vokale im Stehen u.

> Springen u. lasse sie Vokale in Formen u. in verschiedenen Rhythmen gehen. Ich möchte auch kleine Gedichte vokalisieren lassen. Das würde doch wohl die Wirkung nicht aufheben, da ja die Kinder nicht selbst das Gedicht beim Eurythmisieren sprechen? (7.3.1924)

Auch Grete Crome («Ich hoffe, ich darf in wenigen Wochen wieder dort [in Arlesheim] lernen u. aufnehmen, hoffe dann, auch bei Ihnen noch tüchtig zu lernen.» 5.2.1924) und die junge Ärztin und Eurythmistin Julia Bort, die von Bockholt während und nach dem Januarkurs in die heilpädagogische und heileurythmische Betreuung der Kinder vom Arlesheimer Suryhof eingeführt worden war («Wie geht es im Surihof? Was machen meine Kinder? Ich bin meinem Schicksal u. Ihnen recht herzlich dankbar für die Arbeit, in die Sie mich dort gesteckt haben. Ich bin mit solchem Gefühl dankbarer Freude von Dornach abgereist.» 2.2.1924), sandten in den Februar- und Märzwochen immer wieder entsprechende Nachrichten an Margarethe Bockholt und teilten ihr mit, wie sie mit einzelnen Übungen bei ihren Patienten weiterkamen.

Eine besondere Weise der Bearbeitung der Kursinhalte selbst lebte dagegen in diesen Monaten in Stuttgart, wo nicht nur zahlreiche Kursteilnehmer wohnten (wie Helene von Grunelius und Julia Bort, der junge Arzt Hans Altemüller und die im Klinisch-therapeutischen Institut arbeitende Gärtnerin Maria Hachez sowie der Schularzt Eugen Kolisko und seine naturwissenschaftlich tätige Frau Lilly), sondern regelmäßig zum gemeinsamen Studium zusammenkamen. Lilly Kolisko las jeden Samstag den Kursteilnehmern aus ihren stenographischen Mitschriften von Rudolf Steiners acht Januarvorträgen vor und organisierte eine naturwissenschaftliche Grundlagenarbeit in größerem Stil, um den von Steiner insbesondere in den ersten vier Vorträgen aufgezeigten – und von ihm als essentiell bezeichneten – «exoterischen» Aspekten der Anthropologie und Physiologie zunehmend gerecht werden zu können. Über diese Zusammenkünfte erstattete Lilly Kolisko Ita Wegman am 15. Februar einen ausführlichen Bericht, der den folgenden Wortlaut trug:

Verehrte Frau Dr. Wegman!

[…] Es wird Sie nun vielleicht interessieren, was die in Stuttgart sich befindenden Teilnehmer des medizinischen Kurses weiter machen und [so] möchte ich Ihnen darüber einen möglichst kurzen Bericht geben. Bevor noch dieser Kurs uns geschenkt wurde, hatte eine Gruppe junger Leute hier gearbeitet und die Vorträge über «okkulte Physiologie» studiert. Diese jungen Leute baten mich dann eines Tages an den Zusammenkünften teilzunehmen und [so] wurden diese dann jede Woche einmal im Biologischen Institut abgehalten. Die Teilnehmer waren: Helene v. Grunelius, Dr. Bort, Dr. Altemüller, Frl. Hachez, Ammerschläger und Rudolf (zwei Studenten der Technischen Hochschule), Frl. Leschke (Lehrerin, die teils an der Waldorfschule hospitiert, teils bei Frau Strakosch malt) und Herr Linde (hat ein paar Semester landwirtschaftl. Hochschule). Nach dem Kursus zu Weihnachten in Dornach erhob sich die Frage, wie man diese Zusammenkünfte fortsetzen sollte. Einerseits wollten wir die in Dornach erhaltenen Anregungen verarbeiten, andererseits war es nicht gut möglich, denjenigen der jungen Freunde, die Nicht-Mediziner waren und nicht an dem Kurs teilgenommen hatten, so ohne weiteres den Inhalt der Vorträge weiterzugeben. Entweder hätte der Kurs geteilt werden müssen, oder er wäre überhaupt zerfallen. Es schien mir nun schade, Ammerschläger, Rudolf, Linde und Leschke auszuschließen, da sie wirklich mit viel gutem Willen und Fleiß bei den Zusammenkünften sich beteiligten. Ich machte nun folgenden Vorschlag: Dr. Steiner hat zu Weihnachten wieder mit großem Nachdruck darauf hingewiesen, dass man sich in erster Linie gründliche exoterische Kenntnisse aneignen müsse, bevor man an eine esoterische Vertiefung des Studiums herangeht, sonst würde man doch nur taumelnd in der Gegenwart seinen Weg gehen müssen. Nun muss ich gestehen, dass die exoterischen Kenntnisse bei sämtlichen Teilnehmern auf etwas schwachen Füßen stehen. Die jungen Leute neigen ja sehr leicht dazu, sobald sie mit der Anthroposophie in Berührung kommen, die gewöhnlichen Wissenschaften zu vernachlässigen, und schaffen sich dann keinen soliden Unterbau. Wir wollen nun einmal versuchen, einen solchen Unterbau uns zu verschaffen, der besonders nötig ist den Nicht-Medizinern, und wenn wir den haben, dann erst an das Studium der okkulten Physiologie heranzugehen. Auf diese Weise wäre sämtlichen Teilnehmern gedient. Der Vorschlag fand Beifall.

Wir haben uns nun zur ersten Aufgabe gestellt, uns eine lebendige Anschauung des viergliedrigen Menschen zu erwerben: des fest konturierten, des flüssigen, luftförmigen und Wärmemenschen. Dr. Steiner sagte in seinen Vorträgen, dass es den heutigen Menschen am leichtes-

„DER KOMMENDE TAG“

Wissenschaftliches
Forschungsinstitut

Biologische Abteilung

STUTTGART, DEN 15. Febr. 24.
KANONENWEG 44

Verehrte Frau Dr. Wegmann!

Ich möchte Ihnen hiemit mitteilen, dass ich mein
Dauervisum bewilligt erhalten habe, doch habe ich es noch nicht
abgeholt, weil es auf 3 Monate lautet und vom Tage der Abho=
lung gilt. Eigentlich sollte es nun auch verwendet werden und
möchte ich Sie gerne fragen, wie Sie es sich nun weiter denken.

Der Vertrag für die Ablösung der Biologischen Abtei=
lung konnte leider noch nicht ausgearbeitet werden, da Herr
Leinhas sich auf der Hochzeitsreise befindet.

Es wird Sie nun vielleicht interessieren, was die in
Stuttgart sich befindenden Teilnehmer des medizinischen Kurses
weiter machen und möchte ich Ihnen darüber einen möglichst kur=
zen Bericht geben.

Bevor noch dieser Kurs uns geschenkt wurde, hatte ein
Gruppe junger Leute hier gearbeitet und die Vorträge über "
" okkulte Physiologie " studiert. Diese jungen Leute baten mich
dann eines Tages an den Zusammenkünften teilzunehmen und wurden
diese dann jede Woche einmal im biologischen Institut abgehal=
ten. Die Teilnehmer waren : Helene v. Grunelius, Dr. Bort,
Dr. Altenmüller, Frl. Hachez, Ammerschlägerund Rudolf(zwei
Studenten der Technischen Hochschule) Frl. Leschke(Lehrerin,die

FERNSPRECHNUMMER 3192 DRAHTANSCHRIFT: FORSCHTAG POSTSCHECKKONTO STUTTGART 25800
BANK: DER KOMMENDE TAG A.-G., STUTTGART ROTESTRASSE 6.

Brief von Lilly Kolisko an Ita Wegman. Stuttgart, 15.2.1924, Seite 1

ten sei, den Wärmemenschen zu begreifen. Es wäre also eigentlich das Gegebene gewesen, mit dem Wärmemenschen zu beginnen und beim fest konturierten zu enden. Nun muss ich gestehen, dass ich das nicht fertiggebracht habe und mit den Knochen angefangen habe. Recht und schlecht, wahrscheinlich mehr schlecht als recht. Es fiel mir bei der Gelegenheit ein Vortrag in die Hände, in dem Dr. Steiner ausführt, es habe eigentlich nicht viel Sinn, das Skelett nur so anzuschauen, eigentlich müsse man die Knochen hören können, man müsse mit musikalischem Empfinden dem Skelett gegenüberstehen. Dazu sind wir natürlich noch nicht fähig und mussten uns beschränken mit einem gewissen ehrfürchtigen Staunen und Bewunderung vor diesem Wunderbau zu stehen. Den ersten Abend leitete ich ein, indem ich eine mehr allgemeine Betrachtung über den ganzen fest konturierten Menschen anstellte, zu dem ja nicht nur der knöcherne Teil gerechnet werden kann, sondern insoferne sie in feste Konturen gehüllt sind auch die Muskeln und sämtliche inneren Organe, wie ich meine auch die Gefäße, wenn man die Gefäßwände betrachtet, und schließlich und endlich auch das Blut in seinen korpuskulären Elementen. Das Festkonturierte geht eigentlich durch den ganzen viergliedrigen Menschen hindurch, drückt sich aber kat exochen im Skelett aus. Draußen in der Natur ist das Festkonturierte in seiner edelsten Gestalt wohl im Kristall zu suchen. Ich versuchte nun die Kräfte, die im Kristall wirksam sind, als diejenigen zu schildern, die vom Zentrum zur Peripherie gehen. Mir wenigstens ruft so ein Bergkristall immer den Eindruck einer Kräfteströmung hervor, die von unten hinaufschießt bis zur Spitze. Der durchsichtige Kristall, aufsitzend auf einer ganz undurchsichtigen Unterlage, scheint wie von der Erde herausgestoßen an die Oberfläche. Diesem Kristall stellte ich nun einen Röhrenknochen gegenüber, der im Verlauf der ganzen Röhre ebenfalls das Hinaufschießen vom Zentrum zur Peripherie zeigt. Würde diese Kraft sich bis zum Ende behaupten können, dann müsste der Knochen oben spitz sein. Beim Gelenksende greift nun aber eine andere Kraftströmung ein, die entgegengesetzt gerichtet ist und vom ganzen Umkreis hereinzuwirken scheint. Das Gelenk wird kugelig gerundet und ähnlich plastiziert wie der Schädel. Sieht man sich nun auf der anderen Seite die Gelenkspfanne an, bekommt man wieder einen ganz anderen Eindruck. Auch hier begegnet der Zentralkraft eine andere Kraft, die aber nun nicht nach außen liebevoll rundet, sondern die hineinstößt und den Knochen aushöhlt. Bei vielen Knochen ist in diesen Höhlungen ein Abbild des Mondes sichtbar und [so] findet man auch in der wissenschaftlichen Terminologie die Bezeichnungen wie incisura semilunaris bei der Ulna, facies lunata beim Hüftbein usw. (Bei diesen Auseinandersetzungen wurde mir der Einwand gemacht, dass man wohl nicht so ohne weiteres

den Gelenkkopf mit dem Schädel in Verbindung bringen dürfe, der Schädel sei doch aus Saturnkräften gebildet, Saturn-Wärmeorganisation usw., dann müssten auch beim Knochen doch andere Wärmestrahlungen wirksam sein usw. usw. Nun glaubte ich darauf hinweisen zu können, dass tatsächlich die Wärmeverhältnisse für das Gelenk andere sein müssen wie für die Röhre. Der Teil am Knochen, der sich in einer Art passiver Aktivität befindet, ist doch einzig und allein das Gelenk. Würde man den Menschen in seinen Wärmedifferenzierungen ins Auge fassen und die Möglichkeit haben, überall die Temperaturunterschiede messen zu können, dann müsste man eine höhere Temperatur am Gelenkkopf finden gegenüber der Röhre.)
Wir betrachteten als äußerste Polaritäten die Schädelformation und die Röhrenknochen, dazwischen, in einer Art labilem Gleichgewichtszustand, die Rippen und Wirbel.

In der 2. Zusammenkunft hatte Dr. Altemüller klarzulegen, die Gedanken, die er sich über das menschliche Haupt gemacht hatte. Es wurde dann eingehends besprochen.

In der dritten Zusammenkunft besprach man (H. v. Grunelius) eingehend die Extremitäten. Nicht ganz klar konnten wir werden über die Aufsplitterung der Knochen von 1 : 2 : 5 (Oberschenkel, Unterschenkel, Fuß resp. Oberarm, Unterarm, Hand). Ebenso schwierig wurde es uns z. B. zu einem Verständnis der formenden Kräfte beim Oberschenkel zu kommen, wo wir erst die aufstrebende Röhre haben, dann die seitliche Ablenkung des Halses, auf dem dann erst der Kopf aufsitzt.

In der vierten Zusammenkunft (Dr. Bort) besprachen wir Beckengürtel und Schultergürtel und den ganzen Brustmenschen. Es schien uns eine gewisse Bedeutung zu haben, dass wir beim geschlossenen Beckengürtel das aus 5 Wirbeln zusammengewachsene Kreuzbein haben, während wir den Schultergürtel nur schließen können, wenn wir den Muskel dazunehmen, der die Schulterblätter verbindet und ebenfalls über drei Wirbel sich erstreckt. Das Schlüsselbein ist uns einstweilen noch ein Buch mit 7 Siegeln. Frl. Dr. Bort hatte ganz gute Gedanken darüber, wie: dass das Schlüsselbein nur als Kraft anzusehen sei, welche die beiden Schulterblätter auseinand[er] hält, dass es als Knochen gar nicht so sehr vorhanden sei usw. Nun dünkt mir aber bemerkenswert, dass bei einer gewissen Anomalie, wo die Menschen keine Schlüsselbeine besitzen, gleichzeitig am Schädel ein Loch vorhanden ist, und zwar dort, wo normalerweise die Verwachsung des Stirnbeines eintritt. Die «Naht» der Stirnbeine fehlt gleichzeitig mit dem Schlüsselbein.

Auf die Entstehung des Knochen sind wir nur ganz kurz eingegangen vorläufig. Ich habe bei dieser Gelegenheit nur referiert den wunderbaren Vortrag Dr. Steiners über die kosmische Knochenbildung, wenn ich mich so ausdrücken darf. Die Eiweißatmosphäre, in die vom Kosmos hineingestrahlt werden Abdrücke, ähnlich wie Photographien, das Eiweiß verdichtet sich an diesen Stellen, es kommt allmählich zur Bildung des Pflanzlichen, als zweite Stufe dann die Gerinnung des Eiweiß, Beginn der Tierbildung. Kalkregen, der sich dann einlagert in die knorpeligen Gebilde, die allmählich verknöchern. Die Pflanzen als reines Geschenk des Himmels und die Tierbildung abgenommen von der Erde, nachdem ihr der Himmel den Kalk geschenkt hatte.
Ich hätte nun gerne noch erläutert, was die Wissenschaft zu sagen hat zur Entstehung des Knochens, habe nun aber eine große Scheu vor dem Mikroskop bekommen. Je mehr ich darüber nachdenke, was Dr. Steiner über das mikroskopische Bild sagte in dem Kurs zu Weihnachten, desto klarer wird mir die Täuschung, der man eigentlich verfällt, einerseits durch die Vergrößerung, die man doch nicht genial genug ist wieder zurückzuverlegen, andererseits aber durch die Färbung der Präparate. Ich glaube fast, dass dadurch die Täuschung noch viel größere Dimensionen annimmt. Wenn man lange Zeit, vielleicht Jahre hindurch, Blutpräparate färbt und sich so das gefärbte Blut ansieht, merkt man gar nicht mehr, mit welch unnatürlichen Begriffen man arbeitet. Mir selbst ist es passiert, dass wenn ich mir so vorstellte, wie das Blut durch den Körper strömt, dass ich unter den weißen Blutkörperchen doch immer nur die blauen und roten Kerne, die eosinophilen Granula etc. vor meinem geistigen Auge sah. Es erschütterte mich gewaltig eines Tages, als ich darauf kam, dass ich mir den ganzen Blutmenschen gefärbt vorstellte, dass in Wahrheit die weißen Blutkörperchen ganz anders aussehen als wie in meinem Kopf. Nun, geht man dem nach, dann merkt man zu seinem Entsetzen, dass man eigentlich ein mikroskopisches Bild vor sich hat, wenn man an die Muskelfaser denkt, der lebendige Muskel zerfällt für den Wissenschaftler in eine Spindelzelle. Der Knochen gibt ebenfalls ein wunderschönes buntes Bild im Mikroskop und zuletzt ist man gar noch «enttäuscht», wenn man den Knochen mit dem «bloßen» Auge ansieht, denn er entspricht nicht dem schönen mikroskopischen Bild. Eigentlich verbindet sich mit jeder Substanz eine gewisse Farbe und eine gewisse Zellstruktur, von der man nicht mehr loskommt. Ich habe fanatisch gerne mikroskopiert und meinte damit in die tiefsten Geheimnisse des menschlichen Organismus eindringen zu können. Man wird zum Schluss wie besessen vom Mikroskop, und sowie man etwas sieht, ist der erste Gedanke «wie schön müsste das eigentlich im Mikroskop aussehen».

Aus all den schlimmen Erfahrungen heraus, scheue ich mich etwas, das Mikroskop in unsere Zusammenkünfte hineinzutragen und will so viel wie möglich eine wirklichkeitsgemäße lebendige Anschauung, eine makroskopische Anschauung an die Stelle der mikroskopischen setzen.
In der nächsten Zusammenkunft will Herr Linde seine Gedanken äußern, die er sich über das Skelett gemacht hat, und dann werden sich auch noch die anderen Nicht-Mediziner darüber aussprechen, ob sie voll auf ihre Rechnung gekommen sind mit unseren Ausführungen. Dann wollen wir übergehen von den Bändern zu den Muskeln, zum Flüssigkeitsmenschen. Hier werden uns wohl große Schwierigkeiten erwachsen.
Ferner möchte ich noch erwähnen, dass ungefähr jede zweite Woche Herr Büttner, der in Tübingen studiert, zu unseren Besprechungen sich einfindet. Ferner, dass wir nach Möglichkeit den Samstagabend dazu benützen, im engeren Kreise über rein medizinische Fragen zu sprechen, anschließend an die Weihnachtsvorträge.
Ich habe diesmal einen etwas ausführlicheren Bericht gegeben, damit Sie ungefähr sehen können, wie und was wir hier in Stuttgart arbeiten und wären wir dankbar, wenn Sie uns in irgend einer Weise dabei unterstützen würden, eventuell uns sagen, ob wir die Sache am rechten Zipfel anfassen, oder am Ende am verkehrten.

Mit herzlichen Grüßen,
Lilly Kolisko[16]

*

Lediglich Lilly Kolisko und der mit ihr in Stuttgart eng verbundene Freundes- und Arbeitskreis versuchte in dieser Weise, den methodischen Anregungen Rudolf Steiners aus den einleitenden Vorträgen des Januarkurses in gemeinsamer Anstrengung nachzukommen; die meisten der übrigen studentischen Teilnehmer waren an ihren Heimatuniversitäten ganz auf sich selbst gestellt, rangen mit der Schulmedizin und ihren Lehrbüchern, wussten auch überwiegend nicht, wo die von Rudolf Steiner skizzenhaft eröffneten anthroposophischen Aspekte in seinem mitgeschriebenen Vortragswerk weiter zu vertiefen waren *(«Und heute liegt schon die Möglichkeit vor, dass dasjenige, was in einer kurzen Skizze angedeutet ist, durch viele Einzelheiten, die in Zyklen und Schriften von mir vorliegen, ausgebaut werde.»*[17]*)* – und welche anthroposophischen Ärzte und Naturwissenschaftler möglicherweise in Einzelfragen und von Steiners Anregungen ausgehend bereits empirisch weitergearbeitet hatten. Viele der Kurshörer warteten in dieser Situation und mit lediglich stichwortartigen Notaten ausgestattet intensiv auf die von Ita Wegman zugesagten Nachschriften der Vorträge und wollten sich das in Dornach Anfang Januar staunend Angehörte noch einmal grundsätzlich und im Wortlaut vergegenwärtigen. Fragend und bittend wandten sie sich auch in dieser Hinsicht nach Arlesheim; so schrieb am 12. Februar beispielsweise Henk van Deventer aus Utrecht an Ita Wegman:

> Ich möchte jetzt an dieser Stelle noch sagen, wie sehr wir auf die Nachschriften des Kurses warten und wie schwer es ist, ohne jegliche Notizen davon zu sein. Gibt es in der nächsten Zeit eine Möglichkeit, eine Nachschrift zu bekommen?

Auch von Seiten Ilse Knauers hieß es in einem Brief aus dieser Zeit:

> Wie ist es eigentlich mit der Vervielfältigung unseres med. Kurses? Ich warte sehnsüchtig darauf. Falls nur wenige Exemplare bisher fertiggestellt sein sollten, wäre es da wohl möglich, dass ich für ganz kurze Zeit ein Exemplar leihweise zugeschickt bekäme? (7.3.1924)

Schließlich waren Anfang März und damit zwei Monate nach Abhaltung des Kurses die getippten Abschriften der acht Vorträge fertiggestellt und wurden von der Medizinischen Sektion bzw. von Ita Wegmans Arlesheimer Mitarbeiterinnen für 52 Schweizer Franken versandt – ein Preis, der für die meisten der Studenten eine fast unüberwindbare Hürde bedeutete («Ich danke für die Zusendung der Vortragsmanuskripte des medizinischen Kurses. Da ich solche nicht bestellt habe, sehe ich mich genötigt, anzufragen, in welcher Eigenschaft sie mir zugeschickt werden. Wenn besonders gewünscht wird, dass ich sie kaufe, so will ich alle Anstrengungen machen, dass ich es kann. Dass ich sie als solche unverzüglich kaufen würde, brauche ich nicht besonders zu sagen. Aber es ist eben doch eine Geldfrage damit verbunden. Ich kann

Kursus für Mediziner.

Gehalten von Dr. Rudolf Steiner vom 2. - 9. Januar 1924.
(nach einer vom Vortragenden nicht durchgesehenen Nachschrift.)

5. Vortrag. 6. Januar.

Meine lieben Freunde!

Im Anschluss an das gestern Gesagte, habe ich nun Ihre Fragen studiert. Diese Fragen, sie sind ja alle so, dass sie natürlich mit Dingen in Zusammenhang stehen, die gestern besprochen worden sind. Nun sind die Fragen, die gestellt worden sind, ich möchte sagen, die die erste Kategorie umfassen, alle aus einer Art von Herzensbangigkeit heraus gestellt. Einzelne Fragen werden sich im Lauf der Vorträge beantworten. Andere Fragen, die eigentlich im Grunde genommen mehr oder weniger alle gleich sind, werden nicht eine Beantwortung finden können theoretisch, sondern nur durch dasjenige, was aus diesem Kursus hier an Ergebnissen wird entstehen können. Denn eigentlich gehen alle diese Fragen darauf hin, wie im Anschluss an Dornach der medizinische Weg der lieben Teilnehmer an diesem Kursus zu finden sein werde. Und über diese Frage wird man heute sprechen - ich möchte sagen, gewissermassen hineingestellt zwischen das, was ich esoterisch gestern gesprochen habe, und dasjenige, was ich morgen esoterisch zu sprechen haben werde - über das reale Fortwirken des Impulses, den ich natürlich nur in dürftiger Weise bei so wenigen Vorträgen geben kann. Das reale Fortwirken wird zunächst die Grundlage bilden müssen für das, was wir weiter esoterisch werden besprechen dürfen morgen.

Ich will zuerst im allgemeinen noch einiges im Anschluss an das Gestrige sagen. Es ist wenig damit getan, meine lieben Freunde, dass man im allgemeinen den Menschen hinweist oder dass er sich selber hinweist von dem Sinnlich - Physischen auf das Geistige. Dieser Hinweis im allgemeinen auf das Geistige entspricht natürlich auf jedem Lebensgebiete - und man muss schon sagen, auf dem medizinischen Gebiete und für den seinen Weg suchenden Mediziner am allermeisten - es entspricht schon dieses allgemeine hingewiesen werden auf den Geist auch durch das, was in der Seele lebt, schon einem innersten Bedürfnis. Aber dieses Bedürfnis

auch so leider nicht eine plötzliche Zahlung in Aussicht stellen, wie das gewünscht wird. Ich muss eben daran erinnern, dass ich für alle ‹anthroposophischen› Ausgaben selber aufzukommen habe.» Paul Hottinger, 1.4.1924). Bald aber etablierte sich ein System der Ratenzahlung über das ganze Jahr 1924, eine Praxis des gegenseitigen Pumpens und Leihens von Geld, oder aber der Kursnachschriften selbst ...

*

Trotz der ökonomischen Schwierigkeiten – die freilich bereits der Kursorganisation vom Januar immanent und im übrigen Teil der studentischen Lebenswirklichkeit dieser Jahre waren – bedeutete die Begegnung mit den Texten für alle Teilnehmer ein tiefes Erlebnis. In der Briefformulierung Ilse Knauers vom 27. März:

> Je mehr ich mich hinein vertiefe, desto mehr spüre ich, wie ungeheuer fruchtbar es ist, sich die damals zu uns v. Dr. gesprochenen Worte immer wieder lebendig vor die Seele zu stellen, denn es sind ernste Mahnungen an uns.

Zumeist nur die meditativen Übungen hatten sich die einzelnen Studenten und Ärzte im Januar notiert; nun aber konnten sie an Abenden und in Nächten, an Wochenenden und in ihren Zusammenkünften in kleiner Gruppe die konkreten Aussagen Rudolf Steiners wieder vergegenwärtigen, seine menschenkundlichen Darstellungen und methodischen Schulungshinweise, seine meditativen Einführungen und medizinischen Fragenbeantwortungen, seine direkten, liebevollen und auffordernden Worte an sie. Für manchen tauchte die ganze Gestalt und Dynamik des Kurses nun erst in ihrer eigentlichen Größe und Komposition auf – durchaus auch im Sinne der von Ilse Knauer beschriebenen *«ernsten Mahnung»*. Das Weihnachtstagungsgeschehen, die vielen Begegnungen und Eindrücke hatten an der Jahreswende – trotz der tragisch sichtbaren Ruine des abgebrannten ersten Goetheanums – für eine gehobene und freudige Stimmung unter den Studenten und jungen

Ärzten gesorgt. Intensive Gespräche, begeisterte und schwärmerische Freundschaften waren entstanden, gegenseitiger Enthusiasmus und ein innerer Aufbruch. Nun aber sah man sich erst mit der vergleichsweise nüchternen Aufgabensituation konfrontiert, die der Kurs pointiert formulierte – mit konkreten Zielsetzungen, Studienwegen und Übungen, die in den eigenen Willen aufgenommen und verwirklicht werden mussten.

Mit der Existenz und dem Versand der Nachschriften stellte sich zugleich die Frage nach ihrer persönlichen Weitergabe. Niemand außer den Kursteilnehmern wusste bisher um den näheren Inhalt der acht Vorträge und damit um jene zentrierende Mitte der jungen Gemeinschaft, eine Mitte, die die Gruppe als ihr Eigentum erfuhr und bewahrte. Dass der Kurs stattgefunden hatte, war in der anthroposophischen Ärzteschaft bekannt – Ita Wegman hatte ihn gegenüber einigen repräsentativen Kollegen (wie beispielsweise dem Stuttgarter Klinikleiter Otto Palmer) wohlweislich angekündigt, Rudolf Steiner selbst hatte ihn auf der Weihnachtstagung erwähnt. Zudem waren den Vorträgen in den Morgenstunden der ersten Januarwoche Therapiebesprechungen Rudolf Steiners mit den praktizierenden Ärzten aus der Anthroposophischen Gesellschaft im Glashaus vorausgegangen, so dass alle anwesenden Ärzte die nachfolgende Kursunterweisung Steiners – zu der sie nicht eingeladen waren – realisiert hatten.[18] Spätestens mit der Existenz der Nachschriften war damit eine schwierige Situation geschaffen worden. Ita Wegman, die um den spezifischen Charakter und die ganze esoterische Dimension der «Jungmediziner»-Zusammenkunft wusste, bemühte sich daraufhin als – gerade eingesetzte – Sektionsleiterin um Vermittlung und bat Lilly Kolisko bald nach Fertigstellung der Kursnachschriften darum, sie den Ärzten des Stuttgarter Klinisch-therapeutischen Instituts um Otto Palmer zur Verfügung zu stellen. Lilly Kolisko, deren eigene naturwissenschaftliche Arbeiten vom Stuttgarter Ärztekollegium ausgesprochen zurückhaltend aufgenommen worden waren und die sich mit großem Elan an der Jugendinitiative beteiligt hatte – ja diese als wirklichen Beginn einer Dornacher Hochschularbeit erlebte –, kam dieser Aufforderung nicht gerne nach und hielt sie tendenziell für falsch. Einige Wochen später (am 1. April) schrieb sie darüber an Ita Wegman unter Bezugnahme auf den weiteren Fortgang der Kursverbreitung in Stuttgart:

Liebe, verehrte Frau Dr. Wegman!

Vor ungefähr zwei Wochen habe ich den Kurs Dr. Steiners, den er zu Weihnachten hielt, Herrn Dr. Palmer für die Ärzte des Institutes übergeben, da Sie der Ansicht waren, man könnte diesen Kurs unseren Ärzten nicht vorenthalten. Nun ist aber doch das Bedauerliche eingetreten, dass die Ärzte den Kurs nicht für ihr eigenes Studium benützen, sondern in einem größeren Kreise vorlesen. Da Sie nun seinerzeit Herrn Dr. Altemüller auf seine Anfrage, ob er über diese Vorträge berichten dürfe, antworteten, man müsse Dornach darüber verfügen lassen und wer diesen Kurs kennenlernen will, müsse sich an Sie resp. Herrn Dr. Steiner wenden, kann ich nicht glauben, dass Sie jetzt damit einverstanden sind, wenn der Kurs gelesen wird im Beisein von: Herrn Ing. W. Pelikan, Herrn Apotheker Spiess, Herrn Apotheker Spörr (Nicht-Mitglied!), Herrn Dr. Schickler, Herrn Dr. Schukany und wer eben sonst von Freunden zu der Besprechung der Ärzte kommt. Der Kurs ist eigentlich da zu ernster Arbeit und nicht um im Freundeskreis vorgelesen zu werden. Die Herren sind jetzt beim 2. Vortrag und vielleicht könnte man noch die Fortsetzung dieser Arbeit sistieren, es sei denn, dass Sie mit dieser Handhabung einverstanden sind. Herr Dr. Altemüller hörte alles zufällig von Dr. Schickler und konnte es nicht in Einklang bringen mit Ihrem seinerzeitigen Brief. Er bat mich daher, Ihnen diese Mitteilung zu machen. […]

Mit herzlichen Grüßen
Ihre Lilly Kolisko

Ita Wegman antwortete daraufhin postwendend:

Natürlich ist es ja nicht richtig, was Dr. Palmer tut, den medizinischen Kursus an Pelikan, Apotheker und andere Leute vorzulesen, deshalb auch, weil es sich auch um [einen] esoterischen Inhalt handelt. Es war auch nur gemeint, dass die Ärzte vom Institut in Stuttgart den Kursus lesen könnten, weil der Gedanke vorlag, dass doch nicht angängig ist, dass Nicht-Mediziner wie Fräulein Hachez und Frau [Erna] van Deventer und noch einige andere diese Vorträge lesen können, Fräulein Hachez sogar als Angestellte des Institutes, ohne dass die Ärzte dort es selber hätten. Und deshalb wurden die Vorträge an die Ärzte vom Stuttgarter Institut abgegeben. Ich werde in diesem Sinne sofort an Dr. Palmer schreiben, dass er es nicht tun sollte, die Vorträge weiter vorzulesen. [...] Diese Medizinerfrage ist noch ungeheuer schwer zu lösen, aber ich glaube doch, dass sie im richtigen Sinne gelöst wird. (3.4.1924)[19]

*

Die Lektüre der Kursnachschrift brachte den Teilnehmern Mitte März wieder deutlich in Erinnerung, wie intensiv und verbindlich Rudolf Steiner sie zu einer Arbeitsgemeinschaft mit der Medizinischen Sektion eingeladen hatte; einer vorläufig – so Steiner – «korrespondierenden» Arbeitsgemeinschaft, deren auftretende Fragen und Anliegen er gemeinsam mit Ita Wegman in regelmäßigen «Rundbriefen» beantworten wollte *(«Diese Rundbriefe werden antworten auf die Fragen, die der einzelne stellt, und alle diejenigen, die an der entsprechenden Sektion teilnehmen, werden die Antworten empfangen.»[20])*. Einzelne Kurshörer – wie beispielsweise Norbert Glas – hatten bereits im Januar und Februar ihre Fragen eingesandt; andere warteten seither in ihren individuellen Studien- und Praxisnöten mit großer Sehnsucht auf den ersten Rundbrief – nicht nur im Sinne weiterer medizinischer Einzelaussagen, sondern als Zeichen einer fortbestehenden Verbindung mit Rudolf Steiner und Ita Wegman («Aber ich glaube auch, jetzt nach [dem] Weihnachts- und Medizinerkurs genügend Kraft zu haben, um hier durchzuhalten, besonders, wenn der medizinische Rundbrief kommt, nach dem ich sehr verlange.» Madeleine van Deventer, 5.2.1924). Als der Rundbrief dann den Kursteilnehmern Mitte März zuging und neben 16 Fragenbeantwortungen, einem weiteren Mantram und einer nächsten Kursankündigung ausgesprochen innige Passagen der Anrede und realen Verbundenheit enthielt, war die Freude und seelische Betroffenheit unter den Empfängern groß. Helene von Grunelius empfand den Erhalt des Rundbriefes als ein «großes Gnadengeschenk»[21]; andere äußerten sich entsprechend, bedankten sich in Briefen an Ita Wegman – und sandten weitere Fragen:

1.) Ein 35jähriger Arzt, der seit vielen Jahren an Diabetes leidet. Augenblicklich fühlt er sich sehr wohl, hält kaum eine besondere Diät ein, scheidet aber täglich 1 – 2 % Zucker aus. Durch Zufall kam er vor 6 – 7 Jahren auf diesen Befund. Doch gibt er an, daß er in früherer Zeit, schon als Kind, sehr gierig nach Zucker gewesen ist, daß er z. B. nach einer Bergpartie einmal ½ kg weißen Würfelzucker aufgegessen hat. Er hat keine besonderen Beschwerden, aber in seinem ganzen Wesen zeigt er den Charakter eines Menschen, dessen Ich wirklich etwas schwächlich ist. Ein typischer Sanguiniker. – In der ganzen Gestalt hat er etwas Kindliches, Weiches, auch im Gesicht, das ständig rosig gefärbt ist. Er ist ein großer Anhänger der Anthroposophie und seit wenigen Tagen Mitglied der Gesellschaft. Er möchte nicht nur für sich, sondern auch für mehrere ~~Ärzt~~ Patienten eine Behandlung gegen Diabetes haben. – Soll man ihm Rosmarin geben – oder Zucker D_{30}, wie es Herr Dr. Steiner dem Dr. Bramecke angegeben hat?

2.) Soll man Kindern Lebertran verordnen oder ihn ganz vermeiden?

3.) Soll man Verletzten (durch Waffen, Sturz etc.), die mit dem Erdboden in Berührung gekommen sind und so ihre Wunden verunreinigt haben, ~~mit~~ Tetanus-Serum prophylaktisch ~~impfen~~ injizieren, wenn man z. B. nicht die Möglichkeit hat, sie mit einem anderen Mittel (das ich aber vorläufig noch nicht kenne) gegen den Starrkrampf zu schützen?

4.) Würde es einen Unterschied in der Wirksamkeit der Mittel, die als Injektionen von Herrn Dr. Steiner angegeben sind, bedeuten, wenn man sie direkt in das Blut (intravenös) und nicht nur unter die Haut spritzte. (Besser oder schlechter?)

5.) Da gesagt wurde, daß ein Mittel für jenen Menschen an Wirksamkeit verliert, der die Kenntnis der wirklichen Wirksamkeit hat – ist es da also angezeigt auch dem Patienten, der es wissen will, nichts Genaueres über ein rationelles Medikament zu sagen?

6.) Wie beeinflußt man das Karma der Mutter, wenn man zu ihrer Lebensrettung eine Schwangerschaft unterbricht und was tut man jenem Wesen damit an, das sich verkörpern will. Wie soll da der Arzt entscheiden ob er die Mutter oder das Kind opfern darf? Muß er das der freien Entscheidung – wenn das gerade möglich wäre – der Mutter überlassen?

7.) 38jähriger Mann. Vor 3 Jahren Hirngrippe (Enzephalitis). Leidet jetzt noch immer an den Folgen: große Steifheit in Armen, Händen und Beinen, starrer Gesichtsausdruck, langsame Sprache; schläft sehr fest.

Rundbrief-Fragen von Norbert Glas. Undatiert (Januar 1924), Seite 1

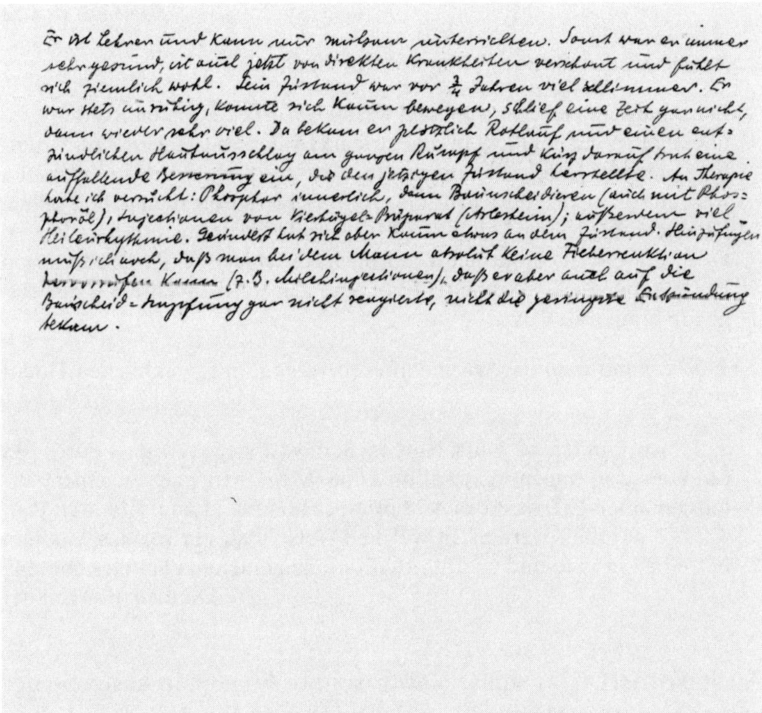

Er ist Lehrer und kann nur mühsam unterrichten. Sonst war er immer sehr gesund, ist auch jetzt von direkten Krankheiten verschont und fühlt sich ziemlich wohl. Sein Zustand war vor $\frac{3}{4}$ Jahren viel schlimmer. Er war stets unruhig, konnte sich kaum bewegen, schlief eine Zeit gar nicht, dann wieder sehr viel. Da bekam er plötzlich Rotlauf und einen entzündlichen Hautausschlag am ganzen Rumpf und Kopf darauf trat eine auffallende Besserung ein, die den jetzigen Zustand herstellte. An Therapie habe ich versucht: Phosphor innerlich, dann Baunscheidtieren (auch mit Phosphoröl), Injektionen von Vierhügel-Präparat (Arlesheim); außerdem viel Heileurythmie. Geändert hat sich aber kaum etwas an dem Zustand. Hinzufügen muß ich noch, daß man bei dem Manne absolut keine Fieberreaktion hervorrufen kann (z.B. Milchinjektionen), daß er aber auch auf die Baunscheidt-Impfung gar nicht reagierte, nicht die geringste Entzündung bekam.

Rundbrief-Fragen von Norbert Glas. Undatiert (Januar 1924), Seite 2

Saalfeld, 18.3.24

An die Medizinische Sektion des Goetheanums

Die einleitenden herzlichen und warmen Worte des ersten Rundbriefes haben mich tief beglückt und neue starke Impulse gegeben. Die Mitteilung, dass zu Ostern für uns weitere medizinische Vorträge gehalten werden sollen, die uns Richtlinien für unsere Weiterarbeit geben sollen, hat mich mit großer Freude erfüllt. Ich hoffe bestimmt, für diese Zeit in Dornach sein zu können und dann auch Ratschläge für das Studium von Einzelgebieten bekommen zu können. Zunächst möchte ich nur folgende Fragen stellen:

1. Wie kann man die Wärmedifferenzierung im menschlichen Haupt studieren?

2. Es wird im I. med. Kurs, Heft 14, Seite 5, angegeben, dass durch das Studium der Augenorganisation eines Menschen man zu einem urteilsgemäßen Erfassen des Aetherleibes kommen kann. Könnten Ratschläge gegeben werden, in welcher Weise man ein solches Studium betreiben müsste und was für Meditationen einem da helfen könnten?

Dr. med. Ilse Knauer

Auch Norbert Glas stellte sofort weitere Fragen, in kasuistischer wie prinzipieller Hinsicht – und schrieb zwei Wochen nach Erhalt des Rundbriefes am 26. März an Ita Wegman unter anderem:

Kann der Arzt, der nicht gerade selbst operiert, der aber z.B. bei einer Operation eines Patienten dabei steht, oder der assistiert, oder vielleicht die Narkose macht – kann der dem Kranken während der Operation geistig irgendwie beistehen? Und wenn ja – was hätte er zu tun?

*

Die Mehrzahl der Kurshörer hatte in den ersten zwei Monaten des Jahres 1924 jedoch noch keine konkreten medizinischen Fragen eingereicht; wie immer wieder in Briefen an Ita Wegman und Margarethe Bockholt ausgeführt wurde, fühlten sich die Einzelnen noch nicht so weit. Sie rangen vielmehr oft mit Grundsatzproblemen und inneren Schwierigkeiten oder – sofern sie bereits in der medizinischen Praxis standen – mit der immer deutlicher erfühlten Notwendigkeit, die geisteswissenschaftlich erweiterte Medizin in Arlesheim konkret kennen lernen zu müssen, baten um klinische Hospitationen und Famulaturen, und dies auch dann, wenn sie – wie Kläre Meumann und Ilse Rennefeld – bereits eine erfolgreiche ärztliche Tätigkeit ausübten («Nachdem wir nach der Rückkehr von Dornach zur Ruhe und zur Überschau des Erlebten gekommen sind, fühlen wir nur zu deutlich, wie notwendig es für uns ist, längere Zeit in Dornach zu arbeiten. Wir hegen den Wunsch, nacheinander jeder je ein halbes Jahr in nächster Zeit am Arlesheimer Institut unter Ihrer Leitung famulieren zu dürfen und wären Ihnen dankbar, wenn Sie uns dafür vormerken wollten.» 24.1.1924). Einzelne Studierende – wie Felix Ungar aus Wien – kamen zu der Überzeugung, ihre medizinisch-universitäre Ausbildung nach Basel verlagern zu müssen, um näher am Goetheanum und am Arlesheimer Klinisch-therapeutischen Institut zu sein und die künftigen Entwicklungen in allgemein-anthroposophischer wie medizinischer Hinsicht ortsnah miterleben zu können. Andere baten die medizinische Sektionsleitung um die Angabe konkreter physiologisch-medizinischer Aufgabenstellungen zur eigenen Aus- und Weiterbearbeitung – oder fragten um die Richtigkeit ihrer nächsten klinischen Schritte und Ausbildung, die sie im engen Zusammenhang mit der Medizinischen Sektion und ihren Arbeitsnotwendigkeiten realisieren wollten. Vereinzelt wurde Ita Wegman dabei auch um ihre nachträgliche Billigung bereits in dieser Hinsicht getroffener Entscheidungen gebeten – so hieß es beispielsweise in einem Brief Hans Altemüllers vom 31. März 1924:

Sehr geehrte Frau Dr. Wegman!

Vor einigen Wochen, ich war lange Zeit schon vergeblich auf der Suche nach einer Stelle, da ja meine Anstellung hier bei der Stadtarztstelle am heutigen Tage abläuft, wurde ich plötzlich von Professor Wertz in Tübingen (Mediz. Poliklinik) angerufen und gefragt, ob ich eine dort frei werdende Stelle haben wollte. Zeit mich zu besinnen hatte ich nicht lange. Es blieb mir eigentlich nur die Wahl zwischen annehmen und

ablehnen. So nahm ich denn die Stelle an. Ich habe mich dadurch nun für ein Jahr ziemlich gebunden – ich kann länger bleiben, aber nicht gut eher wieder fort.
Es wäre mir sehr lieb gewesen, wenn ich die Zeit gehabt hätte, erst bei Ihnen anzufragen, ob Sie einen solchen Entschluss hätten gutheißen können, oder ob Sie mir im Sinne unserer anthroposophischen Arbeit einen anderen Rat gegeben hätten. Diese Zeit hatte ich nicht, so kann ich Ihnen nur von meinem Entschluss Mitteilung machen.
Wenn es sich irgendwie möglich machen lässt, so werde ich zu dem nach Ostern stattfindenden Kurs kommen, aber viel Hoffnung habe ich nicht.
Als Abschlagszahlung für die Nachschriften des Mediziner-Kurses lege ich diesem Briefe 25 Franken bei.

Mit herzlichen Grüßen bin ich Ihr ergebener Hans Altemüller

In dieser Weise wurde die «korrespondierende Gemeinschaft» untereinander und mit dem Goetheanum verbundener Menschen in gewisser Weise Realität, auch wenn sich die meisten Hörer des Januarkurses immer noch sehr vereinzelt und oft genug überfordert erlebten.

*

Mit der Ankündigung des Folgekurses zur Osterzeit, die Teil des Rundbriefes vom 11. März war, stellte sich auch die Frage nach einer möglichen Erweiterung des bisherigen Hörerkreises. Weitere Studierende und junge Ärzte waren in den vorausgegangenen Wochen aufgetaucht, hatten von der Veranstaltung gehört und wollten an einer Fortsetzung teilnehmen. Rudolf Steiner jedoch hatte die Januarvorträge methodisch aufgebaut und sehr deutlich in Richtung einer inneren Schulung und spirituellen Gemeinschaftsbildung orientiert. War es vor diesem Hintergrund möglich und richtig, neu hinzukommenden Menschen die Teilnahme an Ostern zu gestatten? «Sind diese Vorträge [an Ostern] nur für die jüngeren Mitglieder, welche den ersten Kurs zu Weihnachten mitmachten, oder können zu dieser Veranstaltung auch noch andere hinzu kommen?», fragte Lilly Kolisko daher Ita Wegman am 1. April.

Diese Frage schien nicht zuletzt dadurch weiter kompliziert zu werden, dass Rudolf Steiner die Empfänger des Rundbriefes ganz offensichtlich als *«Schüler des Goetheanum»* und dadurch als Klassenmitglieder zu behandeln schien, was aus seinen entsprechenden Kursandeutungen und weiteren – indes wenig bekannten – Aussagen mit ziemlicher Sicherheit hervorging. Obwohl nicht viele der Januar-Hörer diese Dimension der Rundbriefversendung von Anfang an realisierten, stand sie doch geistig im Raum und sorgte für Verunsicherung. Gleichzeitig trafen bei Ita Wegman und Rudolf Steiner in Arlesheim und Dornach explizite Anmeldungen für die Hochschule bzw. Klasse von einzelnen Kursteilnehmern ein – darunter auch von Norbert Glas, der für sich, seine Frau und Felix Ungar am 26.3. die berechtigte Frage stellte, ob die Januargemeinschaft per se durch den Kurs in die Hochschule aufgenommen worden sei oder noch einmal individuelle Anmeldungen notwendig wären («Schließlich möchten wir, Felix Ungar, meine Frau und ich, fragen, ob unsere Bitte um die Aufnahme in die 1. Klasse mit dem letzten Medizinerkurs erledigt ist, oder ob sich jeder nochmals melden soll?») –, aber auch Anfragen von jungen Ärzten, die an künftigen Vorträgen für den Kreis der «jungen Mediziner» teilnehmen wollten und ihre biographische Motivation in zumeist ausführlichen Briefen erläuterten. Über den neu anfragenden Ludwig Engel aus Breslau, der sich in diesem Sinne bereits am 5. Februar umfänglich an Ita Wegman gewandt hatte[21a], schrieb Gerhard Suchantke eine Woche später unterstützend:

> [...] Dr. E. hat sich inzwischen nach Rücksprache mit mir an Sie, verehrte Frau Doktor, gewandt mit der Bitte, sich der Medizinischen Sektion am Goetheanum anschließen zu dürfen. Er ist der junge Arzt, von dem ich bei meinem Abschiedsbesuche mit Ihnen sprechen durfte. Er ist vielleicht eineinhalb Jahre Mitglied der Gesellschaft, stammt aus jüdischen begüterten Kreisen und machte alle revolutionierenden Strömungen der Nachkriegszeit wie Kommunismus, Expressionismus mit, was bei einem Juden aus solchen Kreisen schon einigen Mut erfordert. Er ist eine ehrlich suchende Seele. Nun hat er es jetzt sehr schwer, da er schon Praxis ausüben muss, ohne genügend vorher praktische Versuche gemacht zu haben, das zu tun, was Herr Dr. Steiner nannte «Natursinn entwickeln». Doch ist Dr. E. ehrlich bemüht und es ist erstaunlich, wie

> er sich wandelt. Er nimmt seine augenblickliche Lage durchaus ernst und [so] glaube ich, dass der Anschluss an Dornach ihn instand setzen wird, seinen Schmerz über seine augenblickliche Lage, die ja nur einen notwendigen Übergang bedeutet, fruchtbar werden zu lassen.[22]

Im Unterschied zu Ludwig Engel argumentierte ein achtundzwanzigjähriger Stuttgarter Arzt, der sich ebenfalls bei Ita Wegman für einen Eintritt in die Gemeinschaft der «jungen Mediziner» anmelden wollte, am 8. März nicht in primär biographischer, sondern inhaltlich-akademischer Ausrichtung. Eberhard Schickler übersandte Ita Wegman seine Promotion über die Blutzirkulation in den Kapillaren und schrieb:

> Sehr verehrte Frau Dr. Wegman!
>
> Durch ein ungünstiges Geschick war ich verhindert an Weihnachten in Dornach anwesend zu sein und mich an den medicinischen Unternehmungen zu beteiligen, wie es mein herzlicher Wunsch gewesen wäre. Mit der größten Wärme nehme ich aber Anteil an dem Geschehenen. Durch Altemüller, mit dem ich eine Zeitlang studierte, erfuhr ich, dass das Gegebene erst von den Teilnehmern durchgearbeitet werden muss u. so stehe ich zu meinem großen Schmerz bisher außerhalb der damals begonnenen Arbeit. Nicht mit dem Herzen. Meine Aktivität u. Interesse führten mich zu Gedankengängen, die ich Ihnen beifolgend anvertraue. Die akademischen Vorkenntnisse zu dieser Arbeit erwarb ich mir an der Universität Tübingen im Studium des Spezialgebiets jener inneren Klinik: dem Kapillarstudium. In meiner Dr. Arbeit konnte ich die Versuchsanordnung veröffentlichen, die die rhythmische Eigenbeweglichkeit der Kapillaren erstmals nachwies u. die dem dortigen Chef, der nebenbei absolut nichts von den Konsequenzen dieser Tatsache wissen will, die Unterlagen gab, auszusprechen, was ich anfangs meiner Arbeit zitiere, es sei jetzt von allen Gefäßabschnitten nachgewiesen, dass sie sich kontrahieren können u. zwar rhythmisch kontrahieren können. Das ist auch in der Veröffentlichung s. Zt. (vorigen Sommer) ausgesprochen worden.
> In welchem Zusammenhang meine Arbeit mit der Ihrigen steht, können nur Sie beurteilen. Den Impuls, Ihnen diese Arbeit zu schicken, hab ich durch den Brief Dr. Wachsmuths in den «Mitteilungen» an die naturforschenden Freunde erhalten.
> Die Arbeit selbst war zunächst eine Notwendigkeit für mich, als eine Art Rechtfertigung meiner Anmeldung zur Hochschule vor mir selber.

Wenn ich sie Ihnen sende, so tu ichs, weil ich sie gleichzeitig entstanden finde mit den Bemühungen um das neue Kulturbewusstsein: der Anerkennung der Universalkräfte. Das Gewicht dieser Tatsache ist ja der Hintergrund auch meiner Gedanken. Die rücksichtslose Ausdehnung der Vorstellungen über Zentralkräfte auf die Lebensgebiete führte ja zur Pumpenvorstellung.
Allerdings habe ich mich aus Neigung, nicht aus Pflicht mit diesen Gedanken beschäftigt; aber da auch Dr. Steiner in seinen Kursen diese Frage als ein Grundproblem der Medizin bezeichnete, habe ich auch darin einen rechtfertigenden Zusammenhang für meine Einsendung. Ich bitte Sie herzlich, mich von dem ferneren Schicksal meiner Einsendung zu benachrichtigen, die als Beitrag zur Arbeit der med. Sektion gemeint ist, sobald es Ihnen eben möglich sein wird.

Dr. Eberhard Schickler
z. Zt. Ass. Arzt an der Olgaheilanstalt
Stuttgart, Bismarckstr. 8

Zugleich möchte ich mich bei Ihnen, sehr verehrte Frau Doktor, vorstellen u. möchte gerne nähere Beziehungen zu Ihrer Arbeit anknüpfen. Sehr dankbar wäre ich besonders dafür, wenn Sie meine Beteiligung am nächsten Kurs in Aussicht nähmen u. mich davon benachrichtigten.
Als Gewährsleute, denen ich bekannt bin, darf ich außer vielen anderen Dr. Palmer u. die Herren vom hiesigen Institut, an Waldorflehrern die Herren Kolisko u. Stein, aus der Gesellschaft Frl Völker, und den Vorstand Herr Wolfgang Wachsmuth nennen. Außerdem hoffe ich aber sehr, mit Ihnen selbst möglichst bald bekannt zu werden.

Ihr E. Schickler

Mitglied bin ich seit Sommer 1920

Als Eberhard Schickler dann Ende März von Hans Altemüller über den zur Osterzeit stattfindenden Folgekurs informiert wurde, wandte er sich mit einem zweiten, anfragenden Schreiben erneut an Ita Wegman:

Sehr verehrte Frau Dr. Wegman!

Eben erfuhr ich von Dr. Altemüller, dass zunächst für die früheren Kursteilnehmer an Weihnachten ein neuer Kurs im Anschluss an Ostern stattfinden wird.

Schon früher hatte ich die nötigen Schritte getan, um an Ostern, zum 1. Mal im Leben, in Dornach Festestage zu erleben. Ich möchte da auch die Gelegenheit benutzen, bei Ihnen vorzusprechen. Denn ich bin durch mein Leben in einer Lage, die mich immer intensiver gerade in meinem Beruf als Arzt zum großen Arzte unserer Zeit treibt. Mein Studium u. Ass.zeit neigt sich dem Ende, und ich erlebe auf der einen Seite eine Art Verzweiflung über die Irrationalität unserer allopathischen Mittel. Auf der anderen Seite aber das Glück, Einblick in die Therapie der Geisteswissenschaft zu bekommen. Sie möchte ich handhaben lernen. Denn ich begreife, dass vom Diagnostizieren zum Heilen ein Schritt getan werden muss, der zur Voraussetzung die Geisteswissenschaft hat. Mit ihr habe ich mich seit 1920 immer ausschließlicher beschäftigt. Und immer dringender ist mein Wunsch, meine Anschauungen aus der Geisteswissenschaft durch den Verkehr zu festigen mit Menschen, die aus solchen Anschauungen forschen und heilen. Ich versuche mich auf anatom. u. physiolog. Feld, wie Sie meiner Arbeit entnommen haben, die ich Ihnen neulich sandte; eine andere wird, wie ich hoffe, im Aprilheft der «Drei» erscheinen. Das sind Anfänge. Aus ihnen werde ich weiterkommen, wenn ich Zugang finden kann zur Dornacher Arbeit. Und deshalb möchte ich Sie herzlich bitten, mich teilnehmen zu lassen an der medizinischen Veranstaltung an Ostern, wenn es das Interesse Ihrer Arbeit zulässt. Ich habe in meinem beruflichen Leben eine Zeit der Dürre hinter mir, die mich eine solche tiefe Sehnsucht nach dem empfinden lässt, was nun in Dornach Gleichaltrigen u. Gleichgesinnten vom Dr. gegeben wird.
Dr. Steiner wird ja hierher kommen. Ich wollte mich aber in dieser Sache nicht ohne Ihr Wissen an Herrn Dr. wenden, weil ich den Kurs als eine Sektionsangelegenheit betrachte u. nicht als meine Angelegenheit und also mich Ihnen anvertraue. Sollten Sie mich aber ermächtigen, mich bei Herrn Dr. persönlich anzumelden, so werde ich die Gelegenheit hier gerne ergreifen.

In großer Hochachtung u. mit dem sehnlichsten Wunsche, Gehör zu finden

bin ich
Ihr Eberhard Schickler, Dr. med.

Olgaheilanstalt, Bismarckstr. 8
Stuttgart

*

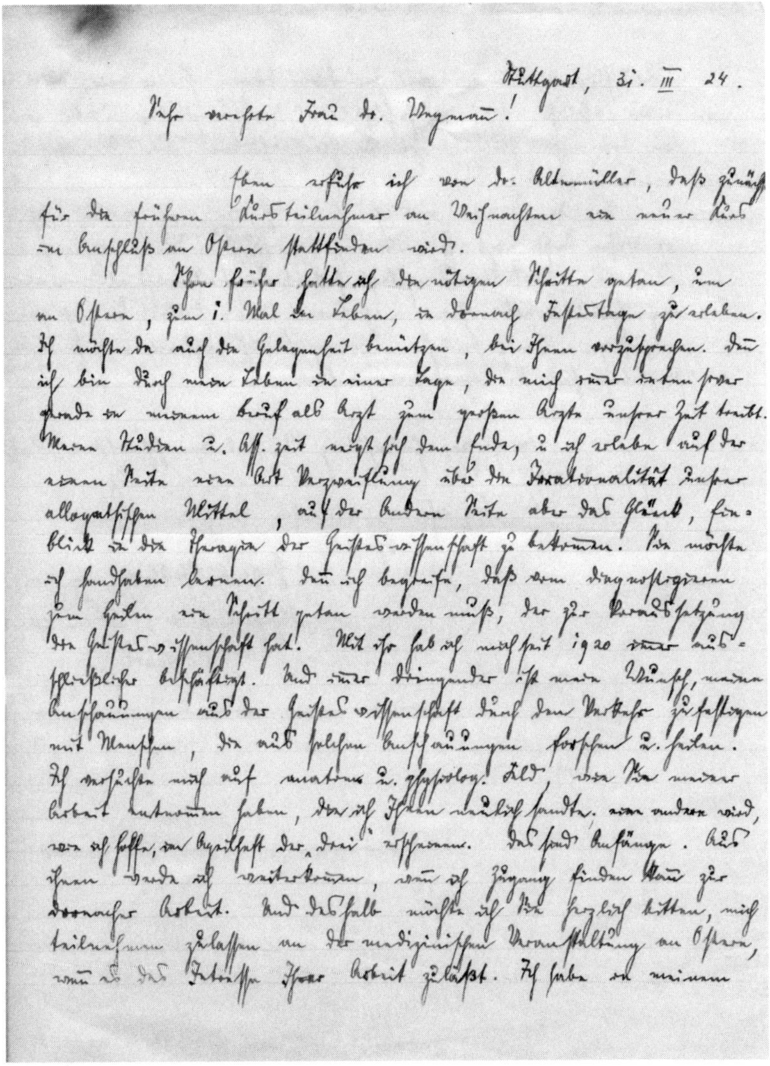
Stuttgart, 31. III 24.

Sehr verehrte Frau Dr. Wegman!

Eben erfuhr ich von Dr. Altmüller, daß zunächst für die früheren Kursteilnehmer an Weihnachten ein neuer Kurs im Anschluß an Ostern stattfinden wird.

Schon früher hatte ich die nötigen Schritte getan, um an Ostern, zum 1. Mal im Leben, in Dornach Festestage zu erleben. Ich möchte die auch die Gelegenheit benützen, bei Ihnen vorzusprechen. Denn ich bin durch mein Leben in einer Lage, die mich immer wieder vor gerade in meinem Beruf als Arzt zum großen Rätsel unserer Zeit treibt. Mein Studium u. Ass.-zeit neigt sich dem Ende, u. ich erlebe auf der einen Seite von Not Verzweiflung über die Irrationalität unserer allopathischen Mittel, auf der anderen Seite aber das Glück, Einblick in die Fragen der Geisteswissenschaft zu bekommen. Nun möchte ich handhaben können. Denn ich begreife, daß vom Diagnostizieren zum Heilen ein Schritt getan werden muß, der zur Voraussetzung die Geisteswissenschaft hat. Mit ihr habe ich mich seit 1920 immer ausschließlicher beschäftigt. Und immer dringender ist mein Wunsch, meine Anschauungen aus der Geisteswissenschaft durch den Verkehr zu festigen mit Menschen, die aus solchen Anschauungen forschen u. heilen. Ich versuchte mich auf anatom. u. physiolog. Feld, wie Sie meiner Arbeit entnommen haben, die ich Ihnen neulich sandte. Eine andere wird, wie ich hoffe, im Bereich der „drei" erscheinen. Das sind Anfänge. Aus ihnen werde ich weiterkommen, wenn ich Zugang finden kann zur Dornacher Arbeit. Und deshalb möchte ich Sie herzlich bitten, mich teilnehmen zu lassen an der medizinischen Veranstaltung an Ostern, wenn es das Interesse Ihrer Arbeit zuläßt. Ich habe in meinem

Brief von Eberhard Schickler an Ita Wegman. Stuttgart, 31.3.1924, Seite 1

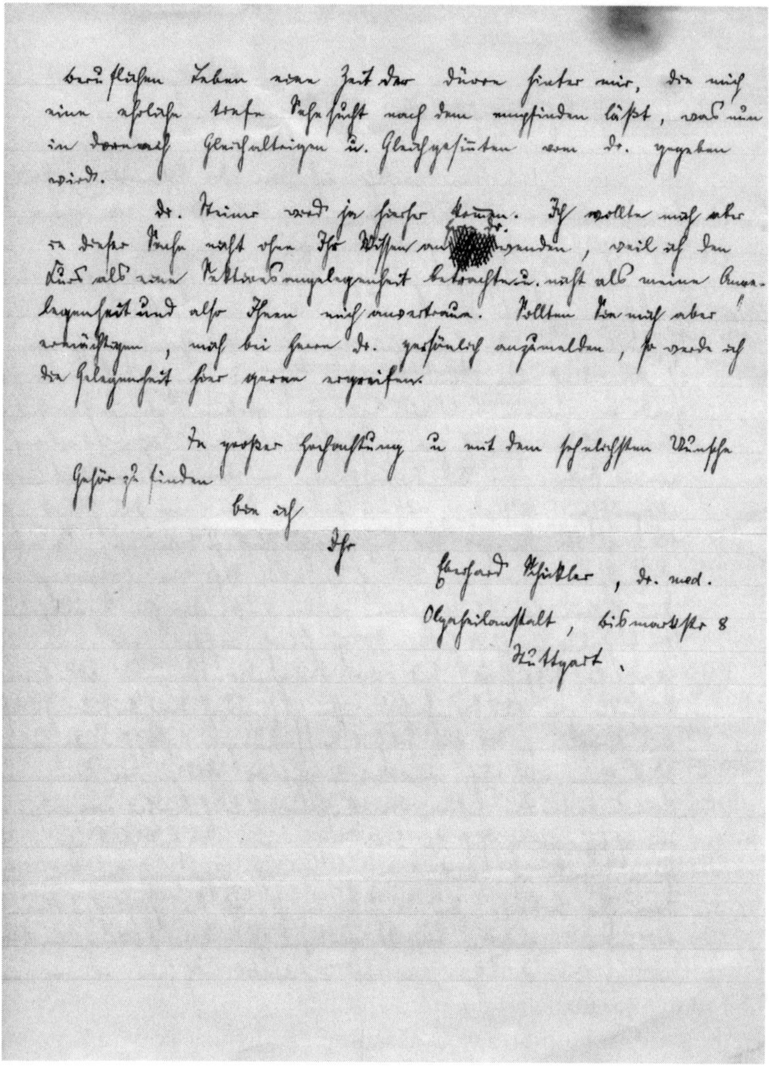

beruflichen Leben eine Zeit der Dürre hinter mir, die mich
eine solche tiefe Sehnsucht nach dem empfinden läßt, was nun
in so reichem Gleichstrebigen u. Gleichgesinnten von Dr. gegeben
wird.

Dr. Steiner wird ja sicher kommen. Ich wollte mich aber
in dieser Sache nicht ohne Ihr Wissen an ihn zu wenden, weil ich den
Kurs als eine Ärzteangelegenheit betrachtete, nicht als meine Ange-
legenheit und also Ihnen mich anvertraue. Sollten Sie mich aber
ermächtigen, mich bei Herrn Dr. persönlich anzumelden, so werde ich
die Gelegenheit sehr gerne ergreifen.

In großer Hochachtung u. mit dem herzlichsten Wunsche
Gehör zu finden

bin ich

Ihr

Eberhard Schickler, Dr. med.
Olgaheilanstalt, Bismarckstr. 8
Stuttgart.

Brief von Eberhard Schickler an Ita Wegman. Stuttgart, 31.3.1924, Seite 2

Für zahlreiche Teilnehmer des Januarkurses waren die Monate bis zum Osterfest neben den eigenen Studienbemühungen oder der ärztlichen Arbeit wesentlich von ihrem Mitvollzug der Entwicklungen innerhalb der Allgemeinen Anthroposophischen Gesellschaft bzw. der anthroposophischen Bewegung geprägt. Viele von ihnen gehörten der – im Frühjahr 1923 gegründeten – Freien Anthroposophischen Gesellschaft an und beteiligten sich an deren Arbeit; zugleich war ihr Blick in großer Aufmerksamkeit auf die Folgen der initiativen Weihnachtstagung gerichtet, letztlich auf Rudolf Steiner selbst, der ab Mitte Februar in Dornach mit der Abhaltung der Karma-Vorträge und Klassenstunden begann. Der entschiedene geistige Aufbruch, zu dem Rudolf Steiner Ende des Jahres 1923 eindringlich aufgefordert hatte, war den jungen Menschen ein Herzensanliegen, obwohl es ihnen oftmals schwerfiel, konkret zu verstehen, was Rudolf Steiner von den Mitgliedern der Anthroposophischen Gesellschaft nunmehr erwartete. Zumindest einige der Mediziner aber sahen den gehörten Januarkurs im Kontext dieser spirituellen Zukunftsentwicklungen und begannen, die mit ihm verbundenen Verpflichtungen und Intentionen zu spüren. Als Rudolf Steiner im Nachrichtenblatt der Wochenschrift «Das Goetheanum» am 24. Februar die Einrichtung einer «Sektion für das Geistesstreben der Jugend» ankündigte – zu deren Interimsleiterin er Anfang April Margarethe Bockholt ernennen sollte, ehe er die Sektion definitiv Maria Röschl übergab –, reagierten sie unmittelbar. In seinem Nachrichtenblatt-Beitrag war von Rudolf Steiner hervorgehoben worden, dass die Wissenschaftsentwicklung des 19. Jahrhunderts die Entfernung aller weltanschaulich-metaphysischen Aspekte notwendig mit sich gebracht hatte, die gegenwärtige Jugend jedoch eine Weltanschauung unbedingt suche und daher auch in ihren akademischen Reihen dazu tendiere, der gesamten, lediglich von rationalen Verstandeskräften bestimmten Wissenschaftlichkeit abzusagen. In großer Knappheit und klarer Diktion ließ Rudolf Steiner erkennen, dass die Freie Hochschule in dieser Situation und unter gewissen Bedingungen tätig werden könne – und formulierte am Ende seines Artikels:

> Am Goetheanum möchte man die Jugend so verstehen, dass man mit ihr die Wege zur Weltanschauung sucht. Und man hat die Hoffnung, dass im Lichte der Weltanschauung die wahre Liebe zur Wissenschaft erzeugt werde. Man möchte da Wissenschaft nicht in Weltanschauungsträumerei verlieren, sondern in wachendem Geist-Erleben erst recht gewinnen.
> Der Vorstand der Anthroposophischen Gesellschaft fragt die Jugend, ob sie auch ihn verstehen möchte. Findet er dieses Verständnis, dann kann aus der «Sektion für das Geistesstreben der Jugend» etwas Lebenskräftiges werden.[23]

Die damit von Steiner im Sinne einer Aufforderung akzentuierte Frage wurde in den Kreisen der Freien Anthroposophischen Gesellschaft und der «jungen Mediziner» intensiv diskutiert; schließlich verfasste die initiative Stuttgarter Arbeitsgruppe um Lilly Kolisko in der ersten Märzhälfte ein Antwortschreiben nach Dornach, das Ita Wegman zur Prüfung vorgelegt wurde, sodann dem Gesamthörerkreis des Kurses vom Januar mit einem Begleitschreiben zuging und parallel an Rudolf Steiner gesandt wurde:

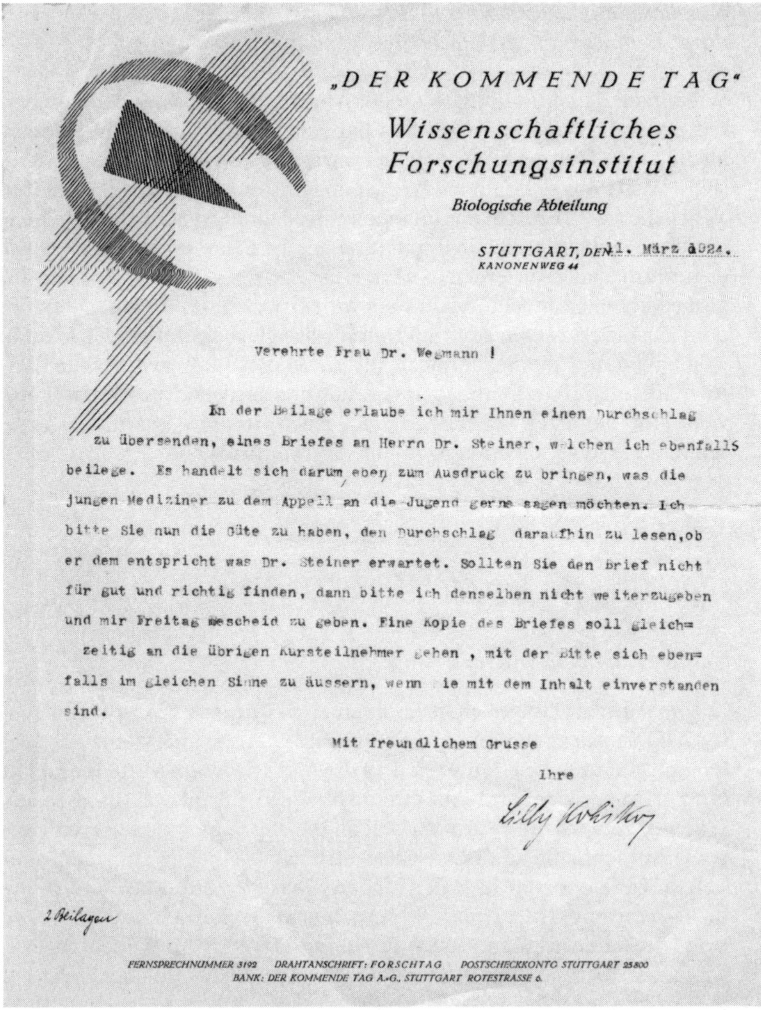

„DER KOMMENDE TAG"
Wissenschaftliches Forschungsinstitut
Biologische Abteilung

STUTTGART, DEN 11. März 1924.
KANONENWEG 44

Verehrte Frau Dr. Wegmann !

In der Beilage erlaube ich mir Ihnen einen Durchschlag zu übersenden, eines Briefes an Herrn Dr. Steiner, welchen ich ebenfalls beilege. Es handelt sich darum, eben zum Ausdruck zu bringen, was die jungen Mediziner zu dem Appell an die Jugend gerne sagen möchten. Ich bitte Sie nun die Güte zu haben, den Durchschlag daraufhin zu lesen, ob er dem entspricht was Dr. Steiner erwartet. Sollten Sie den Brief nicht für gut und richtig finden, dann bitte ich denselben nicht weiterzugeben und mir Freitag Bescheid zu geben. Eine Kopie des Briefes soll gleich=zeitig an die übrigen Kursteilnehmer gehen , mit der Bitte sich eben=falls im gleichen Sinne zu äussern, wenn sie mit dem Inhalt einverstanden sind.

Mit freundlichem Grusse

Ihre

Lilly Kolisko

2 Beilagen

FERNSPRECHNUMMER 3192 DRAHTANSCHRIFT: FORSCHTAG POSTSCHECKKONTO STUTTGART 25800
BANK: DER KOMMENDE TAG A.-G., STUTTGART ROTESTRASSE 6.

Brief von Lilly Kolisko an Ita Wegman. Stuttgart, 11.3.1924

Rundbrief an die Mediziner und Ärzte,
die an dem Kurs zu Weihnachten teilgenommen haben

Wie Ihr aus dem Mitteilungsblatt der Allgemeinen Anthroposophischen Gesellschaft Nr. 7 werdet ersehen haben, wendet sich jetzt Dr. Steiner an die Jugend mit einem Appell und wartet auf Antwort. Er möchte, dass seine Worte ein Echo finden bei der Jugend, mit der er zusammen den Weg gehen will. Es ist etwas ungeheuer Bedeutungsvolles, dass Dr. Steiner diese Aufforderung an die Jugend ergehen lässt und [so] halten wir es für nötig, auch unsererseits Herrn Dr. Steiner zu sagen, dass wir ihn gerne verstehen möchten und dass wir gerne mitarbeiten möchten bei dem Zustandekommen der Sektion für das Geistesstreben der Jugend. Wir haben, um die Sache nicht auf die lange Bank zu schieben, beifolgenden Brief an Dornach abgesandt und fordern Euch hiermit auf, wenn Ihr damit einverstanden seid, Euch unseren Bestreben anzuschließen. Wir bitten um umgehende Rückantwort.

*

Stuttgart, 11.3.1924

Verehrter Herr Dr. Steiner!

Die in Stuttgart befindlichen Teilnehmer des Kursus, der zu Weihnachten in Dornach stattgefunden hat für jüngere Ärzte und Mediziner, fühlen sich gedrängt, auf den Appell an die Jugend, der im Mitteilungsblatt Nr. 7 ergangen ist, einiges aus ihrem Herzensbedürfnis heraus zu sagen. Jedes einzelne Wort in dem Appell an die Jugend hat zu unseren Herzen gesprochen. Ja, die Wissenschaft tritt uns gediegen entgegen, aber kalt und nüchtern. Sie lässt den jungen Menschen öde. Man kann heute nicht mehr mit seinem ganzen Menschen als Wissenschafter im Leben drinnen stehen. Man muss sich spalten in Mensch und Wissenschafter, wenn man nicht seelisch zugrunde gehen will. Nichts Beglückendes hat mehr der Gedanke, Wissenschaftler zu sein. Die Wissenschaft sinkt allmählich zum bloßen Brotstudium herab. Die Jugend kommt an die Universität heran, jung, frisch, mit lebenswarmen Herzen, voll Erwartungen, voll Sehnsuchten, voll Hoffnungen, dort etwas Großes zu empfangen. Im ersten Semester betritt man noch mit einer gewissen Scheu die Hörsäle, sieht mit Ehrfurcht zu den Professoren empor, staunt über all das Neue und Neuartige, das einem entgegentritt. Im 2. Semester ist man bereits abgestumpft, gleichgültig. Man hört ja überall das Gleiche.

Nirgends ergibt sich eine reale Beziehung zum Leben. In der Botanik beginnt man mit dem Zellenstudium, dann geht man auf die Zoologie, da fängt man wieder mit den Zellen an, dann geht man auf die Anatomie, da wird einem der Mensch als Zellenstaat präsentiert. Und so geht es weiter. Alles wird zerfasert, zerrissen. Man steht überall nur vor Leichen. Vor Pflanzenleichen, Tierleichen, Menschenleichen, nirgends vor dem realen Leben. Der junge Mensch braucht aber das Leben, eine lebendige, wirklichkeitsgemäße Naturbetrachtung. Nur wenigen gelingt es, sich durchzukämpfen durch das tote Universitätswissen zum lebendigen Verstehen der Natur und des Menschen.

Wir jüngeren Mediziner, die das Glück hatten, die Anthroposophie zu finden, und denen es vergönnt war, schon einige Jahre Anteil nehmen zu dürfen an den Vorträgen von Herrn Dr. Steiner, wir sind in der Lage, einzusehen den Kampf, den die heutige Jugend kämpfen muss, und wissen auch, dass die Jugend, die nach uns kommt, es noch viel schwerer haben wird wie wir. Die Kluft wird immer größer zwischen den Jungen und der älteren Generation. Wir müssen nun einerseits lernen, die heranwachsende Jugend weiterhin verstehen zu können, andererseits wollen wir lernen, im rechten Sinne alt werden zu können, so wie es in den Worten an die älteren Mitglieder ausgeführt ist im Mitteilungsblatt Nr. 8.

So begrüßen wir dankbaren Herzens die Begründung der Sektion für das Geistesstreben der Jugend und bitten, mithelfen zu dürfen an der Verwirklichung, soferne uns der Vorstand der Anthroposophischen Gesellschaft für geeignet hält. Da wir uns nun bemühen, im Sinne des Kursus, den wir zu Weihnachten erhalten durften, uns durchzuringen zu einer wirklichkeitsgemäßen Erkenntnis des gesunden und kranken Menschen, möchten wir uns zum Ziele setzen, uns so auszubilden, dass wir einmal einerseits dem jungen anthroposophischen Nicht-Mediziner die ihm nötigen Kenntnisse über seine eigene menschliche Wesenheit übermitteln können, und zwar so, dass er nicht dabei das Gefühl zu haben braucht, einem Wissenschaftler gegenüberzustehen, der «zu wenig Anthroposoph» ist. Andererseits müssten wir lernen, dem nicht-anthroposophischen Mediziner Anthroposophie bringen zu können, bei der auch die Wissenschaft zu ihrem Rechte kommt.

In dankbarer Verehrung

Dr. Hans Altemüller
Lilly Kolisko
Helene Grunelius
Maria Hachez
Dr. Julia Bort

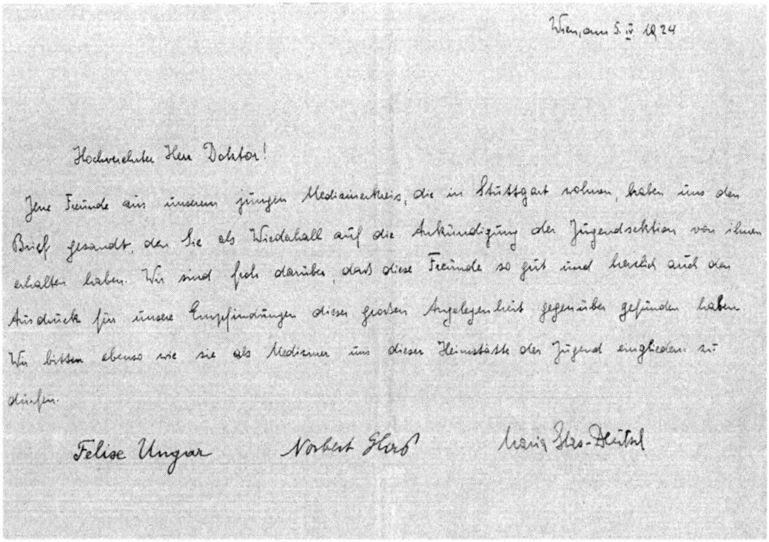

Wien, am 5. IV. 1924

Hochverehrter Herr Doktor!

Jene Freunde aus unserem jungen Medizinerkreis, die in Stuttgart wohnen, haben uns den Brief gesandt, den Sie als Widerhall auf die Ankündigung der Jugendsektion von ihnen erhalten haben. Wir sind froh darüber, daß diese Freunde so gut und herzlich auch den Ausdruck für unsere Empfindungen dieser großen Angelegenheit gegenüber gefunden haben. Wir bitten ebenso wie sie als Mediziner uns dieser Heimstätte der Jugend eingliedern zu dürfen.

Felise Ungar Norbert Glas Maria Glas-Deutsch

Brief von Felix Ungar, Norbert Glas und Maria Glas-Deutsch an Rudolf Steiner. Wien, 5.4.1924

*

Erst in den ersten beiden Aprilwochen trafen in Arlesheim die schriftlichen Anmeldungen für jenen Osterkurs ein, der am Ostermontag, den 21. April, beginnen sollte und von Rudolf Steiner und Ita Wegman am 11. März mit den Worten angekündigt worden war: *«Für diejenigen Persönlichkeiten, die bei uns angefragt haben, ob sie in nächster Zeit zur Anteilnahme an Arbeiten der Hochschule hierherkommen können, oder die – etwa nach Ablegung ihres Examens – einen dahingehenden Wunsch haben, bemerken wir, dass in unmittelbarem Anschluß an die Ostervorträge vom 19.–22. April drei bis fünf weitere Vorträge gehalten werden sollen, in denen die Betreffenden zunächst Richtlinien für ihre Weiterarbeiten erhalten können. Thema: Menschenwesen und Weltorientierung im Hinblick auf Erziehung und Heilung, sowie auf die zunächst besonders wichtigen Menschheitsaufgaben auf diesem Gebiete.»*[24] In entsprechenden Briefformulierungen hatte Ita Wegman zu erkennen gegeben, dass die medizinischen Ostervorträge eine «Fortsetzung der esoterischen Betrachtung an Weihnacht» beinhalten würden (an Lilly Kolisko, 3.4.1924) und durch Margarethe Bockholt verschiedene «junge Mediziner» wissen lassen, dass die Anzahl der von Rudolf Steiner zu haltenden Vorträge insbesondere von der Intention und Intensität der Zuhörer abhängig sein würde («Je mehr Verlangen und Aktivität jetzt da ist, umso mehr dürfen wir wohl auch erwarten.» Margarethe Bockholt an Paul Hottinger, 15.4.1924). Fast alle der Teilnehmer des ersten Kurses sagten daraufhin ihre Teilnahme zu – nicht jedoch Manfred von Kries, trotz seiner wesentlichen Mitverantwortung für das Zustandekommen des Januartreffens und damit der Gemeinschaft überhaupt.[25] Als Helene von Grunelius über Lilly Kolisko von der Absage Manfred von Kries' Kenntnis erhielt, sandte sie ihm zusammen mit den Stuttgarter Freunden eine – nicht mehr erhaltene – Postkarte, auf der sie ihn offenbar bat, seinen folgenreichen Entschluss zu bedenken und nach Möglichkeit zu verändern. Von Kries aber lehnte dies ab – und schrieb ihr am 16. April, fünf Tage vor Kursbeginn:

Liebe Helene!
Ich danke Dir und all denen, die unterschrieben haben, herzlich für die Karte. Aber was ich schon an Frau Kolisko schrieb, kann ich Dir nur

wiederholen. Ich bin über jeden Tag froh, den ich länger zum Arbeiten frei habe und kann jetzt nicht Pause machen. Ich habe wahrhaftig keinen Examensbammel, aber ich weiß so wenig, dass ich – nicht nur des Examens wegen – arbeiten muss. Und abgesehen von dem Müssen will ich auch ganz bewusst mich konzentrieren auf diesen toten Wissenschaftskram. Ich betrachte es als eine Übung. – Lass mich bitte dabei und glaube, dass ich mit allen Gedanken in den Ostertagen bei Euch in Dornach sein werde. –
Ich bekam den Januar-Kurs mit einer Rechnung über Fr. 52.–. Das kann ich mindestens nicht auf einmal bezahlen, darum schicke ich Dir erst einmal 10 Mark. Gib sie bitte in Dornach an der betr. Stelle ab. – An Maria Hachez sage bitte noch vielen Dank für die «Okkulte Physiologie» und Euch allen alle gute Wünsche für Dornach. Ich werde – wie immer freilich – aber diese Tage ganz besonders in der Med[itation] bei Euch sein.

Herzlich grüßt Dich Dein Manfred

Auch Henk und Erna van Deventer, die bereits zu der ersten «Meditationsgemeinschaft» der Vorbereitungsgruppe vom Frühjahr 1923 gehört hatten[26], schrieben Ita Wegman kurz vor Kursbeginn aus terminlichen Gründen ab:

> Wir sind viel in Gedanken in Dornach u. wären von Herzen gern wieder mit Ihnen u. unserer medizinischen Gemeinschaft zusammen, zumal Dr. Steiner ja eine Fortsetzung des Weihnachtskurses geben will. Diesmal erlaubt es uns das Schicksal nicht, aber wir haben in den letzten 1½ Jahren soviel in Dornach aufnehmen dürfen, dass wir jetzt nicht unzufrieden sein wollen. Henk bat mich zu schreiben, weil er in diesem Monat keine Zeit u. Ruhe dafür finden würde. (20.4.1924)

Nicht zuletzt durch die endgültige Absage der ursprünglich Mitinitiatoren Henk van Deventer und Manfred von Kries – die ganz offensichtlich die spirituell-soziale Bedeutung des Folgekurses nur bedingt realisierten –, aber auch durch die fast ausgebliebene Korrespondenz untereinander in den vergangenen drei Monaten seit dem Januarkurs, realisierten verschiedene Persönlichkeiten aus der Gruppe in der Vorosterzeit und im Hinblick auf das bevorstehende Wiedersehen in Dornach, dass eine substantielle Gemeinschaftsbildung unter ihnen bisher noch keineswegs zustande gekommen war. Außerhalb kleiner Arbeitsfreundschaften in einzelnen Städten, in denen mehrere der «jungen Mediziner» lebten, war kein übergreifendes Organ ausgebildet worden, keine übergreifende Methodik des Zusammenhalts und kein gemeinsames Bewusstsein jener spirituellen Willensbildung, die Rudolf Steiner nach der Weihnachtstagung ganz offensichtlich erwartet und als notwendige Voraussetzung aller Zukunftsentwicklungen beschrieben hatte. Die Kommunikation mit Arlesheim, der schriftliche Austausch mit Ita Wegman war seit dem Januar anfänglich etabliert; weitergehende Übereinstimmungen bestanden jedoch nicht und waren durch die kursbegleitenden Sozialprozesse im Januar auch nicht erreichbar gewesen, was nicht zuletzt mit den völlig differenten Ausgangshaltungen und Voraussetzungen der einzelnen Studenten und Ärzte in Zusammenhang gestanden hatte. Die Motive der Kursteilnahme im Januar waren trotz der energischen Ideenvorarbeit durch Helene von Grunelius und Madeleine van Deventer bis zuletzt ausgesprochen divergent geblieben; vieles hatte eine dezidiert individualistische Färbung gehabt, war von den Sorgen und Sehnsüchten des Einzelnen bestimmt gewesen – von privaten Sorgen, Mühen und Hoffnungen, die der Wahrnehmung objektiver, übergeordneter Aufgaben im Wege standen und das Bewusstsein okkupierten.

Vorläufig jedoch bestimmten die Finanzierungsnöte und komplizierten Einreiseformalitäten die weitere Korrespondenz in den Tagen bis zum Karfreitag, wurden dann jedoch von Ita Wegman zu einem – wie so häufig – durchgreifend erfolgreichen Abschluss gebracht. Als am Vormittag des Ostermontags der zweite Kurs begann, waren alle anwesend, die sich zur Anreise und Teilnahme entschieden hatten, darunter auch Ludwig Engel und Eberhard Schickler, die Ita Wegman als Neuhinzugekommene mit Freude begrüßte und die gemeinsam mit der gesamten Hörergruppe des Januarkurses nunmehr in die 1. Klasse der Hochschule (und damit in die Medizinische Sektion) aufgenommen wurden.[27]

*

2.

Vom Osterkurs bis zum Pastoralmedizinischen Kurs

(April – September 1924)

Sehen Sie, das sind die Dinge, die ich gern in Ihre Seele und in Ihr Herz gelegt hätte, nachdem Sie wieder einmal in so befriedigender Weise hier gewesen sind. Ich hoffe, dass das wieder beigetragen hat dazu, die Bande zwischen Ihren Seelen und dem Goetheanum noch enger, stärker zu machen, und dass Sie fühlen werden, dass schließlich gerade auf einem solchen konkreten Gebiete wie dem der Medizin, das Goetheanum Menschen findet, die in die Welt hinaustragen dasjenige, was hier gefunden werden kann. Sie werden zu einem richtigen Bewusstsein davon kommen, wenn Sie sich auch in Ihrem Fühlen als zum Goetheanum gehörend betrachten, und die Gedanken öfter an dasjenige richten, was vom Goetheanum eigentlich heute für die Welt und Zivilisationsentwickelung gewollt wird. Und so werden die Herzensbande, die Sie schließen können mit dem Goetheanum, etwas sein, was Ihnen gerade als Mediziner in einer tiefen Weise zu der Aufgabe helfen können wird, die Sie sich eigentlich gesetzt haben. In diesem Gefühle habe ich gerade diese mehr intimen Auseinandersetzungen, die in diesen Stunden hier zwischen uns gepflogen worden sind, halten wollen und glaube, dass wir manches werden erreichen können, wenn Sie dieses Fühlen, das auch gerade diese Besprechungen durchzogen hat, nunmehr, nachdem wir heute die letzte Stunde halten müssen, in die Welt hinaus fortsetzen. Und dabei werden wir auch am schönsten beisammen bleiben.

Rudolf Steiner, 25. April 1924[28]

Rostock, 5.5.1924

Liebe Doctrix Bockholt,

Nachdem ich nun seit gut 8 Tagen nach Rostock zurückgekehrt bin, das Examen fernerhin bisher einen guten Verlauf nahm, und zu meinem Glücke nur noch fehlt, dass ich von ihm erst ganz erlöst bin, will ich nicht zögern, die 15 übrig gebliebenen Fr. schleunigst an Sie zurückzusenden. Meine Karte kostete bis Rostock 70,70 Fr. Altemüller musste ich 5 Fr. abgeben, sodass 15 Fr. von dem geliehenen Geld noch übrig bleiben. – Zwar händigte mir damals Crome das Geld aus, da ich jedoch nicht genau weiß, ob Grete Crome auch im Sonnenhof wohnt, schicke ich diesen Brief an Ihre Anschrift. Doch grüßen Sie, bitte, Crome herzlich von mir.
Wie schön war doch dieser zweite Kurs, wie viel inniger hatten sich alle schon zusammengeschlossen, wie nahe trat uns Dr. Steiner! Wenn wir uns selbst und unseren Aufgaben treu bleiben, werden wir Großes leisten können!
Besonderen Dank sind wir, finde ich, Dr. Kolisko dafür schuldig, dass er, der die größten Verdienste hat, sich so ganz dem Geist unseres Kreises fügte und die Eigenart unserer Zusammensetzung und -arbeit respektierte. – Wir werden von Mal zu Mal vollkommenere Formen des Zusammenseins in Dornach finden, sicherlich, so werden wir die Zeit noch mehr ausnützen, die Arbeit noch klarer zu gestalten vermögen. – Grüßen Sie alle Freunde, die dort sind, beziehungsweise mit denen Sie zusammenkommen und seien Sie selbst recht herzlich gegrüßt von

Heinrich Hardt

Bitte übermitteln Sie beiliegenden Brief Frau Dr. Wegman!

*

Rostock, 5.5.1924

Verehrte, liebe Frau Dr. Wegman,

Zunächst möchte ich vermelden, dass ich wohlbehalten nach Rostock zurückgekehrt bin und dass das Examen, das noch bis Ende Mai dauern dürfte, einen guten Fortgang genommen hat. Der diesmalige Aufenthalt in Dornach hat wohl allen von uns deutlich gezeigt, wie ein Zusammenschluss von Menschen durch örtliches Getrenntsein nicht nur nicht zu leiden braucht, sondern wie er sogar herzlich verstärkt werden kann.

Ob es nun mit der Jahreszeit zusammenhing – die meisten von uns fühlten, dass sie – wenigstens zu Beginn – nicht recht wach waren. Umso tiefer drang manches Wort zu Herzen, das Herr Dr. Steiner sagte. Wie viel Vertrauen zu uns sprach aus seinen Worten, wie oft tönte es aus seinem Munde so, als ob das eigene Ich – uns selbst noch weithin unbekannt – von seinen Lippen spräche.

Ja, unsere Seelen schlafen noch, aber sie mögen sich mehr und mehr ihrer großen Aufgaben bewusst werden, damit die Hoffnung, die der Dr. auf uns setzt, voll erfüllt werde.

Wer von uns empfände nicht schon jetzt das Goetheanum als das geistige Vaterhaus?

Sicherlich werden wir immer vollkommenere Arten des Zusammenarbeitens in unserem Kreise finden und wenn erst das ganze übrige Leben von echt anthroposophischem Geiste wird durchzogen sein können, dann werden wir auch von vornherein aufgeschlossener sein, sodass wir fernhin für würdig befunden werden mögen, dass Kostbares versenkt werde in den Grund unserer Seelen, die Frucht tragen wollen.

Ich fühle schon lange tief die Notwendigkeit, dass unsere neuen großen Impulse in möglichst breitem Kulturanschluss und mit möglichst vollkommener Freiheit vorangetragen werden müssen. So war das, was der Dr. von der Verknüpfung mit anderen Bewegungen (religiöse Erneuerung, Jugendbewegung, Pädagogik etc.) sagte, Musik für meine Ohren. –

Das Besprechen der beim Studium empfundenen Schwierigkeiten, das man z.B. Helene v. Grunelius etwas zum Vorwurf machen wollte (es geschah das [...] nur innerhalb unseres Kreises), war doch nicht so unfruchtbar, wie es scheinen konnte, jedenfalls musste es einmal gründlich heraus! Auch ich habe in dieser Beziehung viel Qualen erlitten, mir schien es während meines ganzen Studiums recht zwecklos zu sein, überhaupt als Arzt im heutigen Sinne sich zu betätigen, auch schien es mir nicht zu genügen, allein bessere Heilmittel zu finden: wenn nicht zugleich Anthroposophie überall gepflanzt wird, so bleibt körperliches Heilen ein zweckloses Beginnen. Das musste ich lange als Widerspruch in mir empfinden, und so habe ich tatsächlich bis kurz vorm Staatsexamen eigentlich auch nicht gewusst, warum ich Medizin studiere. – Ich könnte das, was mir am Herzen liegt, auch so ausdrücken: Wenn die Menschen, die man zu «heilen» unternimmt, nicht zugleich bis in ihren Wesenskern etwas Neues (Uraltes) erfahren über das Wesen des Menschen – also auch über ihr eigenes –, so käme alle Herumdoktorei an ihnen dem gleich, wenn man in Fässer ohne Boden Wasser füllen wollte, oder wie wenn einer kostbaren Schale, die den Heiltrank enthält, von vornherein der Fuß abgeschlagen worden wäre.

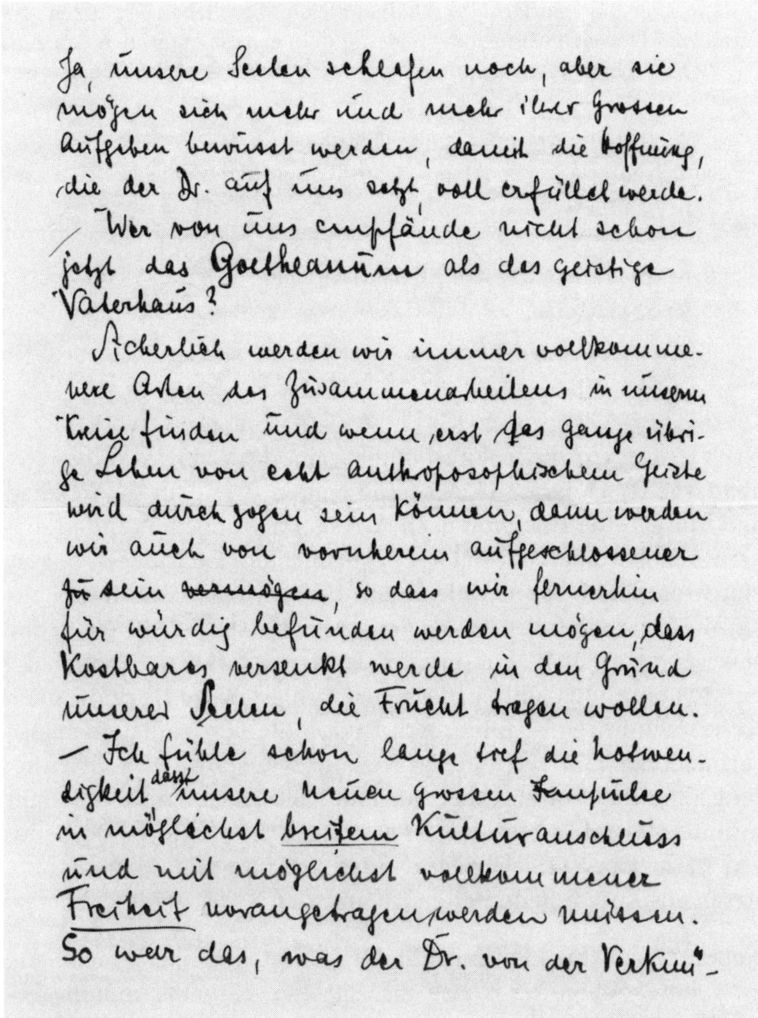
Ja, unsere Seelen schlafen noch, aber sie mögen sich mehr und mehr ihrer grossen Aufgaben bewusst werden, damit die Hoffnung, die der Dr. auf uns setzt, voll erfüllet werde.
— Wer von uns empfände nicht schon jetzt das Goetheanum als das geistige Vaterhaus?

Sicherlich werden wir immer vollkommenere Arten des Zusammenarbeitens in unserm Kreise finden und wenn erst das ganze übrige Leben von echt anthroposophischem Geiste wird durchzogen sein können, dann werden wir auch von vornherein aufgeschlossener für sein ~~vermögen~~, so dass wir fernerhin für würdig befunden werden mögen, das Kostbares versenkt werde in den Grund unserer Seelen, die Frucht tragen wollen.
— Ich fühle schon lange tief die Notwendigkeit, dass unsere neuen grossen Impulse in möglichst breitem Kulturanschluss und mit möglichst vollkommener Freiheit vorangetragen werden müssen. So war das, was der Dr. von der Verkün-

Brief von Heinrich Hardt an Ita Wegman. Rostock, 5.5.1924, Seite 2

Nun aber darf ich Hoffnung haben gleich allen lieben Freunden, die auch in Dornach waren, dass man mit dem ganzen Menschen den ganzen Menschen heilen zu lernen hoffen darf. Erst so kommt Sinn in unser Tun, wie froh ich bin!

Sie, verehrte Frau, grüße ich herzlich. Sagen Sie Herrn Dr. Steiner gelegentlich einmal, wie dankbar wir ihm alle sind, der unsere Seelen besser kennt als wir selber!

Ihr Heinrich Hardt

PS: Kurt Magerstädt wird auch bald schreiben.

*

Nach Rostock zurückgekehrt und in seinen Abschlussexamen stehend, sandte Heinrich Hardt seine beiden Briefe an Ita Wegman und Margarethe Bockholt nach Arlesheim, frohgemut und in seliger Rückblicksdankbarkeit auf das nachösterliche Kursgeschehen. Hardt empfand das Goetheanum als «geistiges Vaterhaus». Er räumte zwar ein, dass die Vortragsrezeption nicht auf der Höhe gewesen sei («Ob es nun mit der Jahreszeit zusammenhing – die meisten unter uns fühlten, dass sie – wenigstens zu Beginn – nicht recht wach waren.»), fühlte sich Rudolf Steiner jedoch nur umso verbundener und vertraute in sozialer wie spiritueller Orientierung auf die Zukunft, gerade auch im Hinblick auf die von Steiner formulierten Aufgaben und Erwartungen an den Kreis der «jungen Mediziner» («Sicherlich werden wir immer vollkommenere Arten des Zusammenarbeitens in unserem Kreise finden.»).

Neben Hardt drückten auch andere Kursteilnehmer erneut und in weiter gesteigerter Weise ihre geistige Heimatstimmung gegenüber dem Goetheanum bzw. Rudolf Steiner und Ita Wegman aus – selbst der neu hinzugekommene Ludwig Engel schrieb in den Monaten nach dem Osterkurs und in der Hoffnung auf eine nächste Reise nach Dornach an Margarethe Bockholt:

Nun sind die Wochen und bald auch die Tage wieder zu zählen, bis wir wieder in Dornach sein können. Immer wieder, wenn ich an die Reise nach Dornach denke, tönt in mir mit dem ganzen innerlichen Klange die Musik des Wortes von Novalis: «Wo gehen wir hin? Immer nach Hause!» Und wenn wir auch heimatlos sein dürfen, weil Sein Reich nicht von dieser Welt ist – die Stelle, von der der Adler des Zeus Ganymed in die Himmel trug –, sie ist unsre Vor-Heimat. (11.7.1924)

Erneut trafen aber auch zahlreiche Berichte in Arlesheim ein, die von den positiven Auswirkungen der bewegten Kursinhalte und -erfahrungen auf die konkrete medizinische Arbeit berichteten, auch von einer erhöhten Wachheit des ärztlichen Bewusstseins in diagnostischer wie therapeutischer Hinsicht («Meine Freude und Begeisterung für die neuen Anregungen des Goetheanum wächst von Tag zu Tag; und ich verzeichne meine Behandlungserfolge mit den neuen Mitteln der Diagnose und Therapie gerade auf.» Werner Gutsch, 16.6.1924; «Wir arbeiten nun wieder fleißig und bemühen uns, in den Impulsen, die uns Dr. Steiner zu Weihnachten und Ostern gab, wach zu sein und immer wacher zu werden und diese Wachheit ganz in unser tägliches Tun zu tragen, um wohl vorbereitet im Herbst nach Dornach kommen zu dürfen.» Ilse Rennefeld, Kläre Meumann, 27.6.1924).

*

Verschiedene der «jungen Mediziner» hatten an Ostern miteinander abgesprochen, dass sie nun enger therapeutisch und geistig zusammenarbeiten wollten, nicht zuletzt, um mögliche Zukunftsgründungen in medizinisch-pädagogischer Hinsicht mit auf den Weg zu bringen. Eine dieser intendierten und in Vorbereitung begriffenen Gründungen war das heilpädagogische Institut Lauenstein in Jena-Liechtenhain, das von drei, am Januar- wie Osterkurs beteiligten Pädagogen (Siegfried Pickert, Franz Löffler und Albrecht Strohschein) zu dieser Zeit aufgebaut wurde. Ilse Knauer, aber auch Julia Bort, Heinrich Hardt und Kurt Magerstädt wollten sich in der Nähe des «Lauensteins» zur gemeinsamen Arbeit zusammenschließen. Bald nach dem Kurs aber entschieden Hardt und Magerstädt, vorläufig nach Gotha zu gehen, und Julia Bort, die den Lauenstein hatte ärztlich und heileurythmisch betreuen wollen, meldete sich bei Ilse Knauer nicht weiter und war im Arlesheimer Suryhof (später: Sonnenhof) lernend und mithelfend verblieben. In dieser Situation sandte ihr Ilse Knauer am 22. Mai den nachfolgenden Brief:

Liebe Julia!

Du kannst Dir gar nicht vorstellen, wie furchtbar mir die Ungewissheit ist, warum Du plötzlich nicht kommst, warum Du nicht schreibst, warum Strohschein nicht schreibt. Was wird denn nun mit dem Lauenstein? Soll ich Dich vorläufig vertreten? Es muss doch in irgend einer Weise gehandelt werden, weil Kinder angemeldet sind und z. B. ein Kind in Jena in der Kinderklinik ist, wo die Eltern sehr drängen, dass es möglichst bald nach dem Lauenstein kommt. Da nun endlich seit vorgestern eine Wirtschafterin oben ist, würde dem ja nichts im Wege stehen, sobald ein Arzt da ist. Meine Tätigkeit dort hat sich bis jetzt nur auf Gartenarbeit, Geschirrwaschen und Kochen beschränkt. Abgesehen natürlich von Zweigarbeit u. pädagog. Arbeit. Von Hardt bekam ich vorgestern einen Brief. Er und Magerstädt kommen vorläufig noch nicht nach Jena, sondern wollen die ihnen freigehaltene Medizinalpraktikantenstelle in Gotha annehmen und vielleicht erst im Herbst oder Winter hierherkommen.
Sag bitte Frl. Bockholt einen schönen Gruß, ich will ihr nächstens mal schreiben. Vielleicht könnte sie Dir für mich die Sprechübung für Stottern geben, die sie mir mal heraussuchen wollte. Bei meinem Jungen hat allerdings die Heileurythmie allein so glänzend gewirkt, dass er in meiner Gegenwart überhaupt nicht mehr stottert und zu Hause das Stottern nur ganz selten vorkommen soll (was mich besonders glücklich macht, weil es ein schwerer Fall war), aber ich könnte die Übung schon für andere Patienten, die evtl. kommen könnten, gut gebrauchen.
Ich schreibe in großer Eile, daher muss ich jetzt Schluss machen. Bitte, bitte antworte bald.

Es grüßt Dich recht herzlich
Deine Ilse

P. S. Viele Grüße an alle die von unserem Kreis noch da sind. Ich musste in solcher Eile abfahren, dass ich niemand mehr Lebewohl sagen konnte. Ist Aussicht vorhanden, die Vorträge von unserem Kurs bald zu bekommen? Auf dem Lauenstein könnte auch was getippt werden. Und noch eines. Ich hätte gern die Weihnachtsvorträge für prakt. Ärzte. Sag bitte, was sie kosten, ich schicke dann das Geld.

Statt von Julia Bort empfing Ilse Knauer daraufhin einen (nicht mehr erhaltenen) Brief Ita Wegmans, in dem ihr von Wegman mitgeteilt wurde, dass Rudolf Steiner die verantwortliche ärztliche Betreuung des Lauensteins durch Ilse Knauer selbst wünschte, dagegen Julia Bort weiterhin im heilpädagogischen Arlesheimer Zusammenhang haben wollte. Rudolf Steiner freute sich mit Sicherheit über die zu Ostern intendierten Weisen der Gemeinschaftsarbeit in Jena – bezüglich der persönlichen Verantwortung für den Lauenstein und den Arlesheimer Sonnenhof aber hatte er eigene, weiterführende Gesichtspunkte. Hierauf reagierend hieß es nur sechs Tage nach dem Schreiben an Bort in einem nächsten Brief Ilse Knauers an Ita Wegman:

> Als erstes möchte ich Ihnen sagen, wie glücklich ich bin, dass ich nun mich ganz stark und im Bewusstsein voller Verantwortlichkeit der Arbeit auf dem Lauenstein widmen darf. Ich bin Herrn Dr. Steiner unendlich dankbar für das Vertrauen, das er mir damit entgegenbringt und ich empfinde es als eine sehr ernste Mahnung aufs intensivste zu arbeiten in dem Sinne wie es uns nun wieder während des Osterkurses in so wundervoller Weise gezeigt wurde. Ich bin mir wohl bewusst, dass es manche Schwierigkeiten für mich geben wird. Aber andererseits spüre ich doch schon jetzt so viele Kräfte, die mir von den Meditationen kommen, und dann das Gemeinsame der geistigen Arbeit, das alles gibt mir viel Zuversicht und Mut.
> In meiner Praxis in Saalfeld können mir im Herbst vielleicht Hardt oder Magerstädt helfen, jetzt im Sommer werde ich es wohl noch allein schaffen können und müssen, und da ist es ja auch eher möglich, da man dann durch früher Aufstehen viel Zeit gewinnen kann. (27.5.1924)

*

Während Ilse Knauer nach dieser Benachrichtigung bald sehr erfolgreich damit begann, die Kinder des «Lauenstein» therapeutisch zu begleiten, die ärztliche Konzession für das Institut durchzusetzen und mit den Pädagogen eine ausgesprochen positive Zusammenarbeit zu realisieren, standen andere Teilnehmer in ihren medizinisch-anthroposophischen Bemühungen noch immer sehr allein; sie sandten nach wie vor ihre kasuistischen Fragen zu Ita Wegman und erhielten aus der Ferne ideelle Unterstützung und ermutigenden Zuspruch, konkrete Heilmittelhinweise und -sendungen. Einer dieser Einzelkämpfer war und blieb trotz Gerhard Suchantkes freundschaftlicher Begleitung der melancholische, feinsinnige und suchende Arzt Ludwig Engel in Breslau. Engel, der sich brieflich oft mit seinen Sorgen an Bockholt und Wegman wandte, sah durch den in Koberwitz bei Breslau angekündigten Pfingstkurs Rudolf Steiners über landwirtschaftliche Fragen unversehens die einzigartige Gelegenheit herbeigekommen, gemeinsam mit Rudolf Steiner und Ita Wegman seine schwierigen Patienten sehen zu können. Drei Wochen vor dem Koberwitzer Kursbeginn schrieb er fragend an Margarethe Bockholt:

> Wird Frau Dr. Wegman auch nach Breslau kommen? Es wäre doch sehr schön! Es gibt eine ganze Reihe anthroposophischer Patienten, mit denen ich nicht recht fertig werde; die würde ich gerne vorstellen. – Glauben Sie, dass ich diese Patienten, wenn Frau Dr. nicht kommt, Herrn Dr. Steiner vorstellen kann? [...]
>
> Grüßen Sie bitte die Freunde aus unserem Kreise. Und vielleicht sagen Sie Frau Dr. Wegman, dass sich viele Menschen sehr freuen würden, wenn sie Pfingsten hier wäre. Und ich bitte sie sehr zu kommen. (17.5. 1924)

Ita Wegman konnte nicht nach Breslau und Koberwitz reisen. Rudolf Steiner aber war trotz aller übrigen Verpflichtungen gerne bereit, dem jungen, zu Ostern in den Kreis der «jungen Mediziner» gekommenen und hingebungsvoll bemühten Arzt kasuistisch zur Seite zu stehen. Am Nachmittag des 10. Juni konnte Ludwig Engel daraufhin im Koberwitzer Schloss Rudolf Steiner zahlreiche Patienten vorstellen und erhielt unvergessliche praktisch-therapeutische Lehrstunden. Noch am späten Abend desselben Tages schrieb Rudolf Steiner an Ita Wegman nach Arlesheim:

> Den ganzen Nachmittag war Dr. Engel da mit Patienten. Es ist schön, wie er ganz in unserem Sinne arbeitet. Ich werde Dir davon erzählen.[29]

In seinem eigenen, erneut ausgesprochen melancholisch gefärbten, aber auch ehrlichen Bericht resümierte Engel dagegen vier Wochen später an Margarethe Bockholt:

> Rein äußerlich betrachtet muss ich sagen, dass ich nicht viel dabei lernte. Ich «verstche» das meiste nicht, was angegeben wurde. Aber das Erlebnis selbst: dabei und so nahe dabei sein zu können – das suche ich eben als Realität ganz stark zu erleben. Es sind ja nicht nur die «körperlichen» Krankheiten, derentwegen die Menschen sprechen, sondern vor allem die rein persönlichen und seelischen Schwierigkeiten. Ich ward Zeuge all dieser Geschehnisse, oft sehr wenig schöner Eruptionen. Und da kann man es so schwer empfinden, wie zu all dem anderen Schweren noch all die vielen chaotischen Schwierigkeiten der einzelnen Menschen auf Herrn Doktor lasten.[30] Und man schämt sich, dass man es selbst nicht besser gemacht hat. Ich empfinde sehr stark die Notwendigkeit, eine Zeitlang in Arlesheim medizinisch zu arbeiten. Es ist nur fraglich, ob es mir gelingt, die Mittel für einen etwas längeren Aufenthalt in Dornach zusammen zu bekommen. Ich muss mit Menschen, die anthroposophisch und medizinisch eingestellt sind, über die Kranken sprechen können. Und vor allem muss ich mir ein Stück Dornacher Atmosphäre holen und aneignen – es von hier aus zu tun bin ich nicht imstande. (11.7.1924)

*

Was bei Ludwig Engel wiederholt als ausgesprochen individuelle Klage und subjektiv artikulierte Stimmung der eigenen Überforderung (wenn nicht Unfähigkeit) in häufigen Briefen erklang, kam zunehmend auch in weiteren Schreiben der «jungen Mediziner» zum Vorschein – weniger in medizinisch-therapeutischer, sondern insbesondere in persönlicher wie meditativ-spiritueller Hinsicht. Nach der großen Kursbegeisterung und den tiefen Eindrücken in Dornach, sahen sich einzelne der Studenten und Ärzte in ihren geistigen Bemühungen immer wieder an die Schranken und Probleme ihrer eigenen Persönlichkeit kommen. Rudolf Steiner erwartete unzweifelhaft einen inneren Weg von den «jungen Medizinern» – eine wirkliche Schulung, der sie sich stellen mussten, um die neue Medizin wirklich realisieren und persönlich verantworten zu können. Steiner hatte zahlreiche Hilfestellungen und

Übungswege aufgezeigt und methodisch entwickelt; ihre innere Befolgung aber bereitete konkrete Schwierigkeiten, die nicht zuletzt mit individuellen Seelenkonfigurationen und Lebensschwierigkeiten in Zusammenhang standen und den Betroffenen oft unüberwindlich schienen. Zu Beginn des Osterkurses hatte Rudolf Steiner um entsprechende Rückmeldungen aus der meditativen Arbeit gebeten *(«Ich würde zunächst bitten, dass mir gesagt würde aus Eurem eigenen Kreis heraus, welche inneren oder äußeren Schwierigkeiten sich ergeben haben.»[31])*, Rückmeldungen, die dann jedoch aus Scheu und Scham kaum erfolgt waren. Am 26. Juni schrieb nun Henk van Deventer an Ita Wegman:

> Wir selber streben so gut wir können im Medizinischen weiter zu kommen. Doch finden meistens die Hindernisse schließlich im eigenen Innern.

Rudolf Steiner und Ita Wegman hatten angeboten, dass die im Rahmen der medizinisch-esoterischen Schulung gemachten Erfahrungen und angetroffenen Schwierigkeiten auch zukünftig mit der Leitung der Medizinischen Sektion besprochen werden könnten und von dort Aufhellung und Unterstützung erfahren würden. Vor diesem Hintergrund wandte sich erneut Heinrich Hardt am 11. Mai in einem exemplarischen Fragen- und Sorgenbrief an Ita Wegman – und schrieb:

> Liebe Frau Dr. Wegman!
>
> Bitte, fragen Sie, sobald es geht, unseren großen Lehrer danach, ob es vorkommen kann, dass der (kleine) «Hüter der Schwelle», der, wie mir wohl bekannt ist, im allgemeinen als astrale Gestalt aufzufassen ist, wie in einem Menschen personifiziert einem gegenübertreten kann, so, dass man fühlt, es entsteht Unheil, wenn man diesem betreffenden Menschen gegenüber auch nur das Geringste sagt oder tut, wofür man nicht die ganze eigene Verantwortung zu übernehmen bereit ist, oder ich könnte auch sagen: Was man in seiner letzten Consequenz für sich selbst als unrichtig erkannt hat. Trotzdem gehen von diesem anderen Menschen die größten Versuchungen und – ich möchte sagen – unbewussten Wünsche aus, gerade derlei zu sagen oder zu tun.
> Es ist dann, als ob man diesen Menschen (den man lieben möchte mit der besten Liebe!) nicht ansehen dürfte, nicht auf ihn hören dürfte, son-

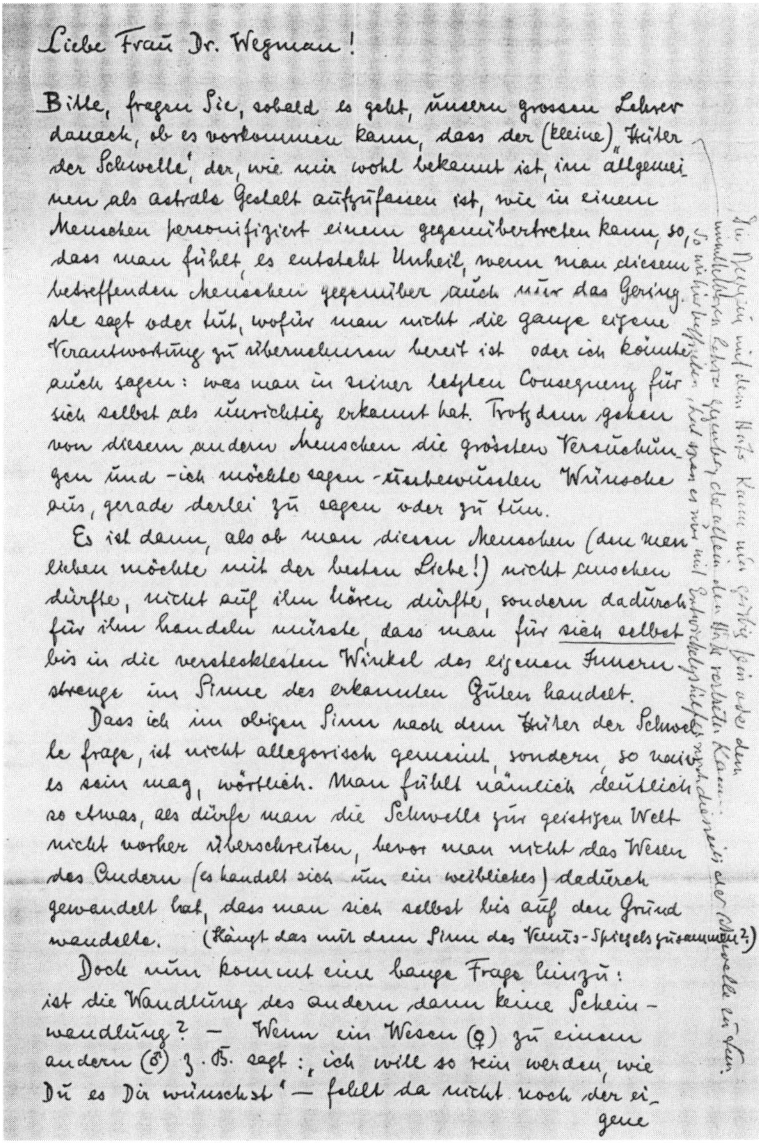

Liebe Frau Dr. Wegman!

Bitte, fragen Sie, sobald es geht, unsern grossen Lehrer danach, ob es vorkommen kann, dass der (kleine) „Hüter der Schwelle", der, wie mir wohl bekannt ist, im allgemeinen als astrale Gestalt aufzufassen ist, wie in einem Menschen personifiziert einem gegenübertreten kann, so, dass man fühlt, es entsteht Unheil, wenn man diesem betreffenden Menschen gegenüber auch nur das Geringste sagt oder tut, wofür man nicht die ganze eigene Verantwortung zu übernehmen bereit ist oder ich könnte auch sagen: was man in seiner letzten Consequenz für sich selbst als unrichtig erkannt hat. Trotzdem gehen von diesem andern Menschen die grössten Versuchungen und – ich möchte sagen – unbewussten Wünsche aus, gerade derlei zu sagen oder zu tun.

Es ist dann, als ob man diesem Menschen (den man lieben möchte mit der besten Liebe!) nicht ansehen dürfte, nicht auf ihn hören dürfte, sondern dadurch für ihn handeln müsste, dass man für sich selbst bis in die verstecktesten Winkel des eigenen Innern strenge im Sinne des erkannten Guten handelt.

Dass ich im obigen Sinn nach dem Hüter der Schwelle frage, ist nicht allegorisch gemeint, sondern, so naiv es sein mag, wörtlich. Man fühlt nämlich deutlich so etwas, als dürfe man die Schwelle zur geistigen Welt nicht vorher überschreiten, bevor man nicht das Wesen des Andern (es handelt sich um ein weibliches) dadurch gewandelt hat, dass man sich selbst bis auf den Grund wandelte. (Hängt das mit dem Sinn des Venus-Spiegels zusammen?)

Doch nun kommt eine bange Frage hinzu: ist die Wandlung des andern dann keine Scheinwandlung? – Wenn ein Wesen (♀) zu einem andern (♂) z. B. sagt: „ich will so rein werden, wie Du es Dir wünschst" – fehlt da nicht noch der eigene

[Randbemerkung:] Die Begegnung mit dem Hüter kann nur geistig sein oder dem unmittelbaren Lehrer gegenüber, der allein den Blick verleihen kann. So wie hier besprochen, hat man es nur mit Entwicklungshilfen nach dem Bereich der Schwelle zu tun.

Brief von Heinrich Hardt an Ita Wegman. Rostock, 11.5.1924, Seite 1
(mit Randbemerkungen Rudolf Steiners)

Wille jenes Wesens, die Reinheit der Reinheit wegen und nicht einem einzelnen Menschen zuliebe anzustreben?

/ Kommt es etwa vor, dass ein Ich auf zwei Individuen geteilt, sich incarniert? Ich meine zunächst, ob dergleichen überhaupt vorkommt? | nein

Liebe Frau Dr. Wegman, Sie sind mit Arbeit fast überlastet und doch wage ich es, mich an Sie wie an eine mütterliche Freundin zu wenden, um für mich Antwort zu erwirken, wenn ich eine solche verdient habe.

Ich weiss, dass man aufs eigene Innere horchen muss, zuallererst und zuallermeist, um Antworten zu erhalten.

Doch, glauben Sie mir, ich schreibe nicht ohne Not und nichts anderes gibt mir Mut zu diesen Fragen als einerseits das väterliche Wesen unseres grossen, geliebten Lehrers sowie Vertrauen zu Ihnen, andrerseits mein eigener Wille, der grosses Verlangen nach Reinheit hat, der weiss, dass er nur im Sinne der Weltevolution wirken darf. Meiner Seele stärkster Wunsch und Wille ist zu helfen und zu heilen, soviel mir Kraft gegeben wird. ——

Die kürzeste Antwort von Ihnen, liebe Frau Dr., genügt mir, ich werde aus ihr das Nötige schon erkennen. Ich sehe ihr mit der Erwartung meines ganzen Herzens entgegen und danke Ihnen für alles was Sie wegen dieses Briefes für mich tun werden!

Ihr

Heinrich Hardt.

Anschrift:
Rostock i/M
St. Georgstr. 79.

Erledigt

Brief von Heinrich Hardt an Ita Wegman. Rostock 11.5.1924, Seite 2 (mit Randbemerkungen Rudolf Steiners und Ita Wegmans)

dern dadurch für ihn handeln müsste, dass man für sich selbst bis in die versteckten Winkel des eigenen Innern strenge im Sinne des erkannten Guten handelt.
Dass ich im obigen Sinne nach dem Hüter der Schwelle frage, ist nicht allegorisch gemeint, sondern, so naiv es sein mag, wörtlich. Man fühlt nämlich deutlich so etwas, als dürfe man die Schwelle zur geistigen Welt nicht vorher überschreiten, bevor man nicht das Wesen des Andern (es handelt sich um ein weibliches) dadurch gewandelt hat, dass man sich selbst bis auf den Grund wandelte. (Hängt das mit dem Sinn des Venus-Spiegels zusammen?)
Doch nun kommt eine bange Frage hinzu: Ist die Wandlung des andern dann keine Scheinwandlung? Wenn ein Wesen (♀) zu einem andern (♂) z.B. sagt: «Ich will so rein werden, wie Du es Dir wünschst» – fehlt da nicht noch der eigene Wille jenes Wesens, die Reinheit der Reinheit wegen und nicht einem einzelnen Menschen zuliebe anzustreben?
Kommt es etwa vor, dass ein Ich auf zwei Individuen geteilt, sich incarniert? Ich meine zunächst, ob dergleichen überhaupt vorkommt?

Liebe Frau Dr. Wegman, Sie sind mit Arbeit fast überlastet und doch wage ich es, mich an Sie wie an eine mütterliche Freundin zu wenden, um für mich Antwort zu erwirken, wenn ich eine solche verdient habe. Ich weiß, dass man aufs eigene Innere horchen muss, zu allererst und zu allermeist, um Antworten zu erhalten.
Doch, glauben Sie mir, ich schreibe nicht ohne Not und nichts anderes gibt mir Mut zu diesen Fragen als einerseits das väterliche Wesen unseres großen, geliebten Lehrers sowie Vertrauen zu Ihnen, andererseits mein eigener Wille, der großes Verlangen nach Reinheit hat, der weiß, dass er nur im Sinne der Weltevolution wirken darf. Meiner Seele tiefster Wunsch und Wille ist zu helfen und zu heilen so viel mir Kraft gegeben wird.
Die kürzeste Antwort von Ihnen, liebe Frau Doktor, genügt mir, ich werde aus ihr das Nötige schon erkennen. Ich sehe ihr mit der Erwartung meines ganzen Herzens entgegen und danke Ihnen für alles, was Sie wegen dieses Briefes für mich tun werden!

Ihr Heinrich Hardt

Wie von Heinrich Hardt gewünscht, übergab Ita Wegman diesen Brief an Rudolf Steiner, der seinen Kommentar für die nachfolgende Antwort Ita Wegmans auf den Seitenrand der Hardtschen Blätter schrieb: *«Die Begegnung mit dem Hüter kann nur geistig sein oder dem unmittelbaren Lehrer gegenüber, der allein den Hüter vertreten kann. So wie hier beschrieben, hat man es nur mit Entwickelungshilfen noch diesseits der Schwelle zu tun.»* An den Rand der Passage, in der Hardt fragte: «Kommt es etwa vor, dass ein Ich auf zwei Individuen geteilt, sich incarniert?» notierte Steiner schlicht: *«nein»*. Ita Wegmans daraufhin verfasster und Heinrich Hardt in feiner Weise korrigierender Brief lautete sodann:

Sehr geehrter Herr Hardt,

Ihren Brief vom 11. Mai habe ich empfangen und es ist sehr schwer, darauf so zu antworten, wie Sie es vielleicht am allerliebsten möchten, da Sie hoffen, daraus Hilfe für sich zu bekommen. Doch will ich versuchen, nachdem ich auch mit Herrn Dr. Steiner über Ihren Brief gesprochen habe, einiges Ihnen zu erklären, und vielleicht können Sie damit etwas machen. Die Begegnung mit dem Hüter der Schwelle kann nur geistig stattfinden. Nun kann aber noch die Möglichkeit bestehen, dass ein großer Lehrer, unter dessen Führung man unmittelbar steht, den Hüter vertreten kann. Ihre erste Frage ist also verneinend zu beantworten.
In Ihrem Falle könnte ich mir denken, dass Sie es zu tun haben mit einem Menschen, der Ihnen karmisch als eine Entwickelungs-Hilfe entgegengetreten ist. Da heißt es hier zur Erkenntnis bringen, inwieweit wirklich eine karmische Notwendigkeit vorliegt, dass Sie und die betreffende Persönlichkeit eine gemeinsame Entwickelungsphase durchzumachen haben. Um solches zu erkennen, gehört natürlich sehr viel Geduld und Liebe. Wenn Sie bemerken, dass Sie durch ein Eingehen auf die genannte Persönlichkeit selber weiterkommen oder dass Sie dieser Persönlichkeit weiterhelfen können, so ist es gut, sich miteinander zu befassen und zusammenzubleiben. Entsteht aber das Gegenteil, so ist es besser, die Verbindung zu lösen. – Ihre Frage, ob das Ich auf zwei Individuen verteilt sich inkarnieren kann, muss ich mit nein beantworten.
Nun hoffe ich, dass Sie vielleicht doch mit meiner Antwort etwas machen können. Von Herzen wünsche ich Ihnen noch ein gutes Gelingen Ihres letzten Examens und wünsche Ihnen dann auch die nötige Ruhe und Konzentration dazu.

Mit herzlichen Grüßen
Ihre Dr. Ita Wegman

Heinrich Hardt verstand Ita Wegmans Antwort – auch in ihren höflichen Andeutungen – vollständig, war dankbar und antwortete seinerseits unverzüglich mit Datum vom 29. Mai aus Rostock:

Verehrte, liebe Frau Dr. Wegman,

Die Klarheit und einzigartige Unbeirrbarkeit Ihres Antwortschreibens hat mir einerseits erst in vollem Umfange gezeigt, was wir eigentlich an Ihnen haben, andererseits bin ich nun fast beschämt, nicht alles ganz allein ausgekämpft zu haben. Doch spricht so viel Güte und Verständnis aus Ihren Zeilen, dass ich im Ganzen doch nicht bereue, geschrieben zu haben.
Da ich in jenem Briefe einen Satz des mir teuren Menschen zitierte, fühle ich mich nun gedrängt, alles zu vermeiden, was ein einseitiges Bild hervorrufen könnte, darum möchte ich Ihnen heute sagen, dass ich im Grunde meiner Seele wohl weiß, wie Köstliches aber auch Verantwortungsreiches mir von den karmischen Mächten mit solchem Herz geschenkt ward und wie viel Entwickelungshilfe mir schon auf diese Art zuteil wurde.
Sie haben recht, liebe Frau Dr. Wegman: Liebe und Geduld!
Jeden Tag will ich darum bitten.
Und so will ich tapfer weitergehen und Ihnen zuvor nun nochmals von Herzen danken für Ihre Antwort und für Ihr tief eindringendes Verständnis aus der Ferne.
Ebenso dankbar bin ich Herrn Doktor! Mein Dank soll Wille zum Guten sein. […]

Ich grüße Sie von Herzen und voll Dank, verehrte Frau Dr. Wegman. Und die sieben Türme Rostocks grüßen zu Herrn Dr. Steiner hinüber, der an dem hiesigen Orte seine im Original wenig gekannte «Grundfrage der Erkenntnistheorie» referieren ließ!

Ihr Heinrich Hardt

*

Auch andere Mitglieder des Kreises der «jungen Mediziner» schrieben in ausgesprochen persönlichen Sorgen und Unsicherheiten an Ita Wegman, kreisten oft genug um sich selbst und verwickelten sich in persönlichen Labyrinthen («Ich weiß nicht, ob andern auch die simpelsten Grundlagen des Daseins so rätselhaft sind, wie ich sie empfinde. Warum ist ‹rechts› immer auf einer bestimmten Seite? Man muss sich auf den Kopf stellen, dann ändert's sich in gewisser Weise. Oder wieso kann es ein Dezimal-System geben? Wieso ist gerade Zehn die Zahl, von der an sich alles rhythmisch wiederholt. Sich in solch einer Welt heimisch zu fühlen, ist fast unmöglich.» Ludwig Engel, 11.7.1924). In ihrer Ehrlichkeit und Offenheit verfassten sie eindrucksvolle Briefe – zugleich aber wurde deutlich, in was für seelischen Krisen und Unzulänglichkeiten viele der Hörer von Rudolf Steiners großen Vorträgen befangen waren, welche individuellen Hindernisse einer wirklichen Rezeption und Verinnerlichung des Aufgenommenen entgegenstanden und wie sehr die Bildungsgänge und egozentrischen Verwirrungen des – vermeintlichen – Zeitgeistes der Realisierung einer anthroposophischen Geisteswissenschaft auch in sozialer Hinsicht substantiell im Wege waren. Immer wieder kamen von einzelnen Medizinern große Bekenntnis-Briefe an Ita Wegman; Briefe, die den eigenen biographischen Weg zur Anthroposophie nachzeichneten und ebenso von Fähigkeiten und geistigen Durchbrüchen wie von Abgründen und Verwirrungen gekennzeichnet waren. So hieß es in einem umfangreichen Schreiben Kurt Magerstädts vom 18.5.1924:

> Sehr verehrte Frau Dr. Wegman!
>
> Schon lange habe ich das Bedürfnis, mich Ihnen einmal mitteilen zu können. Jetzt wo ich nun – Gott sei es gedankt – Staatsexamen bestanden habe und promoviert habe, beides cum laude, ist es an der Zeit, wieder als ganzer Mensch zu erwachen. Dieser Brief aber ist mit das Erste nach dieser Fegefeuer-Zeit tötenden Gedankenarbeit.
> Wenn ich meine Entwicklung in schnellen Strichen vor Ihren Augen umreißen darf, so kann ich sagen, dass das erste Wollen in mir ein Heilen-Wollen gewesen ist. Als Schüler wusste ich, dass ich Arzt werden müsste, mein Vater, ein Schulleiter in Thüringen, wurde schon der Doktor genannt, so lange ich weiß, er war u. ist Freund der Naturheilmethode und lebt als Nicht-Anthroposoph aber großer Freund unserer Sache ganz im Goethe'schen Naturerleben. – Meine zeichnerische Anlage benutzte ich zu korrigierenden Skizzen von Lehrern und Mitschülern und schulte dabei meinen Blick zu physiognomischen Studien jeder Art.

Dann kam die Augendiagnose an die Reihe, die ich als Primaner an Aquariumfischen und auch Hühnern studierte und zu der Überzeugung kam, dass etwas daran sei. Als ich dann nach meiner Soldatenzeit bei der Kriegsmarine mein Studium begann, war ich als Freund der Hahnemann'schen Homöopathie und der Naturheilmethode ein starker Kritiker der Schulmedizin – oft zu Unrecht. Den Professoren war ich immer schnell bekannt geworden, sie fühlten mehr, als sie es wussten, dass sie mich nicht ohne weiteres von ihrem Wissen überzeugen konnten. Bei dem Pathologen Rössle, der jetzt in Basel liest, versuchte ich als Vorkliniker die Augendiagnose zu beweisen. Aus der Iris frischer Leichname gab ich die kranken Organe an und die Autopsie bestätigte dann in den meisten Fällen die kranken Organe. Es fehlte nur noch die genauere Angabe und der Namen der Prozesse – also z.B. Glomerulonephritis usw. Aber nach einiger Zeit, als ich mich schon oft abgemüht hatte, aus den gebrochenen Augen der noch warmen Leichname zu lesen, da war es mir, als warnten mich die Augen, und die Frage kam mir, dem Menschen ohne Glauben an die Unsterblichkeit der Seele, die Frage: Was geschieht nach dem Tode, was soll denn die Warnung, so weiter zu suchen wie bisher? Ich musste aus innerer Notwendigkeit heraus diese Art aufgeben, meine Lebenskraft schien in die wärmebegierigen Leichname überzugehen. – Ich bekam eine Seelenrichtung, die aus Erkennenwollen geboren zur Astrologie und Chiromantie hinstrebte. Außerdem kam mir damals eine andere sehr wichtige Erkenntnis, die aus allerlei eigenen Nöten heraus geboren wurde: Man kann nur dann Arzt werden, wenn man aus eigener Erkenntnis heraus gesundet ist. Ein kranker Arzt – wie es solche die meisten Spezialisten sind in ihrem Spezialfach – kann keine heilenden Kräfte abgeben. Nun suchte ich mich zu gesunden, frei zu machen, ich war Kommunist gewesen bis dahin. Ein Aufsatz, den ich in einer bekannten linksstehenden Jugendschrift veröffentlichen wollte, in dem ich auf den schweren, stillen Weg innerer Entwicklung aufmerksam machte, in dem ich die Sehnsucht als Charakteristikon für alle Jungen ohne Altersunterschied aufmerksam machte, führte zu langen Auseinandersetzungen, ich konnte aber nicht auf das «Wie» und «Warum» restlos antworten.
Dann kamen schlimmste Zeiten des Alleinseins, wo ich mit Engeln und Teufeln rang und um Zeichen flehte. – Ein wunderbarer Traum brachte mich zur Ruhe u. zum 1. Zusammentreffen mit der Anthroposophie. Es war in Tübingen, aber ich musste erst weit weg vom deutschen Mittelpunkte Stuttgart nach Rostock, um durch Hardt, meinen lieben Freund, Mitglied zu werden. Nun bin ich bald so weit zu sagen: hier bin ich, will Mitarbeiter sein, wo bin ich nötig? Ich fühle mich als Soldat und warte auf Order. – Darf ich Ihnen noch erzählen, wie ich zur Therapie komme?

Die Meditationen des ersten Kurses lockerten vieles in mir, die Nebenübungen halfen viel mit, und ich bemerkte z. B., wie sich beim Pflegen der vielen Blumen und Gewächse meiner Wirtin eine Wärme und Verstehen anbahnte zwischen ihnen und mir. Ich stellte mich dann auf einen Kranken ein, meditierte, und mein Astralleib holte sich nachts das Wissen um Heilung, und morgens wusste ich z. B. dass ich einem akuten Leukämiker ein bis zwei Dez. vom Safte der Wolfsmilch oder des Löwenzahns geben müsste subkutan. Oder dass eine Meningitis epidemica, die sich in ihren Symptomen: Kernig, Cerebrospinaldruck, Opistotonus usw. als Wille zur Tropfenform, als Übergewicht des Ätherleibs über den Astralleib zu äußern scheint, Rosa canina – subkutan in die Nierengegend – in sehr starker Verdünnung wirken müsste. Ob es nun richtig ist, weiß ich ja noch nicht. In der Praxis würde ich aber nach einem Gebete diese Eingebungen in die Tat umsetzen.
Es würde also die Niere als Astralorgan angeregt werden müssen. – Während der Examensarbeit musste ich das Meditieren aufgeben, um mich voll in das heutige Denken einzuleben – deshalb schloss ich mich, als ich Ostern von Dornach kam, und auch gleich voll ab und erledigte die zweite Hälfte des Examens.
Nun möchte ich Ihnen noch mitteilen, was sich für Hardt u. mich an Aussichten in die nächste Zukunft bietet. Der Leiter des Gothaer Landkrankenhauses, den ich gut kenne, hat für uns gesorgt und zwei Stellen für 1.7. freigemacht in der medizinischen Abteilung. Leider schrieben die Jenenser an Hardt, sie möchten ihn u. mich bei der Gründung des Kinderheims in Jena haben zur Mitarbeit, sie wollten uns Stellen besorgen als Praktikanten. Es fragt sich nun, haben wir die Möglichkeit in Jena beides zugleich und gleich gut auszuführen: Erstens Praktikanten zu sein u. zweitens jede Minute in Lichtenhain zu sein, die uns bleibt, oder muss das Eine über das Andere vernachlässigt werden. Später, also im Winter etwa, wollen wir beide bestimmt in Jena sein. Jetzt aber verlangt der Gothaer Kreis der Mitglieder, Gotha ist meine Heimat, und auch meine Eltern, mich, besser uns, um sich zu haben. Hardt wie mir tut eine gewisse Ruhezeit und Entfaltungszeit nötig, wo man jeden freien Augenblick sich in anthropos. Literatur weiterentwickeln kann. Ich würde gern wissen, wie Sie darüber denken. –
Und noch einen Punkt möchte ich anschneiden, von dem ich glaube, dass er auch allen Anderen sehr wichtig sein muss, die Frage nach dem Eros und Sexos. In uns und außer uns, in dem Einen mehr, in dem Anderen weniger, herrscht die sexuelle Not, sie gräbt manche Linie in die Gesichter und Hände, mancher Mund und viele Unterkiefer auch in anthroposophischen Kreisen sprechen von ihr eine deutliche Sprache. Ich selber erlebte deutlich und mit einem gewissen Bewusstsein, wie

mich die Examensarbeit in zwei Teile riss, in einen intellektuellen und in einen sexuellen Teil. Das Herz schlief. – Wir alle würden unendlich dankbar sein, wenn unser väterlicher Doktor seinen Kindern da helfen würde. Um die Bitte zu formulieren, möchte ich für eine Meditation gebeten haben, die die ungeformten vitalen Kräfte hinaufhebt und vergeistigt zum Heile der Mitmenschen. – Mitte Juni – 1. Juli soll wieder ein Kurs ein. Die Zeit liegt sehr gut, da wir ja erst am 1. Juli anzutreten brauchen. Die Zeit bis dahin soll gut ausgenützt werden, um dann recht offen sein zu können für das, was uns Doktor Steiner zu sagen hat. Ich habe Ihnen das alles in Bescheidenheit und Vertrauen gehofft sagen zu dürfen und erlaube mir, gute Wünsche für Ihre Arbeit in unserer Sache beifügen zu dürfen.

Herzlichst Kurt Magerstädt

Hardt wird in 8 Tagen fertig sein, er schwitzt noch über Chirurgie.[32]

*

In den weiteren Kontext vieler biographischer und krisenhafter Schreiben an Ita Wegman gehörten schließlich auch wiederkehrende Briefe von «jungen Medizinern» der Gruppe, die intermittierend oder in chronischer Form schwere körperliche Krankheiten durchliefen und sich in ihrer Not und Sorge auch diesbezüglich an Wegman wandten, darunter einige Kriegsteilnehmer, die an den Spätfolgen der «Zeitgeschichte» zu Beginn des 20. Jahrhunderts litten. Ita Wegman setzte sich auch in dieser Hinsicht für die jungen Freunde ihrer Sektion ein, konnte aber schließlich nicht verhindern, dass viele Jahre vor Helene von Grunelius bereits drei junge Ärzte aus der Gruppe sterben sollten, Henk van Deventer († 1926), Paul Hottinger († 1929) und Franz Tabuschat († 1927), der ebenso wie Ludwig Engel und Eberhard Schickler zum Osterkurs erstmals hinzugekommen war und voller Freude den Weg in die Gruppe gefunden hatte, jedoch nur noch drei Lebensjahre das Aufgenommene anfänglich verarbeiten und verwirklichen konnte.

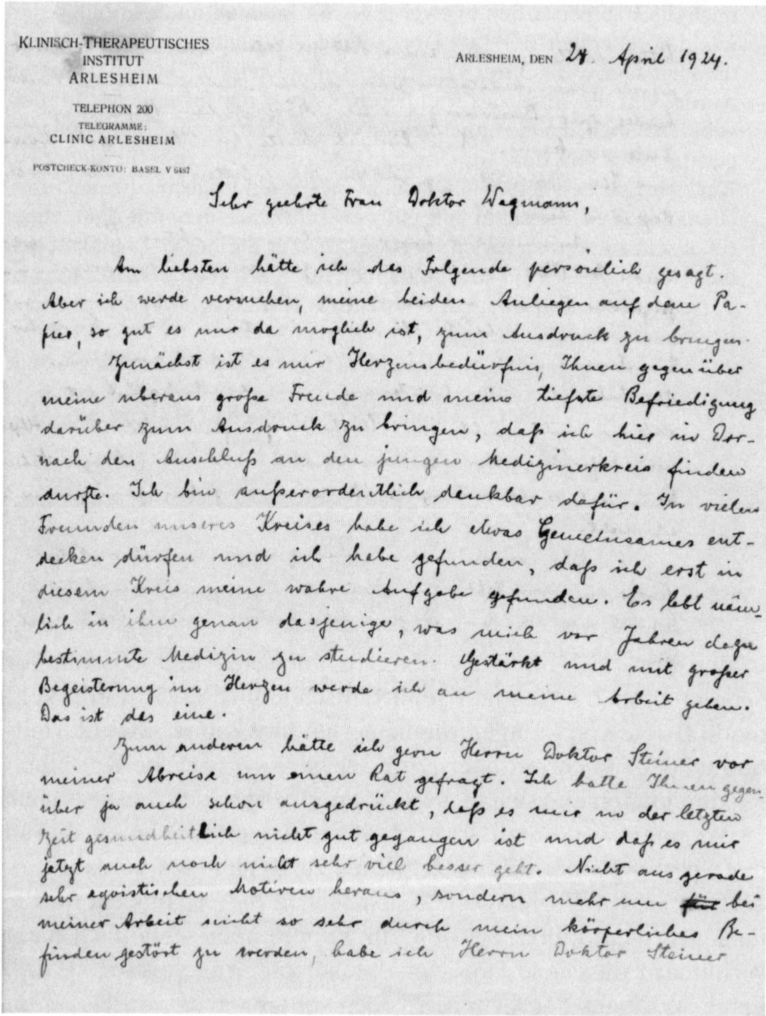

KLINISCH-THERAPEUTISCHES INSTITUT ARLESHEIM

TELEPHON 200
TELEGRAMME: CLINIC ARLESHEIM

POSTCHECK-KONTO: BASEL V 6457

ARLESHEIM, DEN 24. April 1924.

Sehr geehrte Frau Doktor Wegmann,

Am liebsten hätte ich das Folgende persönlich gesagt. Aber ich werde versuchen, meine beiden Anliegen auf dem Papier, so gut es nur da möglich ist, zum Ausdruck zu bringen.

Zunächst ist es mir Herzensbedürfnis, Ihnen gegenüber meine überaus große Freude und meine tiefste Befriedigung darüber zum Ausdruck zu bringen, daß ich hier in Dornach den Anschluß an den jungen Medizinerkreis finden durfte. Ich bin außerordentlich dankbar dafür. In vielen Freunden unseres Kreises habe ich etwas Gemeinsames entdecken dürfen und ich habe gefunden, daß ich erst in diesem Kreis meine wahre Aufgabe gefunden. Es lebt nämlich in ihm genau dasjenige, was mich vor Jahren dazu bestimmte Medizin zu studieren. Gestärkt und mit großer Begeisterung im Herzen werde ich an meine Arbeit gehen. Das ist das eine.

Zum anderen hätte ich gern Herrn Doktor Steiner vor meiner Abreise um einen Rat gefragt. Ich hatte Ihnen gegenüber ja auch schon ausgedrückt, daß es mir in der letzten Zeit gesundheitlich nicht gut gegangen ist und daß es mir jetzt auch noch nicht sehr viel besser geht. Nicht aus gerade sehr egoistischen Motiven heraus, sondern mehr um ~~für~~ bei meiner Arbeit nicht so sehr durch mein körperliches Befinden gestört zu werden, habe ich Herrn Doktor Steiner

Brief von Franz Tabuschat an Ita Wegman. Arlesheim, 24.4.1924, Seite 1

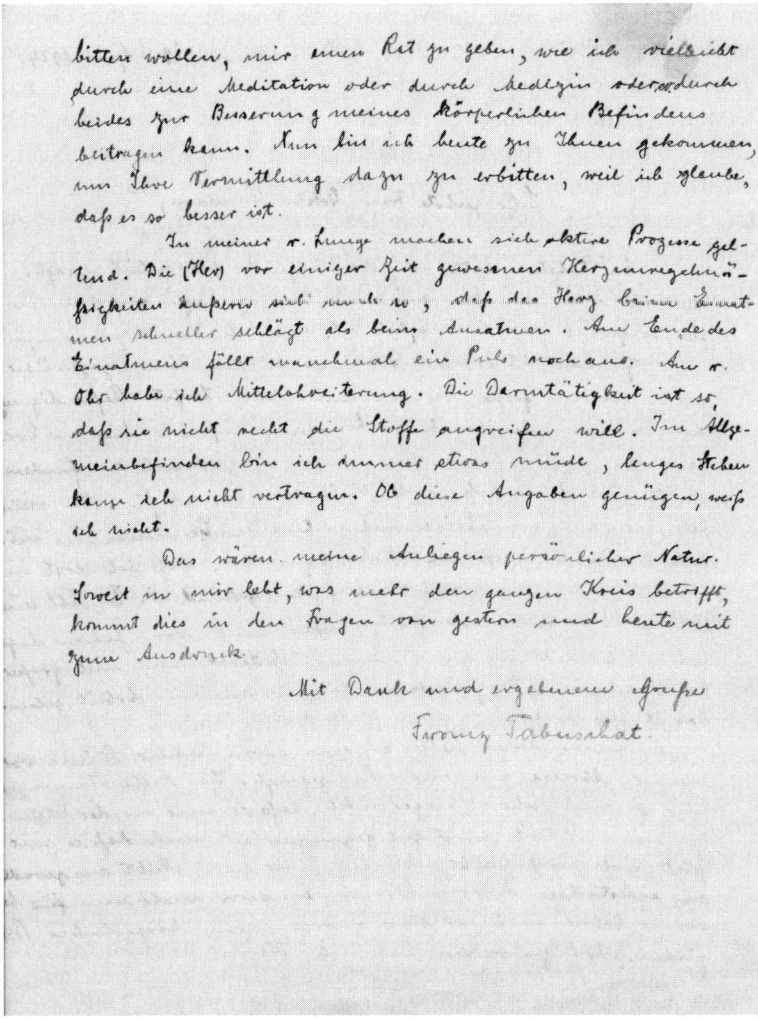
bitten wollen, mir einen Rat zu geben, wie ich vielleicht durch eine Meditation oder durch Medizin oder durch beides zur Besserung meines Körperlichen Befindens beitragen kann. Nun bin ich heute zu Ihnen gekommen, um Ihre Vermittlung dazu zu erbitten, weil ich glaube, daß es so besser ist.

In meiner r. Lunge machen sich aktive Prozesse geltend. Die (Herz) vor einiger Zeit gewesenen Herzunregelmäßigkeiten äußern sich noch so, daß das Herz beim Einatmen schneller schlägt als beim Ausatmen. Am Ende des Einatmens fällt manchmal ein Puls noch aus. Am r. Ohr habe ich Mittelohrvereiterung. Die Darmtätigkeit ist so, daß sie nicht recht die Stoffe angreifen will. Im Allgemeinbefinden bin ich immer etwas müde, langes Stehen kann ich nicht vertragen. Ob diese Angaben genügen, weiß ich nicht.

Das wären meine Anliegen persönlicher Natur. Soweit in mir lebt, was mehr den ganzen Kreis betrifft, kommt dies in den Fragen von gestern und heute mit zum Ausdruck.

Mit Dank und ergebenem Gruße

Franz Tabuschat.

Brief von Franz Tabuschat an Ita Wegman. Arlesheim, 24.4.1924, Seite 2

Im übrigen aber waren die Wochen und Monate nach den Ostererlebnissen neben der täglichen Arbeit und dem Studium vom langen und vergeblichen Warten auf weitere Rundbriefe («Ich verstehe ja nicht ganz, weshalb man nichts aus Dornach hört»; Ernst Harmstorf, 19.6.1924) und auf die versprochenen Nachschriften der zuletzt gehörten Vorträge geprägt («Wann kommt der Osterkurs?»; Madeleine van Deventer, 15.8.1924), bei Einzelnen darüber hinaus von ihrer fortdauernden Anteilnahme an den Vorgängen innerhalb der Anthroposophischen Gesellschaft, in positiver wie negativer Hinsicht. In einem Zwischenbericht Gerhard Suchantkes hieß es Anfang Juli:

> Medizinisch meditiere ich eifrig und benutze jede Gelegenheit, mich in die mich umgebende Natur intim hineinzuleben. [...] Im übrigen habe ich bei meiner Arbeit in der [Freien Anthroposophischen] Gesellschaft reichlichste Gelegenheit, Menschen mit Störungen im Seelenleben kennen zu lernen. Es wimmelt hier um die Gesellschaft herum von Menschen, die eine Art primitives Hellfühlen haben, bis zu solchen mit den merkwürdigsten Denkeigentümlichkeiten. Doch bin ich hier sehr behindert, weil ich noch nicht Arzt bin. (5.7.1924)

Wie auch einige weitere Teilnehmer des Kreises verfolgte Suchantke mit größter Aufmerksamkeit die kulminierende Vortragstätigkeit Rudolf Steiners, hörte die Koberwitzer Landwirtschaftsvorträge sowie die großen Breslauer Karma-Vorträge und Jugendansprachen – und schrieb darüber am 17. Juni an Margarethe Bockholt nach Arlesheim:

> [...] Die Tagung hier in Breslau und Koberwitz war sehr schön und [so] ist auch Herr Doktor wohl zufrieden. Der landw. Kurs und die Abendvorträge über Karma waren unglaublich und für mich sehr bedeutungsvoll. Auch Jugendveranstaltungen hatten wir hier, wo Herr Doktor sehr viel über Jugendbewegung und Anthroposophie sagte. In diesem Zusammenhange hat Herr Doktor auch gesprochen davon, wie Jugendbewegung und anthroposophische Bewegung sich jetzt schicksalsmäßig begegneten. Die jungen Menschen sind es ja, die mit dem Ablauf des Kali Yuga Zeugen sein durften in der geistigen Welt einer Bewegung in der Michaelsbewegung. Michael will der Menschheit geben Waffen und ein geistiges Rüstzeug. Anthroposophie wirkt besonders im Sinne des

> Michaels, daher ist dieses Zusammentreffen von Jugendbewegung und Anthroposophie tief schicksalsmäßig bedeutungsvoll.
> Das ist nur ein ganz kleiner Teil dessen, was Herr Doktor gab. Auch in den Abendvorträgen sprach Herr Doktor von dem Streben des jungen Menschen im Andern den Menschen zu finden. Der landwirtschaftliche Kurs war auch so urkräftig und medizinisch auch so wichtig. Mineralien, Pflanzen, Tiere, ein Zusammenwirken mit dem Menschen wurden so vor uns hingestellt, dass daraus bis in die Anschauung der kleinsten Formen hinein Wege zu einem neuen Naturerleben gezeigt sind. Herr Doktor sprach so echt bäuerlich und wieder so gewaltig und menschlich gütig, wie ich ihn noch nie gehört. [33]

In einem anderen «Erlebnisbericht» Madeleine van Deventers an Helene von Grunelius vom 1. August hieß es dagegen über die von van Deventer in Arnheim gehörten Karma-Vorträge:

> Die Mitgliedervorträge waren gewaltig. Du hast vielleicht in Dornach dasselbe gehört: Das Karma der Anthr. Gesellschaft. Jetzt weiß man wenigstens, wozu man da ist auf der Welt.
> Nach diesen gewaltigen Schicksalsvorträgen wirkten besänftigend, möchte ich fast sagen, die Klassenstunden. Da war man wieder ganz auf sein Inneres verwiesen. (1.8.1924)

Im Zusammenhang von Rudolf Steiners Arnheimer Vorträgen fanden weitere junge Menschen (darunter Antonij Gerrit Degenaar und Leendert Mees) einen inneren Anschluss an die Anthroposophie und die von Steiner für die Medizin eröffneten Perspektiven, lernten Madeleine van Deventer kennen und erhielten von ihr ermutigende und einladende Berichte über die Kurse im Januar und April. Darüber schrieb van Deventer im letztzitierten Brief an Helene von Grunelius weiter:

> Es kamen viele neue Mitglieder. Während des Kurses u. kurz vorher auch einige, im Ganzen 3 junge Mediziner, die voll Begeisterung sind und sogleich in die mediz. Sektion wollen und schon im Sept. in Dornach mitmachen wollen. Einen konnten wir noch vorstellen an Frau Dr. Wegman und an Dr. Vielleicht bekommt der die Erlaubnis. Mit den anderen konnte ich am letzten Abend lange reden. Ich erzählte vieles über die Entstehung unserer mediz. Gruppe, über die medit. Arbeit, über die Gefahr beim Zurückfallen ins Philisterium, und weiter auch

schon manches aus dem Inhalt des letzten Med. Kurses. Später kam Zeylmans hinzu. Und wir konnten den feurigen Jungens nur raten, im Sept. auf eigenes Risico zeitig nach Dornach zu fahren, sich sogleich bei Frau Dr. Wegman zu melden und zu sehen, ob es ihnen gelingt. Vorläufig schickte ich ihnen dieselben Vorträge, die wir damals zur Vorbereitung des 1. Kurses gebrauchten.

Trotz aller Schwierigkeiten, allgemeinen wie individuellen Hemmnissen und Stagnationen lebte auf diese Weise eine anhaltende Aufbruchsstimmung unter vielen «jungen Medizinern» – ein von Vertrauen und Begeisterung getragener Zukunftsmut, der sich ganz an Rudolf Steiners anthroposophischer Tätigkeit und seinen Worten entzündete, von ihm darüber hinaus bestätigt und unterstützt wurde. Auch gingen von Rudolf Steiner (und der neuen Sektionsleiterin für das «Geistesstreben der Jugend») wiederum neue, anregende und auffordernde Fragen an die jungen Menschen aus, die Maria Röschl im Nachrichtenblatt der Wochenschrift «Das Goetheanum» am 13. Juli formulierte und um deren schriftliche Beantwortung sie innerhalb von zwei Wochen bat («Die Beantwortung dieser Frage ist bis zum 26. Juli 1924 an die Jugendsektion am Goetheanum in Dornach zu richten.»): *«Was will ich als junger Mensch?»* und: *«Wie stellst du dir vor, dass auf dem Gebiete, das dir seelisch als Berufsgestaltung vorschwebt, die Welt im Jahre 1935 beschaffen sein wird?»* Noch mehr als bei der ersten, im Frühjahr gestellten Frage waren nun ganz offensichtlich persönliche Antworten erbeten, individuelle, antizipierende Willensausrichtungen der jungen, für die Anthroposophie eintretenden Menschen, auch in Bezug auf die eigene Berufstätigkeit und -intention. Zahlreiche der «jungen Mediziner» schrieben daraufhin erneut längere Briefe, darunter Norbert und Maria Glas, die mittlerweile ärztlich in Wien und Linz tätig waren. In ihren Schreiben vom 23. und 24. Juli hieß es:

Wien, 23. Juli 1924

Zur Fragebeantwortung

Wo Physisches zugrunde geht, da entsteht Platz für Geistiges, hat uns Herr Dr. Steiner gelehrt. Und gerade als ich mich mit den beiden Fragen beschäftigte, kam mir dieser Gedanke besonders lebhaft in den Sinn. Denn wir jüngeren Menschen können nur ganz danach streben, das richtige Gefäß zu werden für dieses Geistige, das sich in dieser Zeit niedersenken will. Und wenn man überlegt, wie die ursprüngliche Jugendbewegung lebte, da kann man entdecken: sie hat eigentlich mit großem Hass diese Welt betrachtet. Sie hat die Kultur der Jetztzeit verachtet, hat sich in Hass gewehrt gegen den Einfluss von Staat, von Schule, von Eltern und Familie. Das war notwendig, sonst wär sie nicht erwacht, hätte die Möglichkeit der eigenen, neuen Zukunft nicht begreifen können. Aber gerade das Großstadtleben wies mich plötzlich ganz stark auf etwas hin. Wenn man so vielen Menschen aus allen Ständen begegnet, wie gerade der Arzt, dann sieht man wirklich mit eigenen Augen und unter tiefen Schmerzen: ja, da draußen ist Betrug, sind Betrüger und Rasende. Wohin man auch schaut. Einer steht mit Widerwillen dem Anderen gegenüber, verleugnet den Anderen, belügt den Anderen und sich selbst. Das kann man erleben, hat auch die Jugend voll und ganz durchschaut. Doch gerade die, die so ganz an der Zeitenwende stehen, die müssten anders auf alles blicken, wenn sie etwas Neues erreichen wollen. All das zu hassen, was durch den Hass entstanden, dazu hat mancher Mensch die Fähigkeit; wir müssen etwas Neues lernen: wir müssen dieses Leben, das sich stündlich in seiner Schrecklichkeit veräußert, lieben lernen. Fast fürchtet man sich dieses viel geschmähte Wort zu gebrauchen. In diesem Fall muss ich es tun, es zu sagen. Um das nämlich zu können, dazu braucht man die höchsten inneren Kräfte. Und die zu gewinnen, das können wir auf den Wegen, die uns die Anthroposophie gewiesen hat und immer weist. Nur darum kann Herr Dr. Steiner in dieser Zeit die Wichtigkeit der Karma-Betrachtungen mit aller Wucht betont haben. Denn nur dann, wenn wir das Schicksalsmäßige erkennen, müssen wir mit Liebe der Welt gegenüber dastehen. Aber nur wir, die an der Grenze zweier Zeiten stehen, vermögen die Menschen so zu betrachten. Wir haben auf der einen Seite das Chaos, auf der anderen Seite, oder, besser noch, in der Höhe oben den Segen der geistigen Welt, der sich in unser Herz senken soll. Da müssen wir uns aber so lösen von dem Alten, dass wir es auch er-lösen. Um aber diese Erlöserkraft zu haben, dafür brauchen die Jungen den engsten Zusammenschluss, denn nur dann wird auch die nicht-anthroposophische Jugend – und auf die kommt es uns vor allem an – fühlen: Wenn

Zur Fragebeantwortung

Wo Physisches zugrunde geht, da entsteht Platz für Geistiges, hat uns Herr Dr. Steiner gelehrt. Und gerade als ich mich mit den beiden Fragen beschäftigte, kam mir dieser Gedanken besonders lebhaft in den Sinn. Denn wir jüngeren Menschen können nur ganz danach streben, das richtige Gefäss zu werden für dieses Geistige, das sich in dieser Zeit niedersenken will. Und wenn man überlegt, wie die ursprüngliche Jugendbewegung lebte, da kann man entdecken: sie hat eigentlich mit grossem Hass diese Welt betrachtet. Sie hat die Kultur der Jetztzeit verachtet, hat sich in Hass gewehrt gegen den Einfluss von Staat, von Schule, von Eltern und Familie. Das war notwendig, sonst wär sie nicht erwacht, hätte die Möglichkeit der eigenen, neuen Zukunft nicht begreifen können. Aber gerade das Grossstadtleben wies mich plötzlich ganz stark auf etwas hin. Wenn man so vielen Menschen aus allen Ständen begegnet, wie gerade der Arzt, dann sieht man wirklich mit eigenen Augen und unter tiefen Schmerzen: ja, da draussen ist Betrug, sind Betrüger und Rasende. Wohin man auch schaut. Einer steht mit Widerwillen dem anderen gegenüber, verleugnet den andern, belügt den anderen und sich selbst. Das kann man erleben, hat auch die Jugend voll und ganz durchschaut. Doch gerade die, die so ganz an der Zeitenwende stehen, die müssten anders auf alles blicken, wenn sie etwas Neues erreichen wollen. All das zu hassen, was durch den Hass entstanden, dazu hat mancher Mensch die Fähigkeit; wir müssen etwas Neues lernen: wir müssen dieses [illegible] Leben, das sich stündlich in seiner Schrecklichkeit verändert, lieben lernen. Fast fürchtet man sich dieses vielgeschmähte Wort zu gebrauchen. In diesem Fall muss ich es tun, es zu sagen. Um das nämlich zu können, dazu braucht man die höchsten inneren Kräfte. Und die zu gewinnen, das können wir aus den Wegen, die uns die Anthroposophie gewiesen hat und immer weist. Nur darum kann Herr Dr. Steiner in dieser Zeit die Wichtigkeit der Karma-Betrachtungen mit aller Wucht betont-

Brief von Norbert Glas an Rudolf Steiner. Wien, 23.7.1924, Seite 1

haben. Denn nur dann, wenn wir das Schicksalmäßige erkennen, müssen wir mit Liebe der Welt gegenüber dastehen. Aber nur wir, die an der Grenze zweier Zeiten stehen, vermögen die Menschen so zu betrachten. Wir haben auf der einen Seite das Chaos, auf der andren Seite oder, besser noch, in der Höhe oben den Segen der geistigen Welt, der sich in unser Herz senken soll. Da müssen wir uns aber so lösen von dem Alten, dass wir es auch er=lösen. Um aber diese Erlöserkraft zu haben, dafür brauchen die Jüngeren den engsten Zusammenschluss, denn nur dann wird auch die nicht=anthroposophische Jugend – und auf die kommt es uns vor allem an – fühlen; wenn einer von euch spricht, dann rollt eine ganze Welt, eine neue lichte Welt zu uns. Und ich muss sagen: Das will ich, den Weg, der uns gegeben wird innerlich zu gehen, um dann wirklich aus Liebe erlösen zu können was heute ist, und mit der gemeinsamen Kraft unserer anthroposophischen Jugend, die Jugend der Welt, in das Land des Geistigen zu weisen. Dann werden wir die Vorbereiter jener Menschheit geworden sein, die in Zukunft das voll werden aufnehmen können, was Herr Dr. Steiner das ätherische Christusereignis genannt hat

In dem Sinn müsste ich mir die weisende Gebärde Michaels deuten, der das verratene Metall der Erde, das Eisen, wieder umwandelt, so daß der Mensch sein an das Irdische verschwendete Blut erneuern darf, wenn er atmend den neuen Geist seinem Herzen zuführt.

Was so aus der ersten Frage als ein Versprechen, als ein Willensentschluss erwächst, das weist förmlich notwendig auf die zweite hin, auf das Sollen der Zukunft in dem Arbeitsgebiet für das jeder sich berufen fühlt. Für den Mediziner, scheint mir, ist mit dem früher Gesagten auch die zweite Frage beantwortet. Kann ich dem Menschen allmählich so liebend gegenüber treten wie ich es heute will und gelingt das allen Freunden auch, die Ärzte werden, dann können wir Heiler werden wie wir es in der Zukunft sein sollen. Dann werden wir aber auch der ganzen Jugend, die sich zu Ärzten berufen fühlen, die neue christliche Medizin nahe bringen können.

Wien, 23. Juli 1924 Norbert Glas

Brief von Norbert Glas an Rudolf Steiner. Wien, 23.7.1924, Seite 2

einer von euch spricht, dann redet eine ganze Welt, eine neue lichte Welt zu uns. Und ich muss sagen: Das will ich, den Weg, der uns gegeben wird, innerlich zu gehen, um dann wirklich aus Liebe erlösen zu können, was heute ist und mit der gemeinsamen Kraft unserer anthroposophischen Jugend, die Jugend der Welt in das Land des Geistigen zu weisen. Dann werden wir die Vorbereiter jener Menschheit geworden sein, die in Zukunft das voll werden aufnehmen können, was Herr Dr. Steiner das ätherische Christusereignis genannt hat.
In dem Sinn musste ich mir die weisende Gebärde Michaels deuten, der das verratene Metall der Erde, das Eisen, wieder umwandelt, sodass der Mensch sein an das Irdische verschwendete Blut erneuern darf, wenn er atmend den neuen Geist seinem Herzen zuführt.
Was so aus der ersten Frage als ein Versprechen, als ein Willensentschluss erwächst, das weist förmlich notwendig auf die zweite hin, auf das Sollen der Zukunft in dem Arbeitsgebiet, für das jeder sich berufen fühlt. Für den Mediziner scheint mir, ist mit dem früher Gesagten auch die zweite Frage beantwortet. Kann ich dem Menschen allmählich so liebend gegenübertreten, wie ich es heute will, und gelingt das allen Freunden auch, die Ärzte werden, dann können wir Heiler werden wie wir es in der Zukunft sein sollen. Dann werden wir aber auch der ganzen Jugend, die sich zu Ärzten berufen fühlen, die neue christliche Medizin nahe bringen können.

Wien, 23. Juli 1924
Norbert Glas

Linz, am 24.7.24

Berufsgestaltung ist für mich von dem Augenblick an, wo ich bewusst Träger der anthroposophischen Jugend-Bewegung sein will, eine völlig andere Frage, als vor diesem Entschluss.
Wenn es vorher doch noch bis zu einem gewissen Grade konventionelle Vergangenheitswerte, Ehrgeiz und Lieblingswünsche [waren], die bei «Zukunftsplänen» eine Rolle spielen konnten, so muss das alles jetzt außer Gültigkeit gesetzt werden.
Es gibt nur die <u>eine</u> Möglichkeit: den Weg in die geistige Welt zu suchen, gemeinsam mit all denen, die ebenso bereit sind alles, was in ihnen und um sie finsteres Zeitalter ist, liegen zu lassen, das Öl in ihre Lampen zu tun und dem Bräutigam entgegen zu gehen.
In der Art, wie ich heute das Arzt-Sein in der Welt verwirklicht sehe, liegt kein Anhaltspunkt, um die Idee des zukünftigen Heilens zu erfassen. <u>Daraus</u> kann man nur die erschütternde Vorstellung gewinnen von

Linz, N.Ö., am 24.VII.24

Berufsgestaltung ist für mich von dem Augenblick an, wo ich bewusst Träger der anthroposophischen Jugend-Bewegung sein will, eine völlig andere Frage, als vor diesem Entschluss.

Wenn es vorher doch noch bis zu einem gewissen Grade konventionelle Vergangenheitsmaße, Ehrgeiz und Lieblingswünsche, die bei „Zukunftsplänen" eine Rolle spielen konnten, so muss das alles jetzt außer Gültigkeit gesetzt werden.

Es gibt nur die <u>eine</u> Möglichkeit: den Weg in die geistige Welt zu suchen, gemeinsam mit all denen, die ebenso bereit sind alles, was in ihnen und um sie finsteres Zeitalter ist, liegen zu lassen, das Öl in ihre Lampen zu tun und dem Bräutigam entgegen zu gehen.

In der Art, wie ich heute das Arzt-Sein in der Welt verwirklicht sehe, liegt kein Anhaltspunkt, um die Idee des zukünftigen Heilers zu erfassen. <u>Daraus</u> kann man nur die erschütternde Vorstellung gewinnen von der Gegnerschaft, die dem wahren Heilwesen der Zukunft entgegen stehen wird.

Es muss aus der geistigen Führung und dem eigenen Geistesweg allmählig die Gestalt geformt werden, die im neuen Zeitalter wird Heiler sein können. In der medizinischen Sektion am Goetheanum sind uns die Bedingungen dafür gezeigt worden. An uns liegt es nun

Brief von Maria Glas-Deutsch an Rudolf Steiner. Linz, 24.7.1924, Seite 1

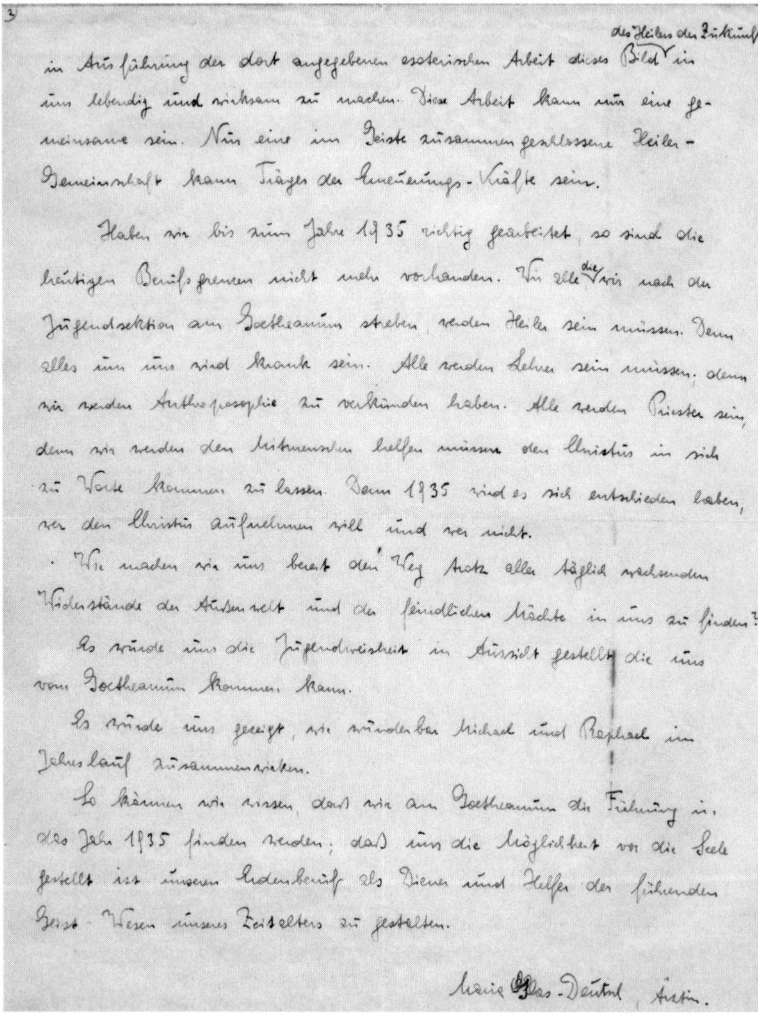
3)

in Ausführung der dort angegebenen esoterischen Arbeit dieses Bild des Heilens der Zukunft in uns lebendig und wirksam zu machen. Diese Arbeit kann nur eine gemeinsame sein. Nur eine im Geiste zusammengeschlossene Heiler-Gemeinschaft kann Träger der Erneuerungs-Kräfte sein.

Haben wir bis zum Jahre 1935 richtig gearbeitet, so sind die heutigen Berufsgrenzen nicht mehr vorhanden. Wir alle die wir nach der Jugendsektion am Goetheanum streben, werden Heiler sein müssen. Denn alles um uns wird krank sein. Alle werden Lehrer sein müssen, denn wir werden Anthroposophie zu verkünden haben. Alle werden Priester sein, denn wir werden den Mitmenschen helfen müssen den Christus in sich zu Worte kommen zu lassen. Denn 1935 wird es sich entschieden haben, wer den Christus aufnehmen will und wer nicht.

Wie machen wir uns bereit den Weg trotz aller täglich wachsenden Widerstände der Außenwelt und der feindlichen Mächte in uns zu finden?

Es wurde uns die Jugendweisheit in Aussicht gestellt, die uns vom Goetheanum kommen kann.

Es wurde uns gezeigt, wie wunderbar Michael und Raphael im Jahreslauf zusammenwirken.

So können wir wissen, daß wir am Goetheanum die Führung in das Jahr 1935 finden werden; daß uns die Möglichkeit vor die Seele gestellt ist unseren Erdenberuf als Diener und Helfer der führenden Geist-Wesen unseres Zeitalters zu gestalten.

Maria Glas-Deutsch, Ärztin.

Brief von Maria Glas-Deutsch an Rudolf Steiner. Linz, 24.7.1924, Seite 2

der Gegnerschaft, die dem wahren Heilwesen der Zukunft entgegenstehen wird.
Es muss aus der geistigen Führung und dem eigenen Geistesweg allmählich die Gestalt geformt werden, die im neuen Zeitalter wird Heiler sein können. In der Medizinischen Sektion am Goetheanum sind uns die Bedingungen dafür gezeigt worden. An uns liegt es nun, in Ausführung der dort angegebenen esoterischen Arbeit dieses Bild des Heilers der Zukunft in uns lebendig und wirksam zu machen. Diese Arbeit kann nur eine gemeinsame sein. Nur eine im Geiste zusammengeschlossene Heiler-Gemeinschaft kann Träger der Erneuerungs-Kräfte sein.
Haben wir bis zum Jahre 1935 richtig gearbeitet, so sind die heutigen Berufsgrenzen nicht mehr vorhanden. Wir alle, die wir nach der Jugendsektion am Goetheanum streben, werden Heiler sein müssen. Denn alles um uns wird krank sein. Alle werden Lehrer sein müssen, denn wir werden Anthroposophie zu verkünden haben. Alle werden Priester sein, denn wir werden den Mitmenschen helfen müssen, den Christus in sich zu Worte kommen zu lassen. Denn 1935 wird es sich entschieden haben, wer den Christus aufnehmen will und wer nicht. Wie machen wir uns bereit, den Weg trotz aller täglich wachsenden Widerstände der Außenwelt und der feindlichen Mächte in uns zu finden?
Es wurde uns die Jugendweisheit in Aussicht gestellt, die uns vom Goetheanum kommen kann.
Es wurde uns gezeigt, wie wunderbar Michael und Raphael im Jahreslauf zusammenwirken.
So können wir wissen, dass wir am Goetheanum die Führung in das Jahr 1935 finden werden; dass uns die Möglichkeit vor die Seele gestellt ist, unseren Erdenberuf als Diener und Helfer der führenden Geist-Wesen unseres Zeitalters zu gestalten.

Maria Glas-Deutsch, Ärztin

*

Obwohl Rudolf Steiner in seinen Jugendzusammenkünften in Breslau und Arnheim nirgendwo dezidiert auf die in Dornach eingetroffenen Schreiben zu sprechen kam[34], brachten die gehörten Karmadarstellungen und Klassenstunden sowie die formulierten Fragen vieles unter den jungen Menschen in Bewegung, insbesondere ab dem Monat Juli. In Rudolf Steiners Vorträgen und esoterischen Lehrstunden waltete ein ungeheurer Schicksalsernst, den zumindest einzelne aus der Gruppe der «jungen Mediziner» – wie Gerhard Suchantke – persönlich erfuhren, aber auch erlitten.[35] Von Monat zu Monat wurde deutlicher, dass Rudolf Steiner etwas Entscheidendes von den Mitgliedern der Anthroposophischen Gesellschaft erwartete, auf der Erkenntnis- und Handlungsebene, darunter auch von den «jungen Medizinern», für die der erste Hochschulkurs nach der Weihnachtstagung abgehalten worden war. Seit dem Osterkurs war erneut nichts Wesentliches und Weiterführendes unter ihnen entstanden. Zwar lebte die Mehrheit der Gruppe bereits in Vorfreude auf den «Pastoralmedizinischen Kurs» im September, von dessen genereller Thematik und seinen zeitlichen Daten die Hörer des Januar- und Aprilkurses bereits im Mai vereinzelt Kenntnis hatten; dennoch war in der Sphäre einer gemeinschaftlichen Willensbildung auch nach dem Osterkurs keinerlei Fortschritt erzielt worden. In dem zitierten Antwortbrief hatte Maria Glas an Rudolf Steiner geschrieben: «Es muss aus der geistigen Führung und dem eigenen Geistesweg allmählich die Gestalt geformt werden, die im neuen Zeitalter wird Heiler sein können. In der Medizinischen Sektion am Goetheanum sind uns die Bedingungen dafür gezeigt worden. An uns liegt es nun, in Ausführung der dort angegebenen esoterischen Arbeit dieses Bild des Heilers der Zukunft in uns lebendig und wirksam zu machen. Diese Arbeit kann nur eine gemeinsame sein. Nur eine im Geiste zusammengeschlossene Heiler-Gemeinschaft kann Träger der Erneuerungs-Kräfte sein.» Genau diese reale, «im Geiste zusammengeschlossene Heiler-Gemeinschaft» existierte unter den «jungen Medizinern» jedoch nicht, trotz all der erhaltenen Übungen und expliziten Aufforderungen Rudolf Steiners *(«Man muss sie [die Gemeinschaft] fühlen, empfinden und erleben.»[36])*. Die zu Ostern in Form von «Wander-Briefen» fest vereinbarte schriftliche Korrespondenz zum gegenseitigen Austausch war nicht zustande gekommen bzw. bald stecken geblieben[37]; auch viele weitere Vorhaben waren gescheitert, an den Umständen, am nachdrücklichen Individualismus und den privat-persönlichen Sorgen der Einzelnen («Ich weiss nicht, ob Anderen auch die simpelsten Grundlagen des Daseins so rätselhaft sind, wie ich sie empfinde. Warum ist ‹rechts› immer auf einer bestimmten Seite? Man muss sich auf den Kopf stellen, dann ändert's sich in gewisser Weise. Oder wieso kann es ein Dezimal-System geben? Wieso ist gerade 10 die Zahl, von der an sich alles rhythmisch wiederholt? Sich in solch einer Welt heimisch zu fühlen ist fast unmöglich.»), nicht zuletzt an der mangelhaft ausgebildeten Willens- und Zielsicherheit. Dennoch begannen spätestens im Juli einige junge Menschen aus der Gruppe die Zeichen der Zeit und damit die Notwendigkeit einer esoterisch fundierten Gemeinschaftsbildung für die Verwirklichung jener neuen Mysterienmedizin intensiv zu empfinden, die Rudolf Steiner auf der Weihnachtstagung und in den nachfolgenden Wochen und Monaten in Aussicht gestellt hatte. Gerhard Suchantke hatte beispielsweise zwei Tage vor Maria Glas' letztzitiertem Brief an Ita Wegman geschrieben:

> Wir sind jetzt ganz erfüllt von den Fragen, die die Jugendsektion gestellt hat. Namentlich die letzte, die sich auf den Beruf bezieht, ist ja für uns Mediziner so wichtig. Die ganze Frage unseres Kreises in seiner Arbeit im Zusammenhang mit dem Goetheanum ist ja da gegeben. Herr Dr. Steiner sprach hier [in Breslau] davon, wie in alten Mysterienstätten auf den Altären die Ärzte Zwiesprache hielten mit Merkur. Unser Kreis soll ja auch etwas werden, wo eine solche Zwiesprache gehalten werden kann. Ich glaube, dass wir im September schon ein Stück weiterkommen werden. Bis dahin werden wir noch mehr bewusst haben, was jetzt als nur irgendwie sich regend empfunden wird. (22.7.1924)

Während Maria Hachez am selben Tag in einem Brief an Helene von Grunelius die bisherigen Versäumnisse in der Kursrezeption und -umsetzung selbstkritisch und bitter beklagte *(«Was ist uns da für ein Material gegeben und wie wenig haben wir es genutzt!»)*, waren andere bis zu diesem Zeitpunkt noch unsicher, ob sie die Septemberreise nach Dornach überhaupt antreten wollten. Selbst Ilse Knauer sagte aufgrund ihrer ärztlichen Verpflichtungen Ende Juli für den «Pastoralmedizinischen Kurs» mehr oder weniger ab – und sandte am 31. Juli die folgende Nachricht an Ita Wegman:

Saalfeld, 31.7.24

Sehr geehrte Frau Dr. Wegman!

Sie sprachen in Dornach davon, dass vielleicht ein Kurs über Sinnespathologie im Herbst von Herrn Dr. Steiner gehalten wird. Ist Aussicht dazu vorhanden? Ich muss danach fragen, da ich mich mit meiner Saalfelder Praxis und mit dem Lauenstein darauf einrichten muss und im September zur Mediziner-Zusammenkunft und Pastoralmedizin wohl nicht werde kommen können, weil der Lauenstein nicht ohne Arzt bleiben kann und Hardt und Magerstädt fahren werden. Es ist mir das sehr schmerzlich, denn ich habe sehr das Bedürfnis, Herrn Dr. Steiner bald einmal persönlich sprechen zu können und kann es mir nicht verzeihen, dass ich jetzt in Dornach es nicht versucht habe, obwohl ich mich innerlich dazu gedrängt fühlte.

Für den mediz. Rundbrief möchte ich noch folgende Fragen stellen.

1. Was ist die Bedeutung der Nasennebenhöhlen?
2. Wozu dient der Hirnsand?
3. Wie kann man verstehen, weshalb ein Unterschied besteht zwischen optischem Nystagmus (rhythmisch undulierend) und otogenem Nystagmus (schnelle u. langsame Komponente)?
4. Worauf beruht der angeborene Klumpfuß? (Beispiel: Kind Hans Geyer aus Stuttgart, das jetzt auf dem Lauenstein zur Behandlung ist und von dem Herr Dr. Steiner jetzt im Kurs für pathol. Kinder gesprochen hat.)

Mit ergebenem Gruß
Dr. Ilse Knauer

In dieser, in sozialer Hinsicht keineswegs zufriedenstellenden Situation – über deren markante Einschätzung durch Rudolf Steiner sich Helene von Grunelius in der zweiten Juli-Hälfte und im Verlaufe eines persönlichen Gespräches ein deutliches Bild machen konnte *(«Die wissen nicht, was sie wollen, die haben keine Knochen»*[38]*)* – wurden einzelne Mitglieder des «Jungmediziner»-Kreises entschieden aktiv, auch wenn sie bisher nicht im Vordergrund der Ereignisse gestanden hatten. So schrieben noch Ende Juli die beiden Freiburger Medizinstudentinnen Helma Kahnert und Trude Förstner einen – bis heute verschollenen und in sich (so Madeleine van Deventer) «sehr ernsten» – Brief an alle Teilnehmer der beiden Kurse, in dem sie zu den bisherigen Gruppen-

Unzulänglichkeiten Stellung nahmen und ein Zusammenkommen der Gesamtgruppe deutlich vor Beginn des «Pastoralmedizinischen Kurses» vorschlugen, um zu einer größeren Klarheit über die künftige Aufgabenbewältigung (und dabei u.a. auch zu Absprachen über gemeinsame Ausarbeitungen) zu kommen. Förstner und Kahnert hatten auch das Gelingen des «Wanderbriefes» immer wieder – erfolglos – angemahnt und brachten nunmehr ganz offensichtlich zur Sprache, was viele in sich steigernder Intensität empfanden. In ihrer Antwort vom 1. August schrieb Madeleine van Deventer von Utrecht nach Freiburg:

> Obwohl der Inhalt Ihres Briefes sehr ernst ist, war es mir doch wie eine Erlösung, ihn zu lesen. Denn Sie sprachen schon in den ersten Sätzen die Sorge aus, die wir wohl alle haben.
> Mir ist es in den vergangenen Monaten recht schlecht gegangen mit der anthroposophischen Arbeit. Ich hatte unglaublich zu arbeiten für ein Examen. Da blieb erstens wenig Zeit zum sonstigen Arbeiten, zweitens aber fehlte mir die Ruhe, besonders zur Medit. – Dann fiel ich schließlich noch durch beim Examen, was an und für sich nicht so schlimm ist, aber doch wieder eine neue Depression hervorruft.
> Von einer Seite besehen habe ich also die vergangenen Monate schlecht gebraucht im Sinne positiver Arbeit auf Grund unserer Kurse. Vielleicht aber an den äußeren Ereignissen doch innere Erfahrungen gewonnen.
> Ihren Vorschlag am 1. Sept. schon zusammen zu kommen, finde ich sehr schön. Ich hoffe dann auch schon kommen zu können. Aber – ich muss Ende Sept. oder Anfang Okt. mein Examen auf's Neue machen. Werde also zwar noch zur Pastoralmedizin herüberkommen können, aber ob und wie lange vorher, ist unbestimmt.[39]

Aus Wien formulierte dagegen fünf Tage später Maria Glas, die gerade die inzwischen vervielfältigten Osternachschriften von Margarethe Bockholt erhalten hatte, in einer eigenen Rundbriefantwort auf die Initiative von Helma Kahnert und Trude Förstner:

> Liebe Freunde!
>
> Dank für Euren Brief. Wir finden es gut und wichtig, dass unser Kreis anfangs September zur Besprechung seiner eigenen Angelegenheiten beisammen sein soll. Einer von uns, vielleicht beide, wenn sich das

Wien, am 6. VIII. 24

Liebe Freunde!

Dank für Euren Brief. Wir finden es gut und wichtig, dass unser Kreis anfangs September zur Besprechung seiner eigenen Angelegenheiten beisammen sein soll. Einer von uns, vielleicht beide, wenn sich das ermöglichen lässt, ist sicher am 1. IX. in Dornach. Um Hinweise für uns braucht Ihr Euch nicht zu bemühen. Aus Österreich gibt es diesbezüglich ja keine Schwierigkeiten. Wegen Quartiervermittlung schreiben wir noch separat an Dr. Bockholt.

Lange bevor Euer Brief kam, war mir die Zukunft des Kreises ein ständiger, fast sorgenvoller Gedanken. Ich hatte den Eindruck als hätten wir zu Weihnachten weitaus mehr versprochen, als wir zu Ostern gehalten haben. Als ich nun den Osterkurs erhielt und mir die ganze Situation von damals wieder so bis ins einzelne deutlich vor die Seele trat, war ich recht erschreckt darüber, was da eigentlich von uns aus vor Dr. Steiner hingestellt worden ist. Ich habe es damals absolut nicht erfasst, wie wenig aus einer Gemeinschaft heraus doch die Fragen gestellt waren. Wäre Gemeinschaft unter uns gewesen, so hätten wir ~~[illegible]~~ vor allem eine Klärungs-Arbeit zu leisten gehabt und uns vieles untereinander aufklären müssen, was dann leider unausgegoren vor ~~Dr.~~ Steiner gebracht worden ist. Ich habe den Eindruck, als hätte sich da zu Ostern ein gewisses Versäumnis von Weihnachten ~~zu Ostern~~ gerächt. Es hätte damals unter uns viel konkreteren Aussprachen über die Grundbedingungen einer

Rundbrief von Maria und Norbert Glas. Wien, 6.8.1924, Seite 1

solchen Gemeinschaft, wie wir sie anstreben, bedürft. Wir waren doch zu Weihnachten mit recht verschieden Vorstellungen vor allem über das esoterische Leben zusammengekommen, und, wie sich zu Ostern eben gezeigt hat, auch auseinander gegangen. Und all das müssten wir eigentlich im September nachholen: ein klares Bild herausarbeiten davon, was wir miteinander, voneinander wollen. „Persönlich sich nahe kommen" kann nie ein Programmpunkt sein, meinem Gefühl nach. Wenn alles in Ordnung ist, kann man davon ohne ein leichtes Schamgefühl eigentlich ebenso wenig reden wie Dr Steiner im Jugendkurs sagt, dass man in einer künftigen Zeit sich genieren wird über Erziehung zu reden. Und das Bearbeiten einzelner Gebiete, wie Ihr es vorschlagt ist, wie ich glaube doch sekundär gegenüber einem An-einander-Aussprechen über die Bedingungen einer esoterischen Ärzte-Gemeinschaft und einer restlosen Einsicht über die Vorgänge beim Oster-Kurs.

Sehr leid tut es mir, dass uns niemand ein Wort von dem medizinisch-pädagogischen Kurs geschrieben hat. Ich hätte um diese Zeit gut kommen können.

Dankbar wäre ich, wenn mir jemand schriebe, wo sich Felix Unger derzeit aufhält, und auf wie lange er an dem betreffenden Ort zu bleiben gedenkt.

Herzliche Grüsse

Maria Glas Norbert Glas

Rundbrief von Maria und Norbert Glas. Wien, 6.8.1924, Seite 2

ermöglichen lässt, ist sicher am 1.9. in Dornach. Um Einreise für uns braucht Ihr Euch nicht zu bemühen. Aus Österreich gibt es diesbezüglich ja keine Schwierigkeiten. Wegen Quartiervermittlung schreiben wir noch separat an Dr. Bockholt.
Lange bevor Euer Brief kam, war mir die Zukunft des Kreises ein ständiger, fast sorgenvoller Gedanke. Ich hatte den Eindruck, als hätten wir zu Weihnachten weitaus mehr versprochen, als wir zu Ostern gehalten haben. Als ich nun den Osterkurs erhielt und mir die ganze Situation von damals wieder so bis ins Einzelne deutlich vor die Seele trat, war ich recht erschreckt darüber, was da eigentlich von uns aus vor Dr. Steiner hingestellt worden ist. Ich habe es damals absolut nicht erfasst, wie wenig aus einer Gemeinschaft heraus doch die Fragen gestellt waren. Wäre Gemeinschaft unter uns gewesen, so hätten wir vor allem eine Klärungs-Arbeit zu leisten gehabt und uns vieles untereinander aufklären müssen, was dann leider unausgegoren vor Dr. Steiner gebracht worden ist. Ich habe den Eindruck, als hätte sich da zu Ostern ein gewisses Versäumnis von Weihnachten gerächt. Es hätte damals unter uns viel konkretere Aussprachen über die Grundbedingungen einer solchen Gemeinschaft, wie wir sie anstrebten, bedurft. Wir waren doch zu Weihnachten mit recht verschiedenen Vorstellungen vor allem über das esoterische Leben zusammengekommen, und, wie sich zu Ostern eben gezeigt hat, auch auseinandergegangen. Und all das müssten wir eigentlich im September nachholen: Ein <u>klares</u> Bild herausarbeiten davon, was wir miteinander, voneinander wollen. «Persönlich sich nahe kommen» kann nie ein Programmpunkt sein, meinem Gefühl nach. Wenn alles in Ordnung ist, kann man davon ohne ein leichtes Schamgefühl eigentlich ebenso wenig reden wie Dr. Steiner im Jugendkurs sagt, dass man in einer künftigen Zeit sich genieren wird über Erziehung zu reden. Und das Bearbeiten einzelner Gebiete, wie Ihr es vorschlagt ist, wie ich glaube, doch sekundär gegenüber einem An-einander-Aufwachen über die Bedingungen einer esoterischen Ärzte-Gemeinschaft und einer restlosen Einsicht über die Vorgänge beim Oster-Kurs.
Sehr leid tat es mir, dass uns niemand ein Wort von dem medizinisch-pädagogischen Kurs [in Arnheim] geschrieben hat. Ich hätte um diese Zeit gut kommen können.
Dankbar wäre ich, wenn mir jemand schriebe, wo sich Felix Ungar derzeit aufhält; und auf wie lange er an dem betreffenden Ort zu bleiben gedenkt.

Herzliche Grüße
Maria Glas Norbert Glas

Klug und differenziert betrachtete Maria Glas die Entwicklungen seit dem ersten Zusammentreffen zur Weihnachtszeit 1923, acht Monate zuvor: «Ich habe den Eindruck, als hätte sich da zu Ostern ein gewisses Versäumnis von Weihnachten gerächt. Es hätte damals unter uns viel konkretere Aussprachen über die Grundbedingungen einer solchen Gemeinschaft, wie wir sie anstrebten, bedurft. Wir waren doch zu Weihnachten mit recht verschiedenen Vorstellungen vor allem über das esoterische Leben zusammengekommen, und, wie sich zu Ostern eben gezeigt hat, auch auseinandergegangen. Und all das müssten wir eigentlich im September nachholen: Ein klares Bild herausarbeiten davon, was wir miteinander voneinander wollen.» Im Unterschied zu vielen «jungen Medizinern» sah sie das Hauptproblem nicht in einer fehlenden persönlichen Nähe der Einzelnen, in Freundschaften und Sympathien («[...] Wir können wohl jetzt nur fest zueinander halten und uns sehr lieb haben.» Ludwig Engel; 15.8.1924[40]), sondern in den ungeklärten «Grundbedingungen» einer spirituellen Gemeinschaftsbildung überhaupt. Auch Helene von Grunelius dachte in ähnlicher Weise und hatte dies ebenfalls in einem – nicht mehr erhaltenen – Brief an Margarethe Bockholt Anfang August zum Ausdruck gebracht. In Bockholts Antwortbrief an Grunelius, dem neben weiteren, nahezu zeitgleich bei ihr eingetroffenen Schreiben von Eberhard Schickler und Maria Hachez auch wiederholte Begegnungen Bockholts mit Rudolf Steiner zugrunde lagen, hieß es dazu:

> [...] Es ist ganz sicher so, wir müssen uns im Sept. bewusst sein, was wir wollen und können. Unser Tatwille muss viel stärker sein. Es scheint, dass doch manche jetzt aufwachen an dieser Einladungsnotiz im Mitteilungsblatt, ich habe von Maria Glas einen erschütternden Brief, von Schickler den einliegenden bekommen, aus dem ja auch hervorgeht, wie sehr er die Gemeinschaft empfindet und sucht, von Hachez einen mehr suchenden, nicht ganz klaren Brief. Diese ganze – ich möchte sagen – Prüfung, die der Doktor dem Kreis auflegt, ist sicher dazu da, damit er seine Aufgabe mehr ins klare Bewusstsein hebt. Herr Doktor sagt immer, sie wissen nicht recht, was sie wollen. Wie weit nun da die Meditation die Grundlage sein muss, überschaue ich noch nicht ganz, ich glaube, wir müssten auch das, was Herr Doktor uns schon über Karma gesagt hat, sehr ernstnehmen und einen starken Karmawillen im Kreis leben lassen. (14.8.1924)

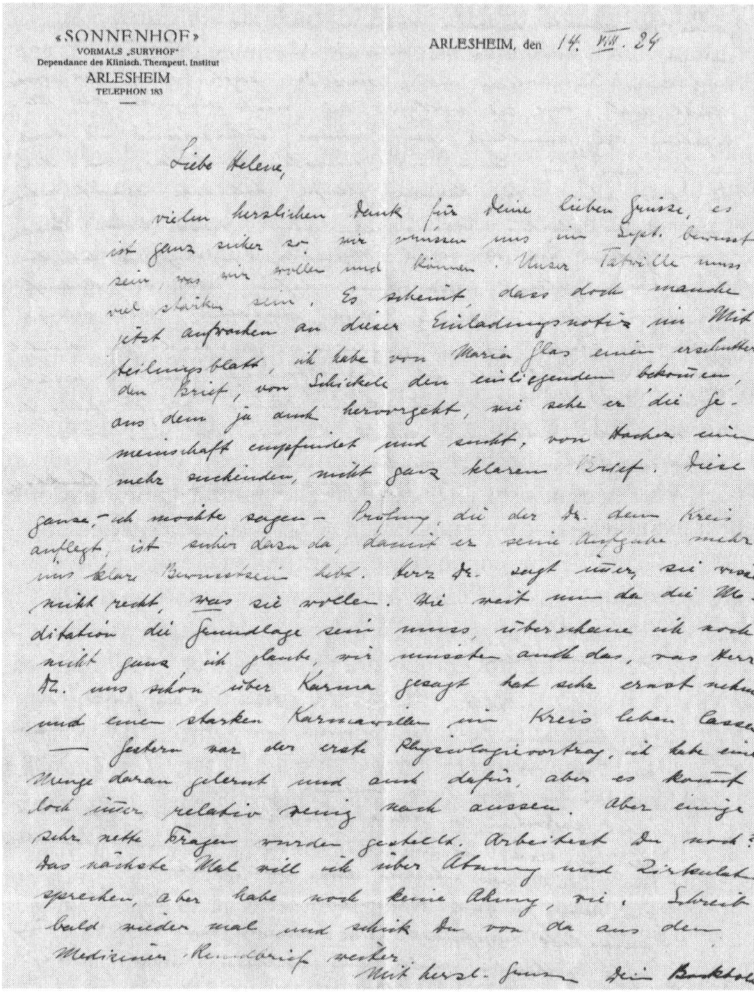
«SONNENHOF»
VORMALS „SURYHOF"
Dependance des Klinisch. Therapeut. Institut
ARLESHEIM
TELEPHON 183

ARLESHEIM, den 14. VIII. 24

Liebe Helene,

vielen herzlichen Dank für Deine lieben Grüsse, es ist ganz sicher so, wir müssen uns im Sept. bewusst sein, was wir wollen und können. Unser Tatwille muss viel stärker sein. Es scheint, dass doch manche jetzt aufwachen an dieser Einladungsnotiz im Mitteilungsblatt, ich habe von Maria Glas einen erschütternden Brief, von Schickler den einliegenden bekommen, aus dem ja auch hervorgeht, wie sehr er die Gemeinschaft empfindet und sucht, von Hocker einen mehr suchenden, nicht ganz klaren Brief. Diese ganze, – ich möchte sagen – Prüfung, die der Dr. dem Kreis auflegt, ist sicher dazu da, damit er seine Aufgabe mehr ins klare Bewusstsein hebt. Herr Dr. sagt immer, sie wissen nicht recht, was sie wollen. Wie weit nun da die Meditation die Grundlage sein muss, überschaue ich noch nicht ganz, ich glaube, wir müssten auch das, was Herr Dr. uns schon über Karma gesagt hat, sehr ernst nehmen und einen starken Karmawillen im Kreis leben lassen. — Gestern war der erste Physiologievortrag, ich habe eine Menge daran gelernt und auch dafür, aber es kommt doch immer relativ wenig nach aussen. Aber einige sehr nette Fragen wurden gestellt. Arbeitest Du noch? Das nächste Mal will ich über Atmung und Zirkulation sprechen, aber habe noch keine Ahnung, wie. Schreib bald wieder mal und schick Du von da aus den Mediziner-Rundbrief weiter.

Mit herzl. Grüssen Dein Bockholt

Brief von Margarethe Bockholt an Helene von Grunelius. Arlesheim, 14.8.1924

Während Helene von Grunelius Margarethe Bockholt die ihr mitgeteilte Einschätzung bestätigte, jedoch ihrerseits erneut auf die Bedeutung der «Wärme-Meditation» – auch in Bezug auf den von Bockholt genannten «Karmawillen» – zu sprechen kam («Ich glaube, dass gerade das Eindringen in das Wesen dieser Meditation uns erst den richtigen Karmawillen geben kann. Ich glaube, dass jedenfalls für diejenigen, die diese Meditation haben, es der Weg ist, um zu einem Tat- und Karmawillen von innen heraus zu kommen. Darin stimme ich mit Dir ganz überein, dass das letztere erst da sein muss, wenn es sich um Neubildung eines esoterischen Kreises handeln soll, der wirklich ein Initiativ- u. Führerkreis werden soll u. will.» 21.8.1924), schrieb sie zwei Tage nach dem Erhalt des Bockholtschen Briefes auch an ihre Freundin Madeleine van Deventer in genereller Wendung und konkreter Perspektive sehr direkt:

> [...] Unser Zusammensein im September, besonders vor dem Kurs, wird für uns jungen Mediziner u. Ärzte ganz entscheidend sein. Herr Dr. ist mit uns äußerst unzufrieden. Er sagt: die wissen nicht, was sie wollen, die haben keine Knochen usw. – Wer von uns wäre nicht auch mit uns unzufrieden! – Wenn nicht unter uns Medizinern im Herbst sich ein fester Kern bildet von Menschen, die wissen, was es gilt u. was sie wollen, die das konkret erlebt haben, was der junge Mediziner sucht u. wodurch allein wir ein gemeinsames Bewusstsein u. einen geschlossenen Tatwillen entfalten können, – wenn das nicht eintritt, werden die besten unserer jungen Mediziner u. Ärzte zu den Priestern übergehen u. sich von ihnen führen lassen. Die Priester sind von einem großen Erleben durchdrungen, sind eine durch dieses Erleben u. durch ihre von diesem Erleben getragene Kulturaufgabe u. -wirksamkeit zu einer innerlich sehr geschlossenen Gemeinschaft verbunden. Durch dieses Erleben können sie sich fühlen als wahre Abgesandte der geistigen Welt, als Verkünder. Und dadurch stellen sie ihre Aufgabe mit dem Verrichten der Menschenweihehandlung als die notwendigste u. höchste auf Erden hin. Wenn wir unsere Aufgabe, die ja fast die entgegengesetzte derjenigen der Priester ist, und die nicht geringer, sondern wie mir scheint noch notwendiger ist, – wenn wir uns diese unsere Aufgabe nicht klar genug ins Bewusstsein rücken u. uns zu ihrer Erfüllung jetzt fest zusammenschließen, dann wird die anthroposoph. Gesellschaft ein Anhangsgebilde der Christengemeinschaft. Warum wir zu diesem – eigentlich von uns allen mehr oder weniger gewollten – Zusammenschluss nicht ge-

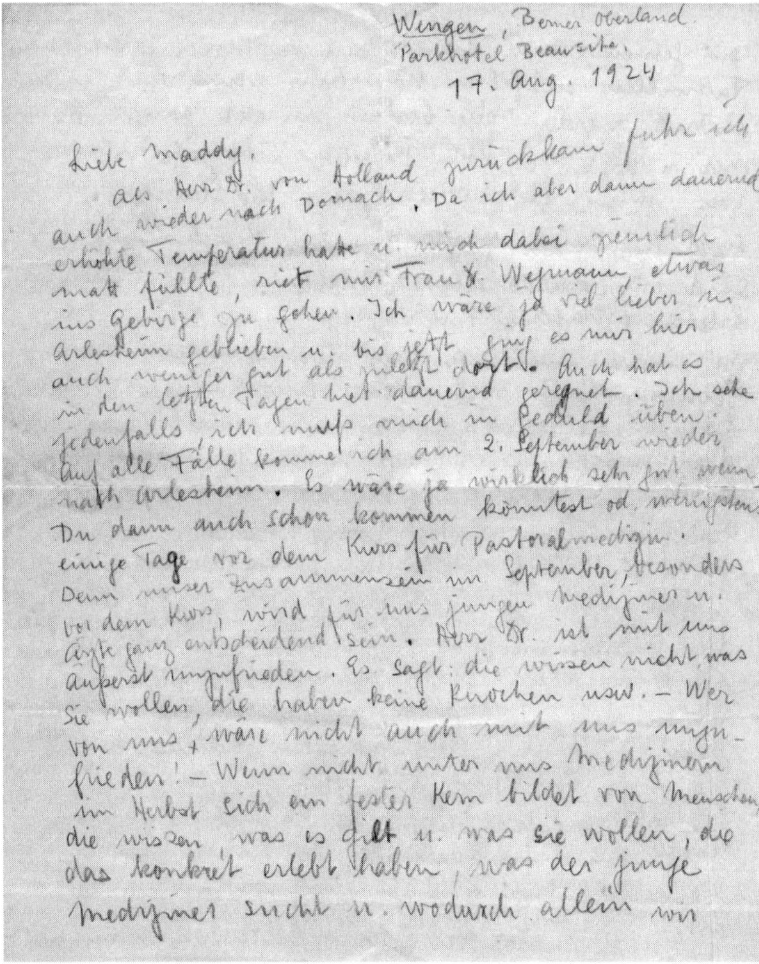

Wengen, Berner Oberland
Parkhotel Beausite.
17. Aug. 1924

Liebe Maddy,

Als Herr Dr. von Holland zurückkam fuhr ich auch wieder nach Dornach. Da ich aber dann dauernd erhöhte Temperatur hatte u. mich dabei ziemlich matt fühlte, riet mir Frau Dr. Wegman, etwas ins Gebirge zu gehen. Ich wäre ja viel lieber in Arlesheim geblieben u. bis jetzt ging es mir hier auch weniger gut als zuletzt dort. Auch hat es in den letzten Tagen hier dauernd geregnet. Ich sehe jedenfalls, ich muss mich in Geduld üben. Auf alle Fälle komme ich am 2. September wieder nach Arlesheim. Es wäre ja wirklich sehr gut wenn Du dann auch schon kommen könntest od. wenigstens einige Tage vor dem Kurs für Pastoralmedizin. Denn unser Zusammensein im September, besonders vor dem Kurs, wird für uns jungen Mediziner u. Ärzte ganz entscheidend sein. Herr Dr. ist mit uns äußerst unzufrieden. Er sagt: die wissen nicht, was sie wollen, die haben keine Knochen usw. – Wer von uns, wäre nicht auch mit uns unzufrieden! – Wenn nicht unter uns Medizinern im Herbst sich ein fester Kern bildet von Menschen, die wissen, was es gilt u. was sie wollen, die das konkret erlebt haben, was der junge Mediziner sucht u. wodurch allein wir

Brief von Helene von Grunelius an Madeleine van Deventer. Wengen, 17.8.1924, Seite 1

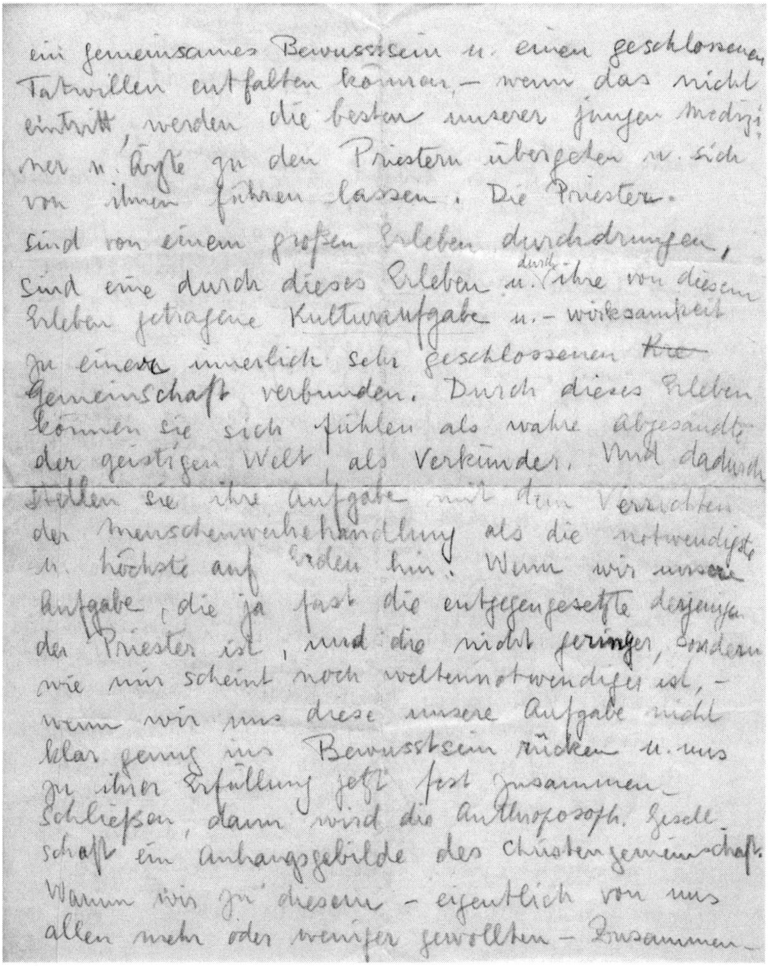

ein gemeinsames Bewusstsein u. einen geschlossenen
Tatwillen entfalten können, – wenn das nicht
eintritt, werden die besten unserer jungen Medizi-
ner u. Ärzte zu den Priestern übergehen u. sich
von ihnen führen lassen. Die Priester
sind von einem großen Erleben durchdrungen,
sind eine durch dieses Erleben u. durch ihre von diesem
Erleben getragene Kulturaufgabe u. -wirksamkeit
zu einer innerlich sehr geschlossenen ~~Kre~~
Gemeinschaft verbunden. Durch dieses Erleben
können sie sich fühlen als wahre Abgesandte
der geistigen Welt, als Verkünder. Und dadurch
stellen sie ihre Aufgabe mit dem Verrichten
der Menschenweihehandlung als die notwendigste
u. höchste auf Erden hin. Wenn wir unsere
Aufgabe, die ja fast die entgegengesetzte derjenigen
der Priester ist, und die nicht geringer, sondern
wie mir scheint noch weltennotwendiger ist, –
wenn wir uns diese unsere Aufgabe nicht
klar genug ins Bewusstsein rücken u. uns
zu ihrer Erfüllung jetzt fest zusammen-
schließen, dann wird die Anthroposoph. Gesell-
schaft ein Anhangsgebilde der Christengemeinschaft.
Wenn wir zu diesem – eigentlich von uns
allen mehr oder weniger gewollten – Zusammen-

Brief von Helene von Grunelius an Madeleine van Deventer. Wengen, 17.8.1924, Seite 2

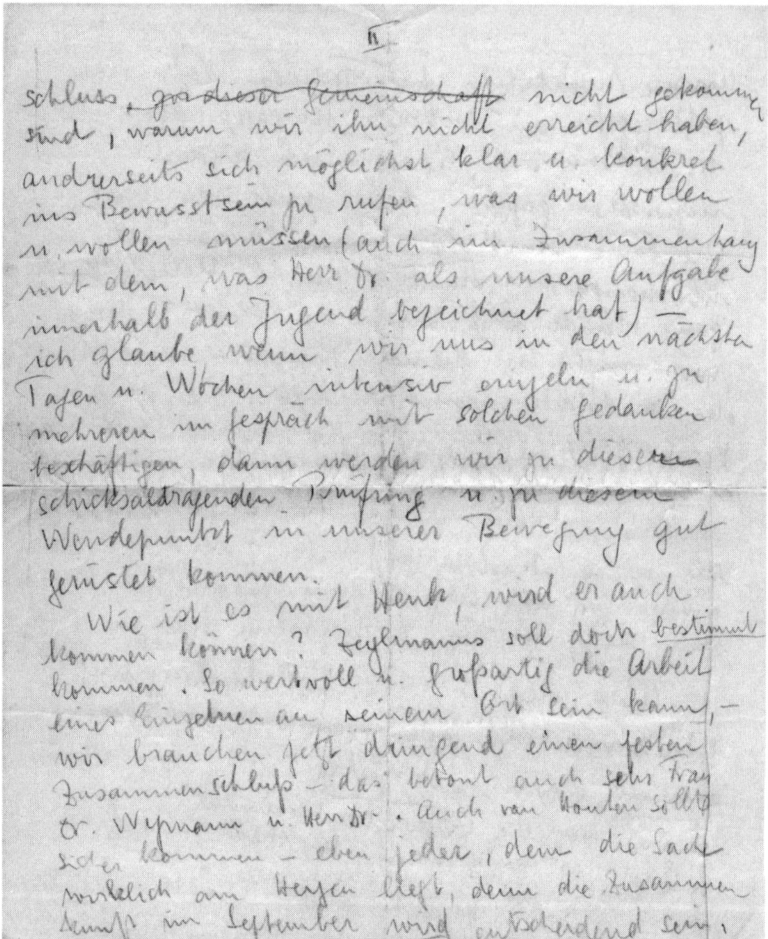

II

schluss, ~~zu dieser Gemeinschaft~~ nicht gekommen sind, warum wir ihn nicht erreicht haben, andrerseits sich möglichst klar u. konkret ins Bewusstsein zu rufen, was wir wollen u. wollen müssen (auch im Zusammenhang mit dem, was Herr Dr. als unsere Aufgabe innerhalb der Jugend bezeichnet hat) – ich glaube wenn wir uns in den nächsten Tagen u. Wochen intensiv einzeln u. zu mehreren im Gespräch mit solchen Gedanken beschäftigen, dann werden wir zu diesem schicksaltragenden Ursprung u. zu diesem Wendepunkt in unserer Bewegung gut gerüstet kommen.

Wie ist es mit Henk, wird er auch kommen können? Zeylmans soll doch bestimmt kommen. So wertvoll u. großartig die Arbeit eines Einzelnen an seinem Ort sein kann, – wir brauchen jetzt dringend einen festen Zusammenschluß – das betont auch sehr Frau Dr. Wegman u. Herr Dr. Auch van Houten sollte sicher kommen – eben jeder, dem die Sache wirklich am Herzen liegt, denn die Zusammenkunft im September wird entscheidend sein.

Brief von Helene von Grunelius an Madeleine van Deventer. Wengen, 17.8.1924, Seite 3

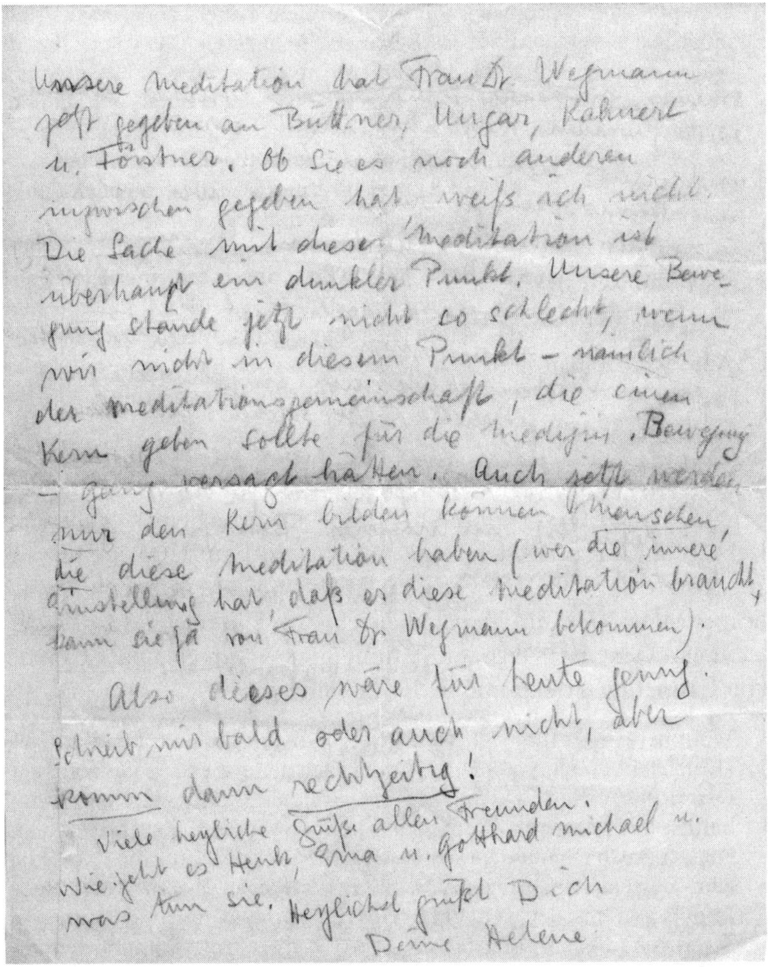

Unsere Meditation hat Frau Dr. Wegmann
jetzt gegeben an Büttner, Ungar, Kahnert
u. Förstner. Ob Sie es noch anderen
inzwischen gegeben hat weiß ich nicht.
Die Sache mit dieser Meditation ist
überhaupt ein dunkler Punkt. Unsere Bewe-
gung stände jetzt nicht so schlecht, wenn
wir nicht in diesem Punkt – nämlich
der Meditationsgemeinschaft, die einen
Kern geben sollte für die Medizin. Bewegung
– gung versagt hätten. Auch jetzt werden
nur den Kern bilden können Menschen,
die diese Meditation haben (wer die innere
Einstellung hat, daß er diese Meditation braucht,
kann sie ja von Frau Dr. Wegmann bekommen).

Also dieses wäre für heute genug.
Schreib mir bald oder auch nicht, aber
komm dann rechtzeitig!

Viele herzliche Grüße allen Freunden.
Wie geht es Henk, Erna u. Gotthard Michael u.
was tun sie. Herzlichst grüßt Dich
Deine Helene

Brief von Helene von Grunelius an Madeleine van Deventer. Wengen, 17.8.1924, Seite 4

> kommen sind, warum wir ihn nicht erreicht haben, andererseits sich möglichst klar u. konkret ins Bewusstsein zu rufen, was wir wollen u. wollen müssen (auch im Zusammenhang mit dem, was Herr Dr. als unsere Aufgabe innerhalb der Jugend bezeichnet hat) – ich glaube, wenn wir uns in den nächsten Tagen u. Wochen intensiver einzeln u. zu mehreren im Gespräch mit solchen Gedanken beschäftigen, dann werden wir zu dieser schicksaltragenden Prüfung u. zu diesem Wendepunkt in unserer Bewegung gut gerüstet kommen.
> Wie ist es mit Henk, wird er auch kommen können? Zeylmans soll doch bestimmt kommen. So wertvoll u. großartig die Arbeit eines Einzelnen an seinem Ort sein kann, – wir brauchen jetzt dringend einen festen Zusammenschluss – das betont auch sehr Frau Dr. Wegman u. Herr Dr. Auch van Houten sollte sicher kommen – eben jeder, dem die Sache wirklich am Herzen liegt, denn die Zusammenkunft im September wird entscheidend sein.

Madeleine van Deventer gab diesen Brief – einer unter den «jungen Medizinern» verbreiteten Praktik entsprechend – nach der Lektüre an ihren Bruder Henk und dessen Frau Erna weiter; sie antwortete dann Helene von Grunelius und legte auch eine Reaktion Erna van Deventers bei, die sich – im Unterschied zu Madeleine van Deventers eigener Stellungnahme – im Nachlass Helene von Grunelius' erhielt und in der es hieß:

> Wohl berechtigt fühle ich Deine Sorge, ob wir auch vorbereitet nach Dornach kommen, so wie [der] Dr. es nach dem, was er an Weihnacht u. Ostern gab, erwarten kann. Insofern wird diese Zusammenkunft wahrhaftig schicksaltragend werden, nur können wir daran jetzt nichts mehr ändern. Auch nicht indem wir uns die Mängel + die Aufgabe selbst klar zum Bewusstsein bringen. Dr. St. erwartete an Weihnachten einen Impuls von uns, der wohl auch teilweise vorhanden war; jetzt muss er Taten von uns erwarten, d.h. wie er z.B. von unserer Meditation sprach («Wie finde ich das Gute?»): das erste sei Vorbereitung, das Weitere müssten Taten der Seele werden.[41] Soweit wir z.B. nun seit $1^{1}/_{2}$ Jahr mit dieser Meditation gelebt haben, wird sie uns wohl auch geholfen haben, innerlich wirklich ein Stücklein weiter auf dem Weg «zum Guten» gekommen zu sein; ebenso mit den Medit. von Weihnachten u. Ostern. Dies das Esoterische. Daneben ebenso das Exoterische: Haben wir versucht, im Frühling u. Sommer die Pflanzen wirklich zu studieren, die Luftverhältnisse empfinden zu lernen etc. …, dann können das Grundlagen sein, auf denen Herr Dr. uns weiterführen kann; haben wir die

nicht, dann schneiden wir ihm ja die Möglichkeit ab, uns weiterzuhelfen. Aber diese Dinge kann man in diesen 2 Wochen mit der besten Zusammenarbeit nicht nachholen. Was ist unsere Gemeinschaft? Mir scheint, eine Gruppe sich karmisch zusammenfindender Menschen, die einer durchchristeten Heilkunde den Weg bahnen wollen. Was ist das Gemeinsame? Das, was «über» uns schwebt, das Wirken der «heilenden Geister». Sucht jeder von uns zu diesen durch Eigenarbeit (die ihm keine Gruppenarbeit schenken kann) den Weg, dann finden wir uns beim Zusammenkommen als gleichstrebende Menschen, vereint durch christdurchkraftetes Streben, was uns allmählich immer mehr geschenkt wird. Dann können Tage des Zusammenseins sehr fruchtbar uns weiterbringen in Arbeit u. Interesse u. Liebe zu einander. Denn dann sehe ich in jedem Mitarbeiter den, der das gleiche Ziel liebt, wie ich, dann fallen auch die Nebel, die zwischen uns weben. Unser Zusammensein kann fruchtbar sein, im Weiterbauen auf dem, was der Einzelne mitbringt. «Tatwillen»? Die meisten von uns sind noch gar nicht so weit, dass sie für unsere Arbeit anders eintreten können, als durch arbeiten an sich selbst, der Tatwillen kommt dann schon gewiss von selbst, wenn wir uns selbst in dieser Gesinnung erziehen. (24.8.1924)

Daraufhin schrieb Helene von Grunelius an Madeleine van Deventer noch einmal erläuternd und ihren ursprünglichen Brief bekräftigend:

Was ich in Bezug auf die Christengemeinschaft u. die anthropos. Gesellschaft schrieb («Anhangsgebilde») ist nicht eine Fieberphantasie von mir gewesen, sondern etwas, was ich als Befürchtung erfuhr, die an sehr maßgebender Stelle lebt. [Vielleicht hörte ich es nicht gerade in den Ausdrücken, die ich gebraucht habe.] Ich hätte es natürlich gar nicht schreiben sollen u. möchte in Dornach ja nicht, dass solches besprochen würde. – Was ich Dir schrieb, sollte ein Situationsbild sein, wie es sich in Realität in Dornach zeigte, wie es von uns angesehen werden musste u. ganz besonders wie es bei den maßgebenden Stellen mit Trauer angesehen wurde. In diesem Zusammenhang führte ich dann das Obenerwähnte an. –
Der Brief, den Erna mir schrieb, war sehr gut gemeint, zeigte aber, dass sie meinen Brief ganz missverstanden hatte. Das ist es ja eben: es können einzelne wunderbar gearbeitet haben, sich ganz erfüllt haben mit medizin. Gesinnung usw. usw., damit steht aber nicht innerhalb der Anthrop. Gesellsch. u. Bewegung da eine geschlossene mediz. Bewegung od. Gemeinschaft (oder wie man es nennen will), das [die] eine

Bewegung ist, die ein Ziel hat u. eine konkrete Aufgabe gemeinsam erfüllen will.
Nun, wir können ja noch im Einzelnen darüber sprechen, wenn noch eine Unklarheit vorliegt in Bezug auf das, was ich gemeint habe. – Die Hauptsache ist jetzt, dass von verschiedenen Seiten jetzt der gleiche Ruf kommt, das gleiche Aufwachen für das Ganze. Das ist etwas, was mich mit der größten Zuversicht erfüllt. (undat.)

*

Ita Wegman war am 9. August zu einer letzten Vortragsreise mit Rudolf Steiner nach England aufgebrochen. Zwei Tage vor ihrer Abreise hatte sie noch an Ilse Knauer geschrieben und darum gebeten, die zuvor mitgeteilte oder zumindest erwogene Septemberentscheidung zu revidieren und doch gemeinsam mit Heinrich Hardt und Kurt Magerstädt zum «Pastoralmedizinischen Kurs» nach Dornach zu kommen – *«es legt Herr Dr. Steiner sehr viel Wert darauf»*. Auch Margarethe Bockholt hatte sich in diesem Sinne Mitte August noch einmal an verschiedene Teilnehmer des Januar- und Osterkurses in einem (nicht mehr erhaltenen) Brief gewandt. Kurz danach antworteten ihr Heinrich Hardt, Kurt Magerstädt und Ilse Knauer in umfänglichen und jeweils sehr persönlich verfassten Schreiben – in Schreiben, die unter anderem erkennen lassen, wie different die einzelnen «jungen Mediziner» die tatsächliche Lage zu diesem Zeitpunkt einschätzten und welche Schritte und Zielvorstellungen in ihnen individuell lebten:

Jena, den 16.8.1924

Liebe Margarethe Bockholt,

Als ich gestern Abend zum Lauenstein heraufgestiegen war, um mit Ilse Knauer und Kurt Magerstädt zusammen die Weihnachtsvorträge als Vorbereitung für die kommende Tagung und zum eignen Heile nochmals durchzuarbeiten, las uns Ilse Knauer Ihren Brief vor, der sehr dankenswert ist. Wir freuen uns alle sehr auf das kommende Beieinandersein, und wenn auch die letzten Monate reichlich schweigsam und fast ohne äußerlich sichtbaren Zusammenhang unseres jungen Mediziner Kreises verlaufen sind, so konnte doch im Stillen manches sich befreien,

reifen und genesen zu immer ernsterem Willen und klarerem Entschluss.
Damit meine ich nicht, dass ein festerer, auch sichtbarer Zusammenschluss, schriftlicher Gedankenaustausch untereinander und noch weit mehr gemeinsame Arbeit als bisher nicht wünschenswert wäre, im Gegenteil, das muss alles noch kommen, und bald!
Ebensowenig aber befürchte ich, dass jemals wieder in die Brüche gehen könnte, was seit Januar besteht.
Seien wir nicht kleinmütig, was das Vertrauen des Doktors zu uns anlangt!
Aller guter Dinge sind von Ewigkeit her 3 und ich glaube fest, dass ein dreimaliges Zusammenkommen erst zu der Reife uns führen kann, dass die von Euch gleich uns ersehnte, sichtbare Aktivität und Fruchtbarkeit ans Licht kommen kann.
Von mir aus muss ich sagen, dass ich die nun kommende Zusammenkunft, die wir mit den Priestern gemeinsam haben, als eine höchst bedeutungsvolle empfinde, ja, vielleicht kann nur ein so geartetes Zusammenkommen uns alle recht zu dem Erlebnis bringen, was im Arzt vom Priester und im Priester vom Arzt enthalten sein soll.
Diese großen Grundlinien, nicht eines zweigeteilten, sondern dreigestuften Aufbaues dessen, was wir als esoterisch-medizinische Lebensgestaltung anstreben, kann man schon in den ersten (Weihnachts-)Vorträgen bewusst begründet finden. – So wird dies ganze Jahr für uns ein Auftakt werden!
So dringend es geboten erscheint, bereits spezielle Gebiete und «konkrete» Arbeitsfelder in Angriff zu nehmen, so werden wir doch in gewissem Sinne zu harren haben, bis unsere Zeit gekommen ist.
Ich bin mir bewusst, das keineswegs aus Aktivitätslosigkeit zu sagen, vielmehr aus einer inneren Gewissheit heraus, die mir sagt, dass wir gewissermaßen im kommenden Kurs erst etwas wie eine Art Einsegnung und Firmelung zu unserem Tun werden erleben können.
Es wird und soll noch einmal (dereinst) strömen von innen heraus ohne Kargheit und in Unversieglichkeit! Darauf lasst uns hoffen, daran uns arbeiten! Es freut sich von Herzen auf das Wiedersehen mit Dir und Euch allen

Heinrich Hardt

*

Jena, 16.8.24

Liebe Dr. Bockholt,

Ilse Knauer las uns Ihren Brief vor, ich möchte nun neben meiner Anmeldung für den 6.9. bis 15.9. noch einige Gedanken Ihnen mitteilen, die mir im Anschluss an Ihren Brief noch verdeutlicht wurden.
Wir haben tatsächlich 2 Richtungen in unserem kleinen Kreis. Da sind die Studierenden, die so stark aus dem Gefühl heraus eine Gemeinschaft anstreben. Besonders die Baseler wollen so ein Herz und eine Seele sein und suchen etwas, was eigentlich in der Christengemeinde [Christengemeinschaft] lebt. Ursache dazu ist, dass durch das Studium an den Universitäten das medizinische Denken, das da gelernt wird, nachts keine Bestätigung finden kann, durch den im Schlaf freigewordenen Astralleib. Die Studierenden werden immerfort beirrt eigentlich im Denken und suchen eben dann mehr im Gefühlsmäßigen eine Ergänzung am anderen Menschen. Anders bei uns, die wir Gott sei Dank mit den Gespenstern Examina fertig sind. Man muss erst recht gehen lernen eigentlich, nachdem man vorher nach Studienplänen gegangen wurde. Uns eint von vornherein die Tatsache: Heilen zu wollen. Willen und Sympathie sind eines aus dem anderen hervorgehend. Wir werden also ganz anders zusammenstehen können, wir müssen die anderen tragen helfen. Wir müssen Mittelpunkt werden im Kreis, nach der einen Seite die Hand ausstreckend nach unseren Freunden, die noch studieren, nach der anderen Seite nach den Älteren, die noch kommen werden.
Wir kommen nun um die Zeit des Michaelfestes zum 3. Male zusammen, alle freuen sich darauf. Wir sind ruhiger geworden zueinander, selbstverständlicher werden wir einander gegenüberstehen. Die gemeinsame Basis muss der Weihnachtskurs + der Osterkurs sein, auf diesem Boden gestellt, werden wir die Grundsteine legen können für den Dom des Mysterienwesens in der Medizin. Pastorale Medizin wird eine gewisse Trilogie herstellen als 3. Vortrag unseres med. Zyklus. Was wird dann Weihnachten für ein Kurs uns geschenkt werden vom lieben Doktor!
Wir dürfen uns keinen Sentimentalitäten hingeben, wie wundervoll sind doch schon die kleinen Funde im Therapeutischen, die hin u. wieder einem glücken im Schlaf! Ich meine so, als wir Weihnachten nach dem 6. Vortrag, der ein esoterischer sein sollte, etwas kleinmütig beisammen saßen, da hatten wir eben noch gar keine Ahnung, was in diesem 6. Vortrag an Esoterik darinnen steckt. Der Doktor hat seine ganz genauen Pläne, und der Kreis als solcher brachte es eben fertig, dass jetzt alle Mediziner der ersten Klasse so aktiv sein können durch ihn

geschlossen als medizin. Sektion aufzutreten. So sehe ich die Sachlage. Trotzdem werden wir vielleicht schon nächstens wieder ein paar Sonderkurse haben. – Ich selbst freue mich recht auf Dornach. Es ist sogar hohe Zeit, dass ich wieder dort zu Euch kommen kann, für mich. Wie dankbar werden wir alle wieder Ihnen und all den Anderen für alle Mühe sein müssen, die wir Vorpostler dem Hauptquartier der Klinik und dem Sonnenhof machen werden. Mögen die lieben Generalstäbler ihren Frontleutnants recht viel mitteilen, die ja tatsächlich Lieuxtenants (so wird's wohl geschrieben?) sein müssen im anthrop. Sinne gedacht.

Herzliche Grüße
Ihr Magerstädt

*

Jena, 16.8.24

Liebe Grete Bockholt!

Ihr Brief bringt in so schönen klaren Worten zum Ausdruck, was uns not tut. Es ist das, was auch in uns lebt, und aus diesem Impuls heraus arbeiten wir sehr intensiv an dem Weihnachts- und Osterkurs und empfinden stark die Wichtigkeit dieser Arbeit. Es ist ungeheuer, wie viel Neues einem jetzt an diesen Vorträgen aufgeht, und ich nehme sie jetzt wieder mit ganz neuer Intensität und viel stärkerem Bewusstsein auf. Und ich glaube schon, dass daraus die innere Bereitschaft, von der Sie sprechen, entspringt. Es ist uns dreien, Heiner Hardt, Kurt Magerstädt und mir, jetzt vollkommen klar geworden, dass wir unbedingt im September nach Dornach müssen und alles andere da zurückstehen muss. Entscheidend war für uns der Brief von Frau Dr. Wegman.
Sie schreiben: wir müssen zum Wesenhaften der Medizin kommen, weil wir, die wir täglich schon heilen und helfen müssen, das ja besonders brauchen. Sehen Sie, Bockholt, ich habe mich oft gefragt, was ist es, was mich zur Medizin getrieben hat; was ist es, was mir überhaupt möglich macht, einen Heilwillen zu entfalten? Das ist eben dieses Wesenhafte, von dem Sie sprechen. Und ich spüre, je mehr ich mich ihm verbinden kann, desto mehr Kräfte bekomme ich. Das empfinde ich auch in meiner Saalfelder Praxis stark, wenn ich morgens eine oder die andere unserer Meditationen gemacht habe und dann an die Patienten herangehe. Es ist ein so ungestümes Drängen und Wollen in einem, wie es schwer zu beschreiben ist. Es konzentriert sich ganz stark auf die Kranken, und dieses Heilen wollen gibt einem Gedanken, die sonst nie gekommen wären.

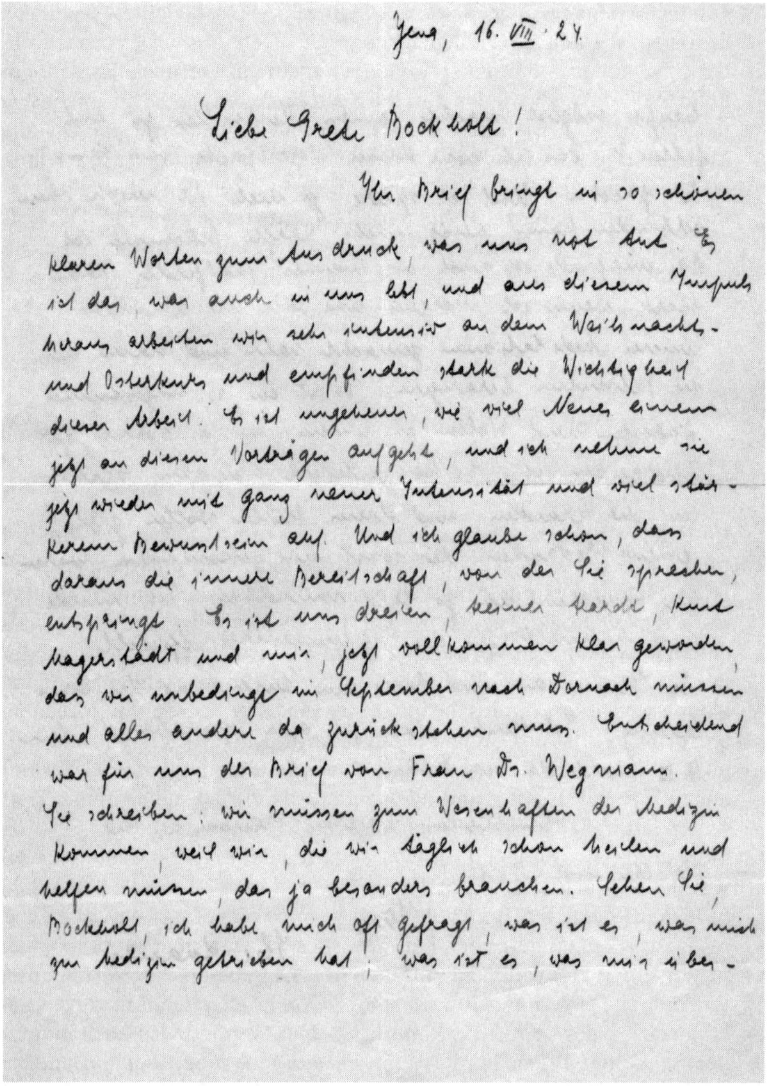

Jena, 16. VIII. 24.

Liebe Grete Bockholt!

Ihr Brief bringt in so schönen klaren Worten zum Ausdruck, was uns not tut. Es ist das, was auch in uns lebt, und aus diesem Impuls heraus arbeiten wir sehr intensiv an dem Weihnachts- und Osterkurs und empfinden stark die Wichtigkeit dieser Arbeit. Es ist ungeheuer, wie viel Neues einem jetzt an diesen Vorträgen aufgeht, und ich nehme sie jetzt wieder mit ganz neuer Intensität und viel stärkerem Bewußtsein auf. Und ich glaube schon, daß daraus die innere Bereitschaft, von der Sie sprechen, entspringt. Es ist uns dreien, Reiner Hardt, Kurt Magerstädt und mir, jetzt vollkommen klar geworden, daß wir unbedingt im September nach Dornach müssen und alles andere da zurückstehen muß. Entscheidend war für uns der Brief von Frau Dr. Wegman. Sie schreiben: wir müssen zum Wesenhaften der Medizin kommen, weil wir, die wir täglich schon heilen und helfen müssen, das ja besonders brauchen. Sehen Sie, Bockholt, ich habe mich oft gefragt, was ist es, was mich zur Medizin getrieben hat; was ist es, was mir über-

Brief von Ilse Knauer an Margarethe Bockholt. Jena, 16.8.1924, Seite 1

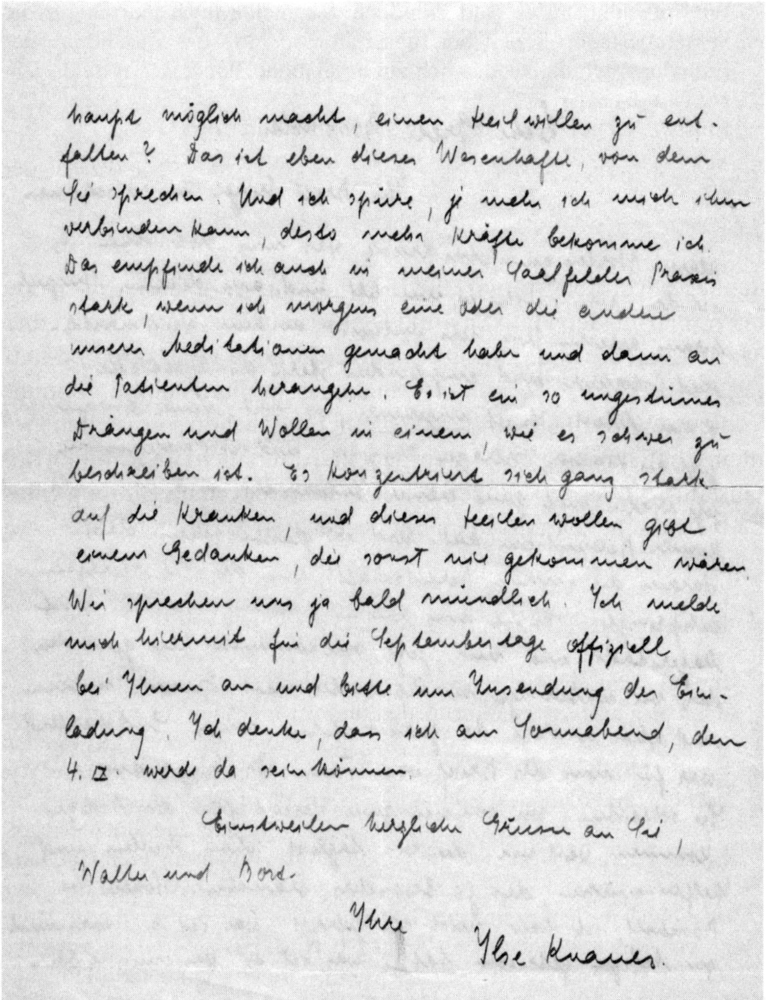

haupt möglich macht, einen Heilwillen zu entfalten? Das ist eben dieses Wesenhafte, von dem Sie sprechen. Und ich spüre, je mehr ich mich ihm verbinden kann, desto mehr Kräfte bekomme ich. Das empfinde ich auch in meiner Saalfelder Praxis stark, wenn ich morgens eine oder die andere unserer Meditationen gemacht habe und dann an die Patienten herangehe. Es ist ein so ungestümes Drängen und Wollen in einem, wie es schwer zu beschreiben ist. Es konzentriert sich ganz stark auf die Kranken, und dieses Heilenwollen gibt einem Gedanken, die sonst nie gekommen wären. Wir sprechen uns ja bald mündlich. Ich melde mich hiermit für die Septembertage offiziell bei Ihnen an und bitte um Zusendung der Einladung. Ich denke, dass ich am Sonnabend, den 4. IX. werde da sein können.

Einstweilen herzliche Grüsse an Sie, Walter und Bord.

Ihre
Ilse Knauer.

Brief von Ilse Knauer an Margarethe Bockholt. Jena, 16.8.1924, Seite 2

Wir sprechen uns ja bald mündlich. Ich melde mich hiermit für die Septembertage offiziell bei Ihnen an und bitte um Zusendung der Einladung. Ich denke, dass ich am Sonnabend, den 4.IX. werde da sein können.
Einstweilen herzliche Grüße an Sie, Walter und Bort

Ihre Ilse Knauer

*

Schließlich erhielt Margarethe Bockholt nur wenige Tage nach den Schreiben aus Jena und Saalfeld auch erneut Post von Norbert und Maria Glas, die ebenfalls ihren auffordernden Brief erhalten hatten. Norbert Glas formulierte in seiner Stellungnahme erstmals konkrete Vorschläge für den Weg einer möglichen spirituellen Gemeinschaftsbildung im September, allerdings nicht im Rahmen des Gesamttreffens der «jungen Mediziner», sondern als Bildung eines kleineren Unterorgans in einem begrenzten Menschenkreis – und schrieb:

Wien, 20.8.1924

Liebes Fräulein Bockholt!

Ihr Brief hat uns gesagt, dass auch Sie unbedingt wissen, dass wir uns unendlich anstrengen müssen, nun für die Medizin etwas zu retten, was uns Herr Doktor hat geben wollen, aber momentan doch nicht geben kann, weil unser Gesamt-Kreis es noch nicht aufnehmen könnte. Wir dachten uns Folgendes: Es sollten sich vor allem jene Menschen zusammenfinden, die mit dem Medizinerkreis in Fühlung sind und gleichzeitig auch dem «Jugendkreis» angehören. Die Aufnahme da hinein, fand ja, wie Sie wissen werden, für uns beide erst vor einer Woche statt – aber dennoch habe ich so ganz die Gewissheit, dass man einfach diesen Menschen völlig vertrauen kann. Und ich dachte, dass man gerade auch aus der Kraft dieser Gemeinschaft ein neues Leben unter die Mediziner bringen könnte. Es wären da also: Sie, Groot, Harmsdorf [Harmstorf], Strohschein, Löffler, Pfeifer [Pfeiffer], Piquert [Pickert] und wir beide. Diese müssten wirklich eine rein esoterische Gemeinschaft für eine wirklich raphaelische Medizin in vollster Bewusstheit anstreben. Selbstverständlich müsste man vorerst auch einige Andere hereinnehmen, wie unbedingt Walter z. B. – aber man müsste sehr genau alles besprechen. Mir scheint nämlich – und hoffentlich ist das noch gut zu machen –, dass nur der Zusammenschluss der älteren Praktiker für eine Vereinigung

wie wir sie anstreben müssen – nicht maßgebend sein kann. Fast müsste ich sagen: Wenn diese Freunde nicht von selbst die Notwendigkeit empfanden, wird es auch noch eine gute Weile brauchen müssen, ehe sie mit der wirklich notwendigen Gesinnung an alles herankommen können. Man muss nun direkt auf Einzelne eingehen: Engel, Schickler, Tyllmann [Thylmann] – die sind alle drei später gekommen. Keiner kennt ihre Zuverlässigkeit, soviel ich weiß. Persönlich habe ich ganz den Eindruck, dass z.B. Tyllmann [Thylmann] noch gar nicht den Ernst der Dinge (wenigstens zu Ostern) erfasst hat, wie nett er auch durch das Einnehmende seiner Persönlichkeit wirken mag. Er ist noch viel zu stark mit Homöopathie erfüllt, mit dem Bewusstsein, ein «tüchtiger und gesuchter Arzt» zu sein, mit dem Gefühl, sich auf sich selbst verlassen zu können. Und Engel, der mir noch zu verwirrt und zu hastig-neurasthenisch vorkommt, noch viel zu wenig bewusst bei uns drinsteht. Schickler – von dem weiß ich fast nichts – als dass er ein gescheiter Mensch zu sein scheint. Vielleicht wissen Sie mehr von ihm. Bei Magerstädt wüsste ich keinen Grund, warum wir ihn nicht hereinziehen dürften, ebenso Knaur [Knauer]. Bei Hardt, so lieb ich ihn schon zu Ostern gewinnen konnte, so müsste er sich, um einer engsten Gemeinschaft angehören zu können, doch etwas die Hörner noch abstoßen. In ihm steckt doch, ganz unbewusst, die Tendenz (als Bild!) an der Spitze eines Dreiecks und nicht im Kreis zu stehen. Das bedeutet für den Anfang eine gewisse Gefahr. Später, stelle ich mir vor, müsste es auch mit ihm sehr gut gehen. Sie dürfen mir ja nicht glauben, dass ich nicht wirklich objektiv über diese Menschen urteilte, oder dass ich, wie man gerne sagt «lieblos» sie betrachtete. Nein, ich mag alle sehr gern, aber für unsere Aufgabe müssen wir sehr genau schauen lernen.
Unsere Arbeit im Herbste wird dann vor allem darin bestehen müssen, dass wir erstens selbst einen richtigen Zusammenschluss finden – und der ist doch schon gegeben, und zweitens, dass wir an jedem Einzelnen von den Jüngeren tatsächlich eine Aufweckarbeit leisten. Alles Weitere würde sich dann noch mündlich ergeben. Ich hoffe sicher am 31. oder 1. in Dornach sein zu können. Wenn Ihnen das Gesagte richtig scheint, so besprechen Sie's vielleicht schon jetzt mit Groot und Pfeifer [Pfeiffer].

Mit herzlichen Grüßen
Ihr Norbert Glas

Wenn ich noch etwas nachtrage: Ich verstehe zu gut, dass Sie aus einer Art Verzweiflung sich besonders an jene Menschen haben wenden wollen, die schon unbedingt – auch durch äußere Verhältnisse gezwungen – ein innigeres Gefühl und Verhältnis zu der wirklichen Medizin haben gewinnen müssen. Das hat natürlich viel für sich, weil ja wirklich Men-

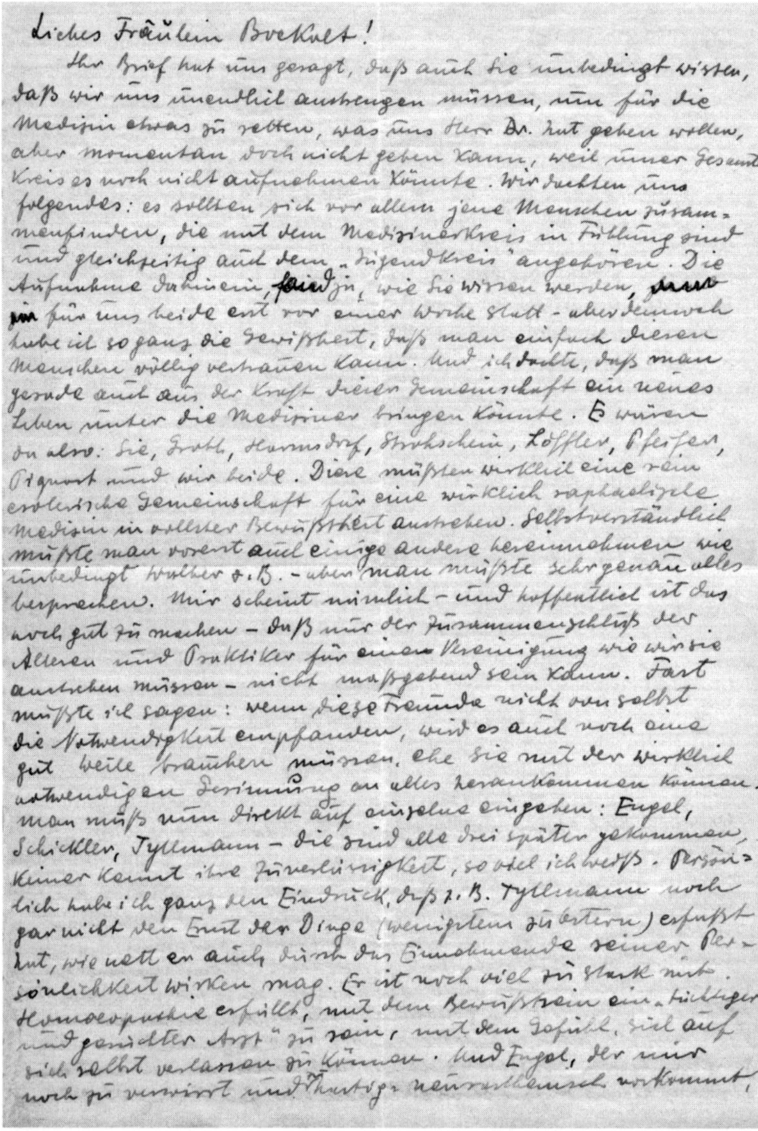

Liebes Fräulein Bockholt!

Ihr Brief hat uns gesagt, daß auch Sie unbedingt wissen, daß wir uns unendlich anstrengen müssen, um für die Medizin etwas zu retten, was uns Herr Dr. hat geben wollen, aber momentan doch nicht geben kann, weil unser Gesamtkreis es noch nicht aufnehmen könnte. Wir dachten uns folgendes: es sollten sich vor allem jene Menschen zusammenfinden, die mit dem Medizinerkreis in Fühlung sind und gleichzeitig auch dem „Jugendkreis" angehören. Die Aufnahme darin fand ja, wie Sie wissen werden, für uns beide erst vor einer Woche statt – aber dennoch habe ich so ganz die Gewißheit, daß man einfach diesen Menschen völlig vertrauen kann. Und ich dachte, daß man gerade auch aus der Kraft dieser Gemeinschaft ein neues Leben unter die Mediziner bringen könnte. Es wären da also: Sie, Groll, Harnsdorf, Strohschein, Löffler, Pfeifer, Pignant und wir beide. Diese müßten wirklich eine rein esoterische Gemeinschaft für eine wirklich rafaelische Medizin in vollster Bewußtheit anstreben. Selbstverständlich müßte man vorerst auch einige andere hereinnehmen wie unbedingt Walther z.B. – aber man müßte sehr genau alles besprechen. Mir scheint nämlich – und hoffentlich ist das noch gut zu machen – daß nur der Zusammenschluß der Älteren und Praktiker für einen Vereinigung wie wir sie anstreben müssen – nicht maßgebend sein kann. Fast müßte ich sagen: wenn diese Freunde nicht von selbst die Notwendigkeit empfanden, wird es auch noch eine gut Weile brauchen müssen, ehe sie mit der wirklich notwendigen Gesinnung an alles herankommen können. Man muß nun direkt auf einzelne eingehen: Engel, Schickler, Tyllmann – die sind alle drei später gekommen, keiner kennt ihre Zuverlässigkeit, so viel ich weiß. Persönlich habe ich ganz den Eindruck, daß z.B. Tyllmann noch gar nicht den Ernst der Dinge (wenigstens zu bestem) erfaßt hat, wie nett er auch durch das Einnehmende seiner Persönlichkeit wirken mag. Er ist noch viel zu stark mit Homoeopathie erfüllt, mit dem Bewußtsein ein „tüchtiger und gesuchter Arzt" zu sein, mit dem Gefühl, sich auf sich selbst verlassen zu können. Und Engel, der mir noch zu verwirrt und [illegible] neurasthenisch vorkommt,

Brief von Norbert Glas an Margarethe Bockholt. Wien, 20.8.1924, Seite 1

noch viel zu wenig bewußt bei uns drinsteht. Schickler – von dem weiß ich fast nichts, als daß er ein gescheiter Mensch zu sein scheint. Vielleicht wissen Sie mehr von ihm. Bei Magerstädt wüßte ich keinen Grund, warum wir ihn nicht hereinziehen dürften, ebenso Knauer. Bei Hardt, so lieb ich ihn schon zu Ostern gewinnen konnte, so müßte er sich, um einer engsten Gemeinschaft angehören zu können, doch etwas die Hörner noch abstoßen. In ihm steckt doch, ganz unbewußt, die Tendenz (als Bild!) an der Spitze eines Dreiecks und nicht im Kreis zu stehen. Das bedeutet für den Anfang eine gewisse Gefahr. Später, stelle ich mir vor, müßte es auch mit ihm sehr gut gehen. Sie dürfen mir ja nicht glauben, daß ich nicht wirklich objektiv über diese Menschen urteilte, oder daß ich, wie man gerne sagt, „lieblos" sie betrachtete. Nein, ich mag alle sehr gern, aber für unsere Aufgabe müssen wir sehr genau schauen können.

Unsere Arbeit im Herbste wird dann vor allem darin bestehen müssen, daß wir erstens selbst einen richtigen Zusammenschluß finden – und der ist doch schon gegeben – und zweitens, daß wir an jedem einzelnen von den Jüngeren tatsächlich eine Aufweckarbeit leisten. Alles weitere würde sich dann noch mündlich ergeben. Ich hoffe sicher am 31. oder 1. in Dornach sein zu können. Wenn Ihnen das Gesagte richtig scheint, so besprechen Sie's vielleicht schon jetzt mit Groth und Pfeifer.

Mit herzlichen Grüßen

Ihr

Norbert Glas

20. VIII. 1924

Wenn ich noch etwas nachtrage: ich verstehe ja gut, daß Sie aus einer Art Verzweiflung sich besonders an jene Menschen haben wenden wollen, die schon unbedingt – auch durch äußere Verhältnisse gezwungen – ein innigeres Gefühl und Verhältnis zu der wirklichen Medizin haben gewinnen müssen. Das hat natürlich viel für sich, weil ja wirklich Menschen unter unseren Medizinern sind, die noch gar kein tatsächliches Verhältnis zu dem Heilen gewonnen haben. Aber auch in dem Fall müßte man, gerade weil die Dinge das erste Mal schief gingen, besonders rigoros sein. Und wenn man vorerst nur als ganz kleine Gruppe etwas erreichen will für die anderen.

Brief von Norbert Glas an Margarethe Bockholt. Wien, 20.8.1924, Seite 2

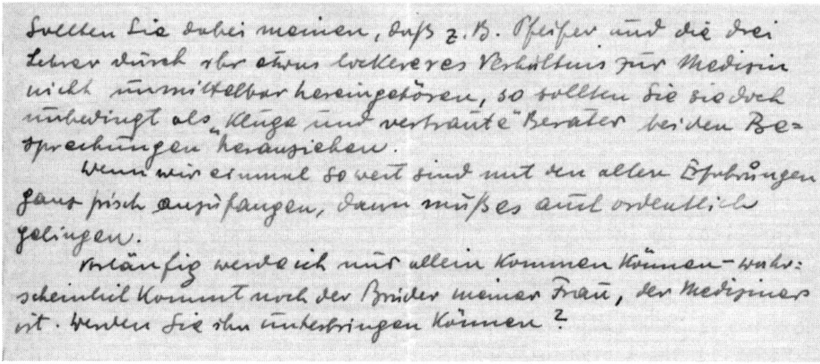
Sollten Sie dabei meinen, dass z.B. Pfeifer und die drei
Lehrer durch ihr etwas lockereres Verhältnis zur Medizin
nicht unmittelbar hereingehören, so sollten Sie sie doch
unbedingt als „kluge und vertraute" Berater bei den Be-
sprechungen heranziehen.
Wenn wir einmal so weit sind mit den alten Erfahrungen
ganz frisch anzufangen, dann muss es auch ordentlich
gelingen.
Vorläufig werde ich nur allein kommen können – wahr-
scheinlich kommt noch der Bruder meiner Frau, der Mediziner
ist. Werden Sie ihn unterbringen können?

Seite 3

schen unter unseren Medizinern sind, die noch gar kein tatsächliches Verhältnis zu dem Heilen gewonnen haben. Aber auch in dem Fall müsste man, gerade weil die Dinge das erstemal schief gingen, besonders rigoros sein. Und wenn man vorerst nur als ganz kleine Gruppe etwas erreichen will für die Anderen. Sollten Sie dabei meinen, dass z. B. Pfeifer [Pfeiffer] und die drei Lehrer durch ihr etwas lockereres Verhältnis zur Medizin nicht unmittelbar hereingehören, so sollten Sie sie doch unbedingt als «kluge und vertraute» Berater bei den Besprechungen heranziehen. Wenn wir einmal so weit sind mit den alten Erfahrungen ganz frisch anzufangen, dann muss es auch ordentlich gelingen.
Vorläufig werde ich nur allein kommen können – wahrscheinlich kommt noch der Bruder meiner Frau, der Mediziner ist. Werden Sie ihn unterbringen können?

Unmittelbar nach dem Eingang dieses Briefes antwortete Margarethe Bockholt Helene von Grunelius auf ihr zuletzt formuliertes esoterisches Gemeinschaftsvotum bezüglich der «Wärme-Meditation» – und fügte im Hinblick auf den (nicht genannten) Glas-Vorschlag und verschiedene andere Antworten[42] und Voten[43] hinzu:

Ich glaube schon jetzt, dass Du recht hast, sobald Du da bist, müssen wir einmal davon sprechen, damit nicht zu viel verschiedene Wege der Einigung vorgeschlagen werden. Mir ist doch manches klar geworden in dieser Zeit. (25.8.1924)

*

Margarethe Bockholts verstärkte Briefinitiative vom Juli und August stand ganz offensichtlich im Zusammenhang mit Prozessen, die sich im nächsten Umkreis Rudolf Steiners bzw. in seiner Zusammenarbeit mit Ita Wegman zu dieser Zeit vollzogen. In Torquay, Mitte August, fragte Ita Wegman Rudolf Steiner nach der Möglichkeit, eine wirkliche Mysterienschule für die Medizin einzurichten, im Geist der Weihnachtstagung und der neuen Hochschule. Rudolf Steiner bestätigte Ita Wegman kurz darauf diese Möglichkeit, beschrieb sie als von der geistigen Welt prinzipiell unterstützt und bejaht, in ihrer Realisierung jedoch von willigen und geeigneten Menschen abhängig.[44] Wegman wandte sich daraufhin in einem – nicht mehr erhaltenen – Brief oder in Form einer mündlichen Anweisung an Margarethe Bockholt und Hilma Walter, worauf sie in einer Mitteilung an Walter vom 25. August erneut mit den Worten zurückkam:

> Ich richte noch einmal an Sie und Dr. Bockholt die Mahnung: Schließt Euch Mediziner zusammen, aber mit Tact diejenigen auswählen, die zusammen gehören, damit ein Kern gebildet werden kann. Die Merkurweisheit will sich verkörpern, bildet ein Gefäß!

Die sich steigernden und immer mehr kulminierenden Aufwach- und Suchbewegungen innerhalb der «Jungmediziner»-Gruppierung im Juli und August konvergierten demzufolge mit Vorgängen, die in gewisser Hinsicht objektiv auf sie warteten und ihrer bedurften, um als spirituelle Sozialgestalt einer «Medizinischen Sektion am Goetheanum» irdische Weltwirklichkeit werden zu können. Von den realen geistigen Arbeitsprozessen zwischen Rudolf Steiner und Ita Wegman hatten die «jungen Mediziner» mehrheitlich nicht die geringste Ahnung; dennoch fühlten viele von ihnen in den Sommermonaten des Jahres 1924 das spirituell Notwendige, ahnten das Geforderte, von ihnen in irgendeiner Weise zu Leistende. Sie sandten weitere Vorschläge an Margarethe Bockholt und tauschten sich untereinander an den einzelnen Lebens- und Wirkensorten immer wieder über die bevorstehende Septemberzusammenkunft aus («Von Helene bekam ich noch einen sehr ernsten Brief. Daraufhin kam ich im Haag mit Zeylmans und v. Houten

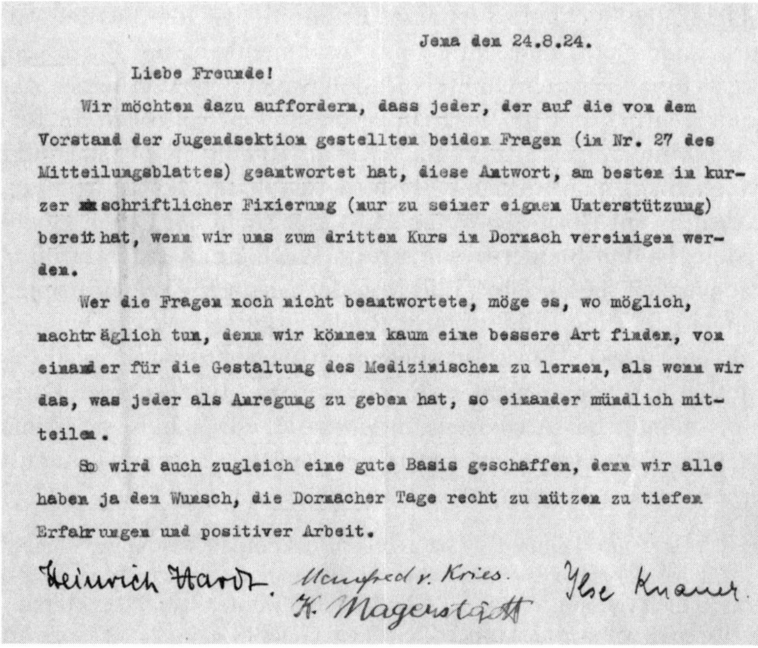

Jena den 24.8.24.

Liebe Freunde!

Wir möchten dazu auffordern, dass jeder, der auf die von dem Vorstand der Jugendsektion gestellten beiden Fragen (im Nr. 27 des Mitteilungsblattes) geantwortet hat, diese Antwort, am besten in kurzer schriftlicher Fixierung (nur zu seiner eignen Unterstützung) bereit hat, wenn wir uns zum dritten Kurs in Dornach vereinigen werden.

Wer die Fragen noch nicht beantwortete, möge es, wo möglich, nachträglich tun, denn wir können kaum eine bessere Art finden, von einander für die Gestaltung des Medizinischen zu lernen, als wenn wir das, was jeder als Anregung zu geben hat, so einander mündlich mitteilen.

So wird auch zugleich eine gute Basis geschaffen, denn wir alle haben ja den Wunsch, die Dornacher Tage recht zu nützen zu tiefen Erfahrungen und positiver Arbeit.

Heinrich Hardt. Manfred v. Kries. K. Magerstädt Ilse Knauer.

Rundbrief von Manfred von Kries, Kurt Magerstädt, Heinrich Hardt und Ilse Knauer. Jena, 24.8.1924

zusammen, und ganz intensiv hielten wir Einkehr bei uns. Ich glaube, es war gut, dass wir uns vorher noch mal sprachen.» Madeleine van Deventer, 26. August 1924) – und dies auch dann, wenn sie (wie beispielsweise Ernst Harmstorf) gerade erst ihr Physikum absolviert hatten. Harmstorf, der sich für den «Pastoralmedizinischen Kurs» noch nicht angemeldet hatte und über keine Einreiseerlaubnis verfügte, schrieb am 22. August an Ita Wegman:

> Hoffentlich ist dies noch so zeitig möglich, dass wir zum 1. Sept. zur Zusammenkunft des Medizinerkreises kommen können. Wir brennen darauf, nun endlich an einer weiteren Ausgestaltung unseres Kreises arbeiten zu können. Das nächste Semester komme ich nach Freiburg und kann dann enger an den Arbeiten der dortigen Kreismitglieder teilnehmen, später hoffe ich ganz nach Basel gehen zu können. […] Ich

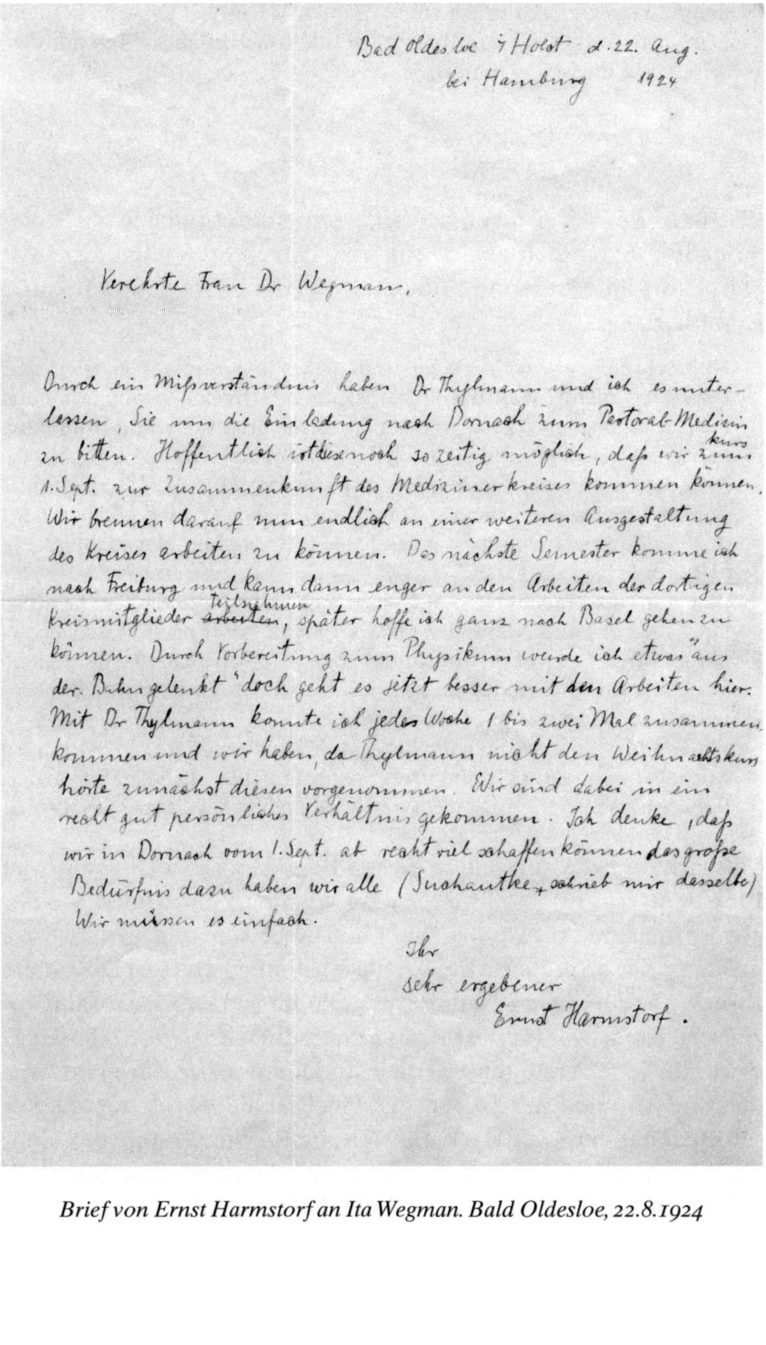
Bad Oldesloe i/Holst d. 22. Aug.
bei Hamburg 1924

Verehrte Frau Dr Wegman,

Durch ein Mißverständnis haben Dr Thylmann und ich es unterlassen, Sie um die Einladung nach Dornach zum Pastoral-Medizin zu bitten. Hoffentlich ist dies noch so zeitig möglich, daß wir zum [kurs] 1. Sept. zur Zusammenkunft des Medizinerkreises kommen können. Wir brennen darauf nun endlich an einer weiteren Ausgestaltung des Kreises arbeiten zu können. Das nächste Semester komme ich nach Freiburg und kann dann enger an den Arbeiten der dortigen Kreismitglieder ~~arbeiten~~ teilnehmen, später hoffe ich ganz nach Basel gehen zu können. Durch Vorbereitung zum Physikum wurde ich etwas aus der Bahn gelenkt, doch geht es jetzt besser mit den Arbeiten hier. Mit Dr Thylmann konnte ich jede Woche 1 bis zwei Mal zusammenkommen und wir haben, da Thylmann nicht den Weihnachtskurs hörte zunächst diesen vorgenommen. Wir sind dabei in ein recht gut persönliches Verhältnis gekommen. Ich denke, daß wir in Dornach vom 1. Sept. ab recht viel schaffen können das große Bedürfnis dazu haben wir alle (Suchantke schrieb mir dasselbe) Wir müssen es einfach.

Ihr
sehr ergebener
Ernst Harmstorf.

Brief von Ernst Harmstorf an Ita Wegman. Bald Oldesloe, 22.8.1924

denke, dass wir in Dornach vom 1. Sept. ab recht viel schaffen können. Das große Bedürfnis dazu haben wir alle (Suchantke schrieb mir dasselbe). Wir müssen es einfach.

*

Ebenfalls mit der dringenden Bitte um Hilfestellungen zur Kursteilnahme hatte sich auch Erna van Deventer wenige Tage vor Harmstorf an Margarethe Bockholt in Arlesheim gewandt – und formuliert:

> Nun schreien wir wirklich sehr um Hilfe – warum kriegen wir den Osterkurs nicht? Weil wir nicht bezahlen?? Bisher wissen wir noch nicht mal, was er kostet, weder eine Rechnung noch eine Mahnung haben wir gekriegt. Und dann – wenn wir ihn nun wirklich nicht bezahlen können, Ihr wisst doch, dass wir Futurum-«Hinterbliebene» sind – dürfen wir ihn dann nicht mal leihweise haben?? Liebe Leute, habt doch endlich ein Einsehen u. lasst uns incl. Maddie hier nicht geistig erfrieren!
> Und nun – nun taucht fern am Horizont ein ungeahnter Hoffnungsstern auf – dass es einen Menschen gibt, der Henk + mir nach Dornach verhelfen will v. 7.–14. Sept. – und nun haben wir noch nicht mal den Osterkurs gelesen. Bitte, bitte schickt ihn doch kauf-abzahlungs-leih-borgweise oder sonst wie, aber schickt ihn!
> Und dann – wo muss man um Obdach für uns Beide fragen? Gotthard Michael bleibt unter Großmutters Schutz hier. Für uns 2 Nachtquartier: Sofa, Strohsack oder 1 Bett. An wen muss man sich wenden? (18.8.1924)

Margarethe Bockholt leitete diesen Brief Erna van Deventers an Ita Wegman in England weiter – Ita Wegmans mit Rudolf Steiner abgesprochene Antwort an Bockholt aber war schroff und wies nicht nur das artikulierte finanzielle Ansinnen Erna van Deventers zurück, sondern ihre gesamte Kursteilnahme. Der «Pastoralmedizinische Kurs» war für die Priesterschaft der Christengemeinschaft sowie für jene Ärzte und Medizinstudenten ausgeschrieben worden, die Mitglied der Dornacher Hochschule waren; er war nur sehr bedingt eine weitere Veranstaltung für die Gruppe der «jungen Mediziner» und sollte ganz offensichtlich etwas zur Entscheidung bringen, was sich innerhalb der Medizinerreihen notwendig vollziehen musste. Ita Wegman ordnete gegenüber Margarethe Bockholt daher an, Erna van Deventer, Maria Hachez und den Jenaer Pädagogen brieflich deutlich zu machen, dass keine Kursteilnahme für sie möglich sei – und schrieb hierzu:

> Den Brief von Frau v. Deventer habe ich gelesen, und der Dr. las ihn und fand ihn frech. An dem Kursus für Pastoralmedizin dürfen nur Theologen und Mediziner teilnehmen, mit einigen Ausnahmen von Lehrern der Waldorfschule, die von Dr. bestimmt werden. Weder die Hachez, noch Frau v. Deventer, auch nicht die Jenaer Pädagogen können diesmal mitmachen. Sie können dies der Frau v. Deventer schreiben. Es tut mir leid, aber es müssen klare Verhältnisse kommen. Sie können Frau v. Deventer auch schreiben, dass die Section nicht nur Ausgaben haben kann, sondern auch Einnahmen [haben muss]. Ohne die Einnahmen ist es uns nicht möglich, die Kurse tippen zu lassen. Wir haben nur eine kleine Anzahl von Exemplaren. Es werden noch viele Schwierigkeiten entstehen! (24.8.1924)

Vier Tage nach Erna van Deventer – wenn auch in einem ganz anderen, bescheidenen und bedachten Ton – hatte auch Maria Hachez bei Margarethe Bockholt bezüglich der Kursteilnahme angefragt; Hachez hatte im Unterschied zu Erna van Deventer die offizielle Kursankündigung in der Wochenschrift «Das Goetheanum» vom 10. August mit der dort klar formulierten Einschränkung der Teilnahmemöglichkeit studiert *(«Zu demselben sind alle praktizierenden Ärzte und alle, die ein Medizinstudium betreiben, das zur ärztlichen Praxis führt, eingeladen, wenn sie Mitglieder der Anthroposophischen Gesellschaft und der ersten Klasse der Freien Hochschule für Geisteswissenschaft sind [damit sind die betreffenden auch Mitglieder der medizinischen Sektion am Goetheanum]»[45])* und Zweifel an ihrer eigenen Zugangsberechtigung bekommen, sich offensichtlich auch diesbezüglich bereits einmal fragend an Margarethe Bockholt gewandt. Am 22. August schrieb sie dann erneut in einem längeren Brief:

> Dann möchte ich Sie fragen, ob Sie schon Frau Dr. Wegman wegen meiner eventl. Teilnahme am Kurs geschrieben haben. Ich musste dazu denken, ob nicht vielleicht doch dieser Unterschied dabei wesentlich ist, wie ich bisher stand, schwankend zwischen Arbeit an den Pflanzen,

Heilmittelherstellung, Medizinischem, eigentlich nichts ganz, und jetzt, wo sich mir der Weg, zu einer medizinischen Betätigung zu kommen, scheinbar immer mehr öffnet, und ich gewillt bin, ihn zu gehen. Sie werden ja wohl die Intentionen des Kurs[es] mehr durchschauen können und mir raten, ob es gut sein mag, aus meiner gegenwärtigen Lage Frau Dr. Wegman nochmals darüber zu fragen. Wäre Ihnen sehr sehr dankbar, wenn Sie mir eine baldige Antwort geben könnten.

Die eng mit Helene von Grunelius befreundete Maria Hachez war von Kurt Magerstädt und Heinrich Hardt eingeladen worden, in einem Krankenhaus für Naturheilkunde in Jena künftig mit ihnen zusammenzuarbeiten, vordringlich auf pflegerischem Gebiet; sie überlegte, diesen Schritt trotz ihrer botanischen Ausbildung auch tatsächlich zu vollziehen, um dem therapeutischen Prozess und damit dem Umgang mit den kranken Menschen näher treten zu können. Obwohl auch sie nach Rudolf Steiners klarer Entscheidung schließlich nicht am «Pastoralmedizinischen Kurs» teilnehmen konnte und sich unmittelbar in die über Margarethe Bockholt vermittelten Worte fügte, bat sie Rudolf Steiner am 31. August um einen weiteren Rat für ihren beruflichen Werdegang.[46] Erna van Deventer dagegen fiel es ausgesprochen schwer, die für sie selbst vollständig unverständliche *«Ausschließung»* zu akzeptieren; sie wandte sich daher am 30. August erneut aus Utrecht mit einem längeren, jedoch bezüglich der Kursteilnahme ebenso erfolglosen Brief nach Dornach, in dem es hieß:

Verehrter Herr Dr. Steiner,
Verehrte Frau Dr. Wegman.

Da ich in Ihnen und in Frau Dr. Wegman die Vertreter der geistigen Welt sehe, die uns den Weg zu einer für unsere Zeit notwendigen, durchchristeten Heilkunst weisen u. gehen lehren, drängt es mich, Sie um Rat und Antwort zu bitten für folgende Schicksalsfrage, die mir jetzt das Leben bringt.
Seit Jahren lebt in mir der Wunsch, im Sinne unserer anthroposophischen Heilkunst mithelfen zu dürfen. Durch die Eurythmie war dieser Wunsch in mir erwacht, den kranken Menschen zu helfen u. zu heilen. Die Zeit kam, die uns die Heil-Eurythmie brachte, zu gleicher Zeit die Zusammenarbeit mit meinem Mann; u. ich glaube, dass ich durch das Zusammenarbeiten mit ihm, zu ärztlicher «praktischer» Arbeit käme,

besonders natürlich in der Heil-Eurythmie. Wir versuchten uns in diesen Jahren vorzubereiten für unsere spätere Tätigkeit; und da ich in diesen Jahren sehr viel mit kranken Menschen zu tun hatte, denen ich Heil-Eurh. zu geben hatte, spürte ich mehr u. mehr die Notwendigkeit einer «Schulung für den Beruf eines ärztlich praktisch helfenden Menschen». Vor 1 ½ Jahren erhielten wir von Dr. Steiner die Meditation: «Wie finde ich das Gute?» u. daneben Anweisungen zum Erkennen des Menschenwesens, des Kranken. Ich durfte am medizinischen Kurs zu Weihnachten teilnehmen u. glaubte, aus Frau Dr. Wegman's Worten entnehmen zu dürfen, dass ich zur Medizin. Sektion gehöre. Seit Weihnachten versuche ich, mit den im Kurs uns gegebenen u. der vor 1 ½ Jahr[en] gegebenen Meditation zu leben, so, dass sie zur Lebensnotwendigkeit werden. Ich glaube, wenn ich das, was ich an äußerem Wissen «nachlernen» kann, nicht von den durch Herrn Doctor gegebenen Meditationen u. dem Lehrgut der Medizinischen Kurse befruchten lasse, ich nie dazu käme, ein im ganzen Menschen, im Wollen, Fühlen u. Denken durchchristetes Heilen zu erwerben.
Wenn ich mit Patienten arbeite, glaube ich, dass ich einerseits ganz klar <u>wissen</u> muss, was vorliegt, u. dass dann, wenn ich mich dann in den Kranken einfühlen kann, mir aus den geistigen Welten der Weg zum Heilmittel gewiesen werden kann, vielleicht später ich ihn selbst finden kann. Doch scheint mir notwendig, dass hinter dem sich einfühlen können, ein Wissen stehen muss, wie Herr Dr. Steiner es uns in Kursen u. Übungen gibt vom Menschen, von der Welt u. vom Wesen des Christus Jesus.
So glaubte ich mich vorbereiten zu dürfen für eine Zusammenarbeit mit meinem Mann.
Und je mehr je länger fühle ich diese Arbeit als das, was meinem Leben den Wert gibt, womit ich unserer Bewegung dienen möchte. –
Aus dieser Stimmung meldete ich mich für den September an. Dr. Bockholt antwortet: «Nun ist es ja so, wie Sie aus dem Mitteilungsblatt wissen, dass an diesem Kurs nur Mediziner u. Theologen zugelassen werden u. davon auch eben leider die aus unserem Kreise betroffen sind, die nicht Mediziner sind. Frau Dr. (Wegman) schreibt selbst, dass es ihr leid tut, einmal so ganz streng sein zu müssen, aber es sei notwendig.» Zu diesen «Betroffenen» gehöre hiernach auch ich.
Nach der Ankündigung im «Goetheanum» Nr. 31 der Mediz. Section glaubte ich zu denen zu gehören, die «ein Studium treiben, das zur ärztlichen Praxis führt». Zwar werde ich durch meine Vorbildung u. mein Schicksal wohl nie dazu kommen, ein selbständiger, offizieller Arzt zu werden. Aber ich glaubte, [dass] Heil-Eurh. u. mein sonstiges Helfen «ärztlich praktische Arbeit» werden kann, wenn es mit meinem Mann zusammen geschieht.

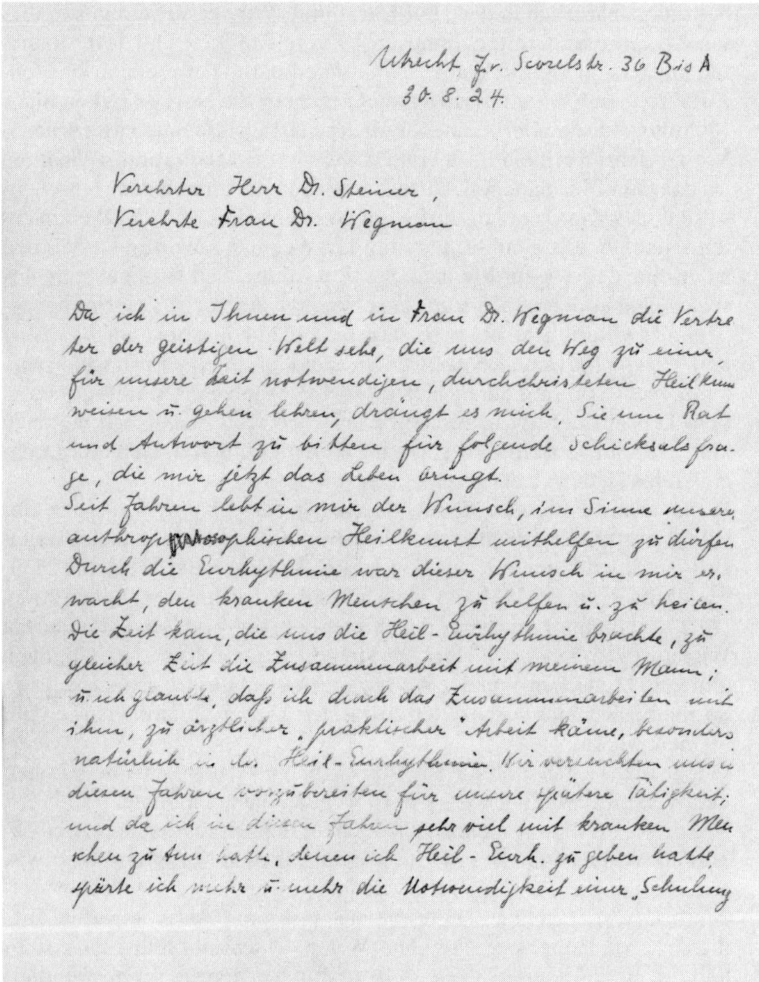

Utrecht Fr. Scorelstr. 36 Bis A
30. 8. 24.

Verehrter Herr Dr. Steiner,
Verehrte Frau Dr. Wegman

Da ich in Ihnen und in Frau Dr. Wegman die Vertreter der geistigen Welt sehe, die uns den Weg zu einer, für unsere Zeit notwendigen, durchchristeten Heilkunst weisen u. gehen lehren, drängt es mich, Sie um Rat und Antwort zu bitten für folgende Schicksalsfrage, die mir jetzt das Leben bringt.
Seit Jahren lebt in mir der Wunsch, im Sinne unserer anthroposophischen Heilkunst mithelfen zu dürfen. Durch die Eurhythmie war dieser Wunsch in mir erwacht, den kranken Menschen zu helfen u. zu heilen. Die Zeit kam, die uns die Heil-Eurhythmie brachte, zu gleicher Zeit die Zusammenarbeit mit meinem Mann; u. ich glaubte, daß ich durch das Zusammenarbeiten mit ihm, zu ärztlicher, praktischer Arbeit käme, besonders natürlich in der Heil-Eurhythmie. Wir versuchten uns in diesen Jahren vorzubereiten für unsere spätere Tätigkeit, und da ich in diesen Jahren sehr viel mit kranken Menschen zu tun hatte, denen ich Heil-Eurh. zu geben hatte, spürte ich mehr u. mehr die Notwendigkeit einer Schulung

Brief von Erna van Deventer-Wolfram an Rudolf Steiner und Ita Wegman.
Utrecht, 30.8.1924, Seite 1

für den Beruf eines ärztlich praktisch helfenden Menschen. Vor 1½ Jahren erhielten wir von Herrn Dr. Steiner die Meditation: „Wie finde ich das Gute?" u. daneben Anweisungen zum Erkennen des Menschenwesens, des Kranken. Ich durfte am medizinischen Kurs zu Weihnachten teilnehmen u. glaubte, aus Frau Dr. Wegman's Worten entnehmen zu dürfen, daß ich zur Medizin. Section gehöre. Seit Weihnachten versuche ich, mit den im Kurs uns gegebenen u. der vor 1½ Jahr gegebenen Meditation zu leben, so, daß sie zur Lebensnotwendigkeit werden. Ich glaube, wenn ich das, was ich an äußerem Wissen „nachlernen" kann, nicht von den durch Herrn Doktor gegebenen Meditationen u. dem Lehrgut der medizinischen Kurse befruchten lasse, ich nie dazu käme, ein im ganzen Menschen, im Wollen, Fühlen u. Denken durchchristetes Heilen zu erwerben.

Wenn ich mit Patienten arbeite, glaube ich, daß ich einerseits ganz klar *wissen* muß, was vorliegt, u. daß dann, wenn ich mich dann in den Kranken einfühlen kann, mir aus den geistigen Welten der Weg zum Heilmittel gewiesen werden kann, vielleicht später ich ihn selbst finden kann. Doch scheint mir notwendig, daß hinter dem sich einfühlen Können, ein Wissen stehen muß, wie Herr Dr. Steiner es uns in Kursen u. Übungen gibt vom Menschen, von der Welt u. vom Wesen des Christus Jesus.

So glaubte ich mich vorbereiten zu dürfen für eine Zusammenarbeit mit meinem Mann.

Und je mehr, je länger fühle ich diese Arbeit als das

Brief von Erna van Deventer-Wolfram an Rudolf Steiner und Ita Wegman. Utrecht, 30.8.1924, Seite 2

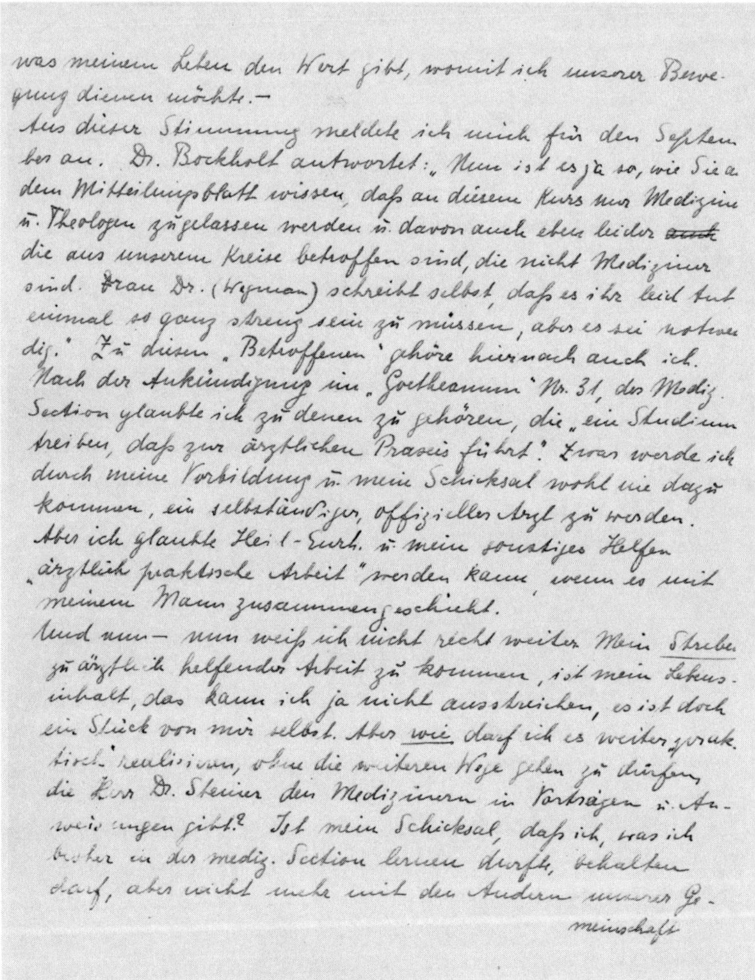

was meinem Leben den Wert gibt, womit ich unserer Bewegung dienen möchte.–
Aus dieser Stimmung meldete ich mich für den September an. Dr. Bockholt antwortet: „Nun ist es ja so, wie Sie a. dem Mitteilungsblatt wissen, daß an diesem Kurs nur Medizinr u. Theologen zugelassen werden u. davon auch eben leider ~~auch~~ die aus unserem Kreise betroffen sind, die nicht Mediziner sind. Frau Dr. (Wegman) schreibt selbst, daß es ihr leid tut einmal so ganz streng sein zu müssen, aber es sei notwendig." Zu diesen „Betroffenen" gehöre hiernach auch ich.
Nach der Ankündigung im „Goetheanum" Nr. 31, der Mediz. Section glaube ich zu denen zu gehören, die „ein Studium treiben, daß zur ärztlichen Praxis führt." Zwar werde ich durch meine Vorbildung u. mein Schicksal wohl nie dazu kommen, ein selbständiger, offizieller Arzt zu werden. Aber ich glaube Heil-Eurh. u. mein sonstiges Helfen „ärztlich praktische Arbeit" werden kann, wenn es mit meinem Mann zusammengeschieht.
Und nun – nun weiß ich nicht recht weiter. Mein Streben zu ärztlich helfender Arbeit zu kommen, ist mein Lebensinhalt, das kann ich ja nicht ausstreichen, es ist doch ein Stück von mir selbst. Aber wie darf ich es weiter praktisch realisieren, ohne die weiteren Wege gehen zu dürfen, die Herr Dr. Steiner den Medizinern in Vorträgen u. Anweisungen gibt? Ist mein Schicksal, daß ich, was ich bisher in der mediz. Section lernen durfte, behalten darf, aber nicht mehr mit den Andern unserer Gemeinschaft

Brief von Erna van Deventer-Wolfram an Rudolf Steiner und Ita Wegman.
Utrecht, 30.8.1924, Seite 3

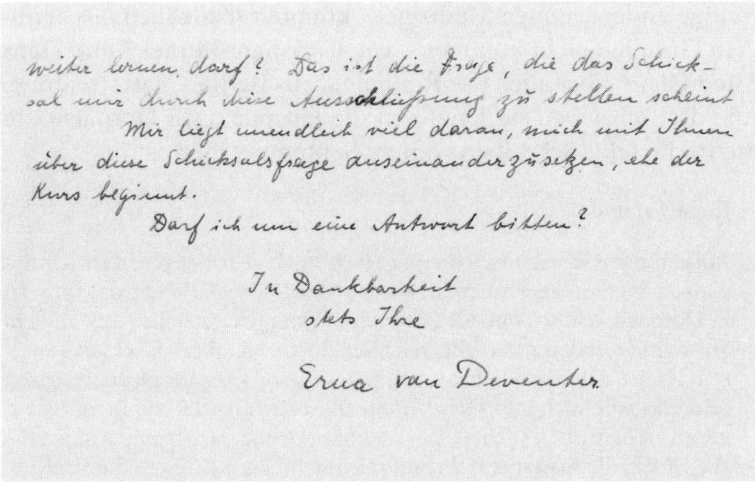
weiter lernen darf? Das ist die Frage, die das Schick-
sal mir durch diese Ausschließung zu stellen scheint
Mir liegt unendlich viel daran, mich mit Ihnen
über diese Schicksalsfrage auseinanderzusetzen, ehe der
Kurs beginnt.
Darf ich um eine Antwort bitten?
In Dankbarkeit
stets Ihre
Erna van Deventer

Brief von Erna van Deventer-Wolfram an Rudolf Steiner und Ita Wegman. Utrecht, 30.8.1924, Seite 4

Und nun – nun weiß ich nicht recht weiter. Mein Streben, zu ärztlich helfender Arbeit zu kommen, ist mein Lebensinhalt, das kann ich ja nicht ausstreichen, es ist doch ein Stück von mir selbst. Aber wie darf ich es weiter «praktisch» realisieren, ohne die weiteren Wege gehen zu dürfen, die Herr Dr. Steiner den Medizinern in Vorträgen u. Anweisungen gibt? Ist mein Schicksal, dass ich, was ich bisher in der mediz. Section lernen durfte, behalten darf, aber nicht mehr mit den Anderen unserer Gemeinschaft weiter lernen darf? Das ist die Frage, die das Schicksal mir durch diese Ausschließung zu stellen scheint.
Mir liegt unendlich viel daran, mich mit Ihnen über diese Schicksalsfrage auseinanderzusetzen, ehe der Kurs beginnt.

Darf ich um eine Antwort bitten?

In Dankbarkeit
stets Ihre
Erna van Deventer

*

Wenige andere «junge Mediziner» konnten schließlich aus zeitlichen Gründen nicht kommen – wie Christian Büttner[47] und Hans Altemüller[48], aber auch Ilse Rennefeld aus Berlin-Charlottenburg. Alle drei schrieben sie Briefe an die Gruppe nach Dornach – in Ilse Rennefelds Schreiben vom 12. September hieß es:

Liebe Freunde!

Mit ein paar Worten möchte ich Euch doch selbst sagen, dass ich mit ganzem Herzen und voller Seele das große heilige Erleben, das Ihr jetzt in Dornach erfahrt, mitzuleben suche. Wenn ich auch dieses Mal nicht anwesend sein kann, so fühle ich mich doch ganz als zu Euch und unserem Kreise gehörig. Michaels Schüler sein und ganz für Dornach bereit sein, das will auch ich! Dieses hohe Ziel ehrfürchtig und demütig zugleich zu erstreben suchen, das sei unser Leben. Und willig will ich die Aufgaben, die man uns stellt, auf mich nehmen. In diesem Sinne ergibt sich mir auch als Antwort auf die Frage, wie wir uns die Welt im Jahre 1935 auf dem Gebiete unseres Berufes vorstellen: Mögen wir, die wir als Ärzte tätig sein dürfen, bis dahin durch all das was uns aus Dornach gespendet wird, vom rechten Heilerwillen erfüllt sein, dass wir die Kraft des Heilands in uns wirken fühlen und so den Menschen helfen dürfen.

In Treue verbunden
mit herzlichem Gruße!

Ilse Rennefeld

*

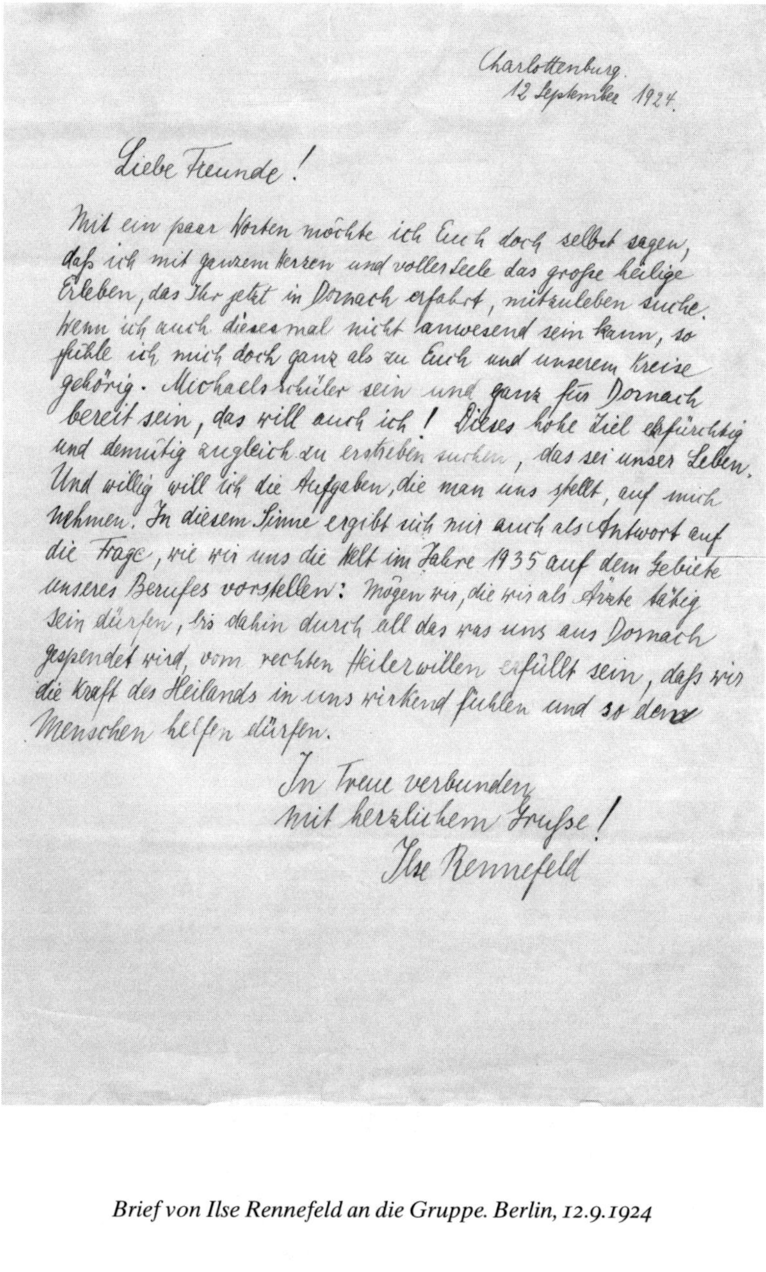

Charlottenburg.
12 September 1924.

Liebe Freunde!

Mit ein paar Worten möchte ich Euch doch selbst sagen, daß ich mit ganzem Herzen und voller Seele das große heilige Erleben, das Ihr jetzt in Dornach erfahrt, mitzuleben suche. Wenn ich auch diesesmal nicht anwesend sein kann, so fühle ich mich doch ganz als zu Euch und unserem Kreise gehörig. Michaelsschüler sein und ganz für Dornach bereit sein, das will auch ich! Dieses hohe Ziel ehrfürchtig und demütig zugleich zu erstreben suchen, das sei unser Leben. Und willig will ich die Aufgaben, die man uns stellt, auf mich nehmen. In diesem Sinne ergibt sich mir auch als Antwort auf die Frage, wie wir uns die Welt im Jahre 1935 auf dem Gebiete unseres Berufes vorstellen: Mögen wir, die wir als Ärzte tätig sein dürfen, bis dahin durch all das was uns aus Dornach gespendet wird, vom rechten Heilerwillen erfüllt sein, daß wir die Kraft des Heilands in uns wirkend fühlen und so den Menschen helfen dürfen.

In Treue verbunden
mit herzlichem Gruße!
Ilse Rennefeld

Brief von Ilse Rennefeld an die Gruppe. Berlin, 12.9.1924

3.
Bis zum Tod Rudolf Steiners

(Oktober 1924 – März 1925)

Nun noch eines. Wir hörten, Herr Doktor hätte wegen Unwohlseins einen Vortrag absagen lassen. Bitte schreiben Sie oder lassen Sie für Engel und mich Genaueres schreiben. Wir sind sehr in Sorge nach diesen ungeheuren, aber auch ungeheuer mitnehmenden Tagen.

Gerhard Suchantke, 30.9.1924

Am frühen Abend des 18. September, wohl gegen 18 Uhr, sprach Rudolf Steiner am Ende des «Pastoralmedizinischen Kurses» zu den anthroposophischen Ärzten über die spirituelle Frage einer ärztlichen Gemeinschaftsbildung. Steiner hatte die Ärzte gebeten, nach Abschluss des elften und letzten Vortrags seines (am 10. September begonnenen) Kurses noch kurz in der Schreinerei zu bleiben – nicht, um weitere Ausführungen anzuschließen, sondern vielmehr, um ihnen eine Mitteilung zu machen. Im Sinne des Januar- und Osterkurses für die «jungen Mediziner» betonte Rudolf Steiner erneut die Notwendigkeit und Möglichkeit eines geistigen Zusammenschlusses – und sagte dabei erläuternd und weiterführend:

> Diese Gemeinschaft muss in den Herzen derjenigen, die sich ehrlich anschließen wollen an die Heilpraktik des Goetheanums, ausgeübt werden. Sie muss im Grunde genommen viel innerlicher sein, als der Zusammenhalt in der Priesterschaft ist. Sie muss mit einem ganz bestimmten Bewusstsein diejenigen, die da im Sinne der Anthroposophie als Ärzte wirken wollen, verbinden mit dem Quell dieser Wirksamkeit hier am Goetheanum. Zu erstreben einen solchen Quell der Wirksamkeit hier am Goetheanum für das Medizinische, das ist das Sinnen und Trachten der Zusammenarbeit von Frau Dr. Wegman und mir. Und nur in dem Sichanschließen an dasjenige, was hier Quell sein soll, nur in dem Bewusstsein der Zusammengehörigkeit kann eigentlich der Sinn dessen liegen, was Heiler mitnehmen aus dem Medizinischen Kurs an der Medizinischen Sektion am Goetheanum: Reales Zusammengehörigkeitsgefühl mit demjenigen, was von dem angedeuteten Zentrum ausgehen soll. Und so darf ich wohl am Schluss gerade zu Euch, meine lieben Freunde, sagen: Suchet den Weg, der in diesem Sinne den Zusam-

menschluss der praktischen Ärzteschaft darstellt. Suchet den Weg zu diesem Zusammenschluss, Ihr werdet ihn finden. Und es wird unsere Sorge am Goetheanum sein, dass Ihr ihn findet.
Dass damit ein erster Schritt getan werde, ist von Frau Dr. Wegman und mir Veranlassung genommen worden, zunächst einen ersten esoterischen Impuls dadurch zu geben, dass ein durchaus erweiterbarer esoterischer Kern geschaffen worden ist, der, wie gesagt, durchaus erweiterbar ist, der aber aus guten Gründen zunächst nur aus einer Anzahl von praktischen Ärzten besteht, welche ihrerseits jene Angelobung geleistet haben, die für das esoterisch-medizinische Wirken notwendig ist. Dieser Kreis besteht aus den praktischen Ärzten: Dr. Walter, Dr. Bockholt, Dr. Zeylmans, Dr. Glas, Dr. Schickler, Dr. Knauer, Dr. Kolisko. Zwei andere Persönlichkeiten [Dr. Thylmann und Dr. M. Glas] sind noch in Aussicht genommen, die sind jetzt nicht hier. – Da aber der Zusammenschluss real erfolgen sollte, nicht bloß durch Ernennung, so konnte zunächst dieser Zusammenschluss nur innerhalb dieser sieben Persönlichkeiten geschehen, die sich mit all ihrem menschlichen Tun in den Dienst der von hier in der Zukunft ausgehenden medizinischen Ideen stellen werden und die damit die Einleitung geben zu jener esoterisch-medizinischen Strömung, die allmählich vom Goetheanum ausgehen soll.[49]

Wie bereits in der Monographie über Helene von Grunelius angedeutet wurde, sind die Vorgänge der ersten Septemberwochen, die zur Bildung des von Steiner genannten «esoterischen Kernes der Medizinischen Sektion» und zur gültigen «Angelobung» (und damit Aufnahme) in seinem Atelier – unter Sprechen einer mantrischen Formel – geführt hatten, dokumentarisch nicht bekannt.[50] Alle sieben bzw. neun zu dem Kreis gehörenden Ärzte (Viktor Thylmann und Maria Glas waren aufgrund ärztlicher Notwendigkeiten zum Zeitpunkt der Angelobung nicht mehr in Dornach[51]) aber stammten aus dem Kreis der «jungen Mediziner». Sie hatten sich Ita Wegman und Rudolf Steiner zur Verfügung gestellt[52] und wollten im Sinne des Briefes von Norbert Glas an Margarethe Bockholt vom 20. August aus der «Kraft» einer kleineren Gemeinschaft etwas Impulsives, geistig Reales und Vorbildgebendes für den «Gesamt-Kreis» leisten, auch wenn die Kriterien der Auswahl und die Weise des Zusammenschlusses ganz offensichtlich sehr von den von Glas vier Wochen zuvor vorgeschlagenen Wegen abwichen. Eine möglicherweise nähere Erwähnung dieser – ganz offensichtlich mühsamen und komplizierten – Vorgänge findet sich in einem rückblickenden (und kritischen) Brief von Norbert Glas an Margarethe Bockholt, in dem es hieß:

> Ich denke an jenen Samstag-Abend, wo wir neuerdings dazukamen, den «Kreis» zu bilden. Wir fühlten doch zuerst, es stimme nicht ganz – und doch kam es dann, eigentlich durch einen Temperamentsausbruch, zum Zusammenschluss. Und ich empfinde es heute noch als peinlich, dass damals z. B. der Rosenkreuzerspruch – also etwas real Okkultes – gewirkt hat. Worauf ich Sie nun speziell aufmerksam machen will, ist: man soll bei derartig ernsten Anlässen nie die Menschen mitreißen wollen. Es ist ja sehr verlockend, wenn man solch eine schöne Begeisterung in sich trägt, dies weiter zu tragen – aber es wirkt [legt] bei den Menschen, die diese ehrliche Begeisterung noch nicht teilen können, die große Verführung zur Selbsttäuschung sehr nahe.[53] (o. D.)

Im übrigen aber zeigt die erhaltene Korrespondenz der «jungen Mediziner» auf, dass sich die nicht in den «esoterischen Kern» aufgenommenen Mitglieder der Gesamtgruppe keinesfalls mehrheitlich ausgeschlossen fühlten oder gar getroffen zurückzogen. So sandte Gerhard Suchantke bald nach seiner Wiederankunft in Breslau den folgenden Brief nach Arlesheim:

> Breslau, den 30. September 1924
>
> Liebes Fräulein Dr. Bockholt,
>
> Ehe ich morgen in die Klinik zum Famulieren gehe, möchte ich noch Ihnen schreiben; denn dann habe ich noch weniger Zeit als jetzt schon. Wenn ich auf den Dornacher Aufenthalt zurücksehe, so muss ich sagen, dass es dieses Mal wirklich jeden Tag hieß, sich in ein neues Bewusstsein hinein zu metamorphosieren. Ich war ja nie für Kreis-Clique. Unseren Entschluss hatten wir an jenem Mittwoch gefasst. Dass nun Herr Doktor diese sieben Persönlichkeiten bestimmte, war ja eine letzte schöne Entwicklungsstufe. Ich sah ja jeden von Ihnen, wie ich nach Dornach kam neu, nun wurde es klarer und ich freue mich, dass ich Sie alle so von Herzen lieb habe in Ihren Aufgaben.
>
> Hier habe ich mit dem Meditieren begonnen. Sogleich nahm ich mir den lange ersehnten Haager Zyklus von 1913 über «Die Bedeutung der okkulten Entwicklung des Menschen für das Ich und seine Hüllen» vor.

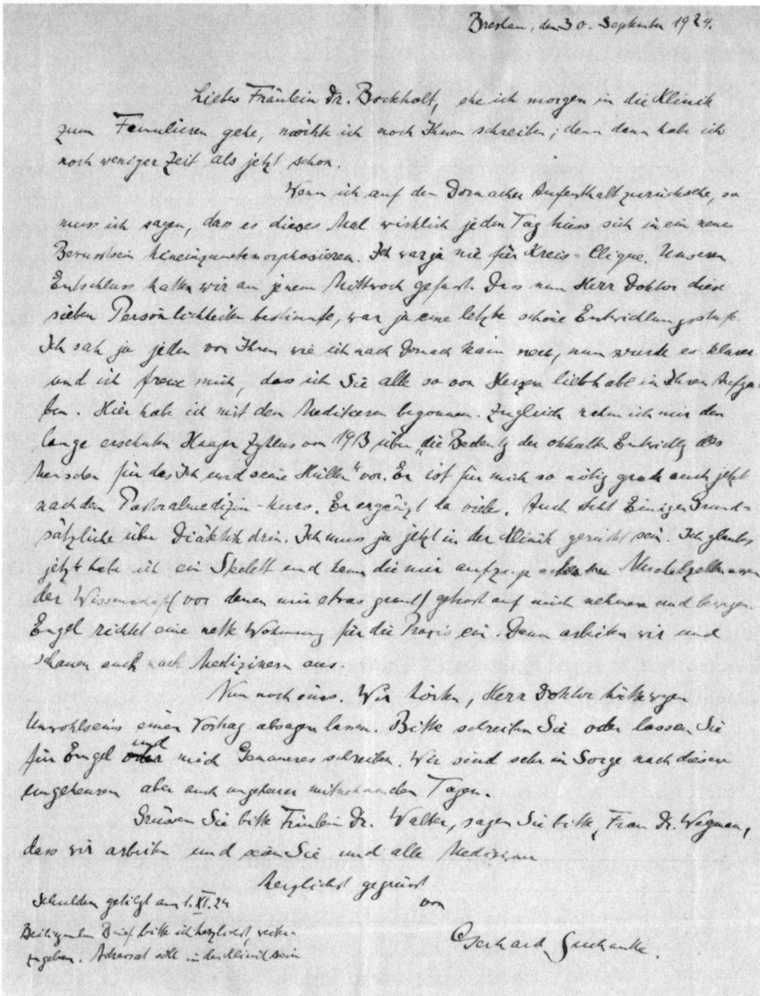

Breslau, den 30. September 1924.

Liebes Fräulein Dr. Bockholt, ehe ich morgen in die Klinik zum Famulieren gehe, möchte ich noch Ihnen schreiben; denn dann habe ich noch weniger Zeit als jetzt schon.

Wenn ich auf den Dornacher Aufenthalt zurückschaue, so muss ich sagen, dass es dieses Mal wirklich jeden Tag hiess sich in ein neues Bewusstsein hineinzuexplodieren. Ich sage ja nie für Kreis-Clique. Unseren Entschluss hatten wir an jenem Mittwoch gefasst. Dass nun Herr Doktor diese sieben Persönlichkeiten bestimmte, war ja eine letzte schöne Entwicklungsstufe. Ich sah ja jetzt vor Ihnen wie ich nach Dornach kam noch, nun wurde es klarer und ich freue mich, dass ich Sie alle so von Herzen liebhabe in Ihren Aufgaben. Hier habe ich mit den Meditationen begonnen. Zugleich nehme ich mir den lange ersehnten Haager Zyklus von 1913 über „die Bedeutung der okkulten Entwicklung des Menschen für das Ich und seine Hüllen" vor. Er ist für mich so nötig gerade auch jetzt nach dem Pastoralmedizin-Kurs. Er ergänzt ja viele. Auch steht Einiges Grundsätzliche über Diätetik drin. Ich muss ja jetzt in der Klinik gerüstet sein. Ich glaube jetzt habe ich ein Skelett und kann die mir aufgezeigten schädlichen Modellgestaltungen der Wissenschaft, vor denen mir etwas gegraut hat, auf mich nehmen und [illegible]. Engel richtet eine nette Wohnung für die Praxis ein. Dann arbeiten wir und schauen auch nach Medizinern aus.

Nun noch eins. Wir hörten, Herr Doktor hätte wegen Unwohlseins einen Vortrag absagen lassen. Bitte schreiben Sie oder lassen Sie für Engel ~~oder~~ und mich Genaueres schreiben. Wir sind sehr in Sorge nach diesen ungeheuren aber auch ungeheuer mitnehmenden Tagen.

Grüssen Sie bitte Fräulein Dr. Walter, sagen Sie bitte, Frau Dr. Wegman, dass wir arbeiten und grüssen Sie und alle Mediziner

herzlichst gegrüsst von

Gerhard Suchantke.

Schulden getilgt am 1. XI. 24

Beiliegenden Brief bitte ich herzlichst weiterzugeben. Adresse soll in der Klinik sein

Brief von Gerhard Suchantke an Margarethe Bockholt. Breslau, 30.9.1924

Er ist für mich so nötig gerade auch jetzt nach dem Pastoralmedizin-Kurs. Er ergänzt da vieles. Auch steht einiges Grundsätzliche über Diätetik drin. Ich muss ja jetzt in der Klinik gerüstet sein. Ich glaube, jetzt habe ich ein Skelett und kann die mir aufzupackenden Muskelzellmassen der Wissenschaft (vor denen mir etwas graut) getrost auf mich nehmen und bewegen. Engel richtet eine nette Wohnung für die Praxis ein. Dann arbeiten wir und schauen auch nach Medizinern aus. Nun noch eines. Wir hörten, Herr Doktor hätte wegen Unwohlseins einen Vortrag absagen lassen. Bitte schreiben Sie oder lassen Sie für Engel und mich Genaueres schreiben. Wir sind sehr in Sorge nach diesen ungeheuren, aber auch ungeheuer mitnehmenden Tagen.[54]
Grüßen Sie bitte Fräulein Dr. Walter, sagen Sie bitte Frau Dr. Wegman, dass wir arbeiten und seien Sie und alle Mediziner herzlichst gegrüßt

von Gerhard Suchantke

Auch Grete Crome schrieb vom Schliersee Anfang Oktober an Margarethe Bockholt:

So überraschend die Entwicklung der Dinge ist, so kann ich sie nur als tief weisheitsvoll empfinden. Ich ersehne mir als Zukunftsglück die Aufnahme in das «Herz» der medizinischen Sektion, ich weiß aber aus mancher schweren Selbsterkenntnis auch grade der letzten Wochen, dass ich dessen noch nicht würdig bin. Ich will es zu werden suchen. [...]
Ich danke Ihnen, dass Sie da sind und solch Lichtpunkt in unserem Kreis sind. (11.10.1924)

Und in einem Brief von Trude Förstner hieß es zwölf Tage später, am 23. Oktober, erneut an Margarethe Bockholt:

Lieb gewonnen hab ich Sie zuerst durch die Eurythmie und – während ich dann doch manche Schwankungen durchmachen musste – in ganz erneutem Lichte sah ich Sie dann im September. Das war das Entscheidende, ich glaube für jeden von uns ist in dem Entscheidungsmonat damals etwas Gutes von Ihnen ausgegangen. Wenn ich jeden Morgen an alle aus dem Kreis denke – sie gewissermaßen begrüße wie täglich das im September war – und zuerst an die 7 und von denen zuerst an Sie, so ist es mir immer ein schöner Anfang.

Nach dem Erhalt der Nachschriften des «Pastoralmedizinischen Kurses» und der abschließenden Ansprache Rudolf Steiners vom 18. September hob schließlich Grete Crome Ende November noch einmal in einem Schreiben nach Arlesheim hervor:

> Mit innerster Herzensteilnahme las ich die Worte, die Dr. Steiner unserm Kreis sagte am Schluss des Kurses. Welche Erlösung bedeuteten sie nach dem Ringen der vorangehenden Tage! (25.11.1924)

Grete Crome hatte den Eindruck, Rudolf Steiner habe sich in seiner Gemeinschaftsansprache (mit der Bekanntgabe des «esoterischen Kernes») nicht an die allgemeine anthroposophische Ärzteschaft, sondern in erster Linie an die versammelten «jungen Mediziner», an *«unseren Kreis»* gewandt; tatsächlich waren seit Anfang September ganz offensichtlich reale Schritte in der von verschiedenen Seiten ab Juli intendierten Gemeinschaftsbildung der Gruppe vollzogen worden («Unseren Entschluss hatten wir an jenem Mittwoch gefasst. Dass nun Herr Doktor diese sieben Persönlichkeiten bestimmte, *war ja eine letzte schöne Entwicklungsstufe.*» Gerhard Suchantke) – Schritte und innere Prozesse, die die Einzelnen auch nach ihrem Weggang von Dornach begleiteten. In einem weiteren, auf die Septembertage zurückblickenden Brief von Werner Gutsch hieß es im Hinblick auf die von Steiner verfassten und trotz seiner Erkrankung fortlaufend publizierten «Leitsätze»:

> Was wir geistig in diesen Wochen von Herrn Dr. erhalten dürfen, findet wärmsten Widerhall und lässt uns immer reiner an jenes «Ich will» denken, das uns jungen Ärzte Anfang September zusammengeschlossen hat in der Erkenntnis der Kraft Michaels, in dem ernstlichen Bestreben, den aufgenommenen Impuls in die Tat umzusetzen. (2.12.1924)

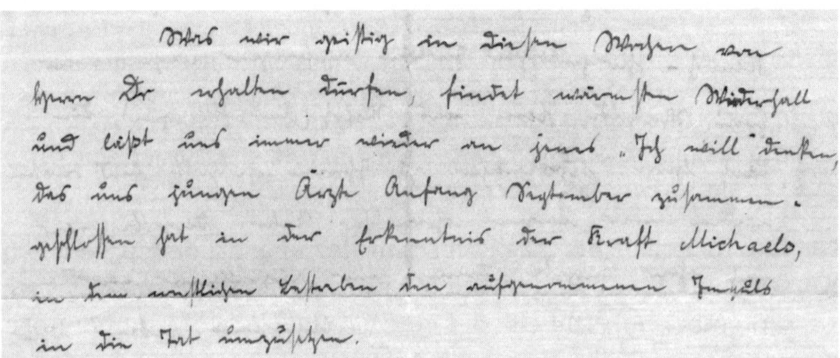
Was wir geistig in diesen Wochen von
Herrn Dr erhalten dürfen, findet wärmsten Widerhall
und läßt uns immer reiner an jenes „Ich will“ denken,
das uns jungen Ärzte Anfang September zusammen-
geschlossen hat in der Erkenntnis der Kraft Michaels,
in dem ernstlichen Bestreben den aufgenommenen Impuls
in die Tat umzusetzen.

Bereits zwei Monate zuvor, am 1. Oktober, war auch Kläre Meumann in Berlin auf das offenbar verbindende und initiativ ergriffene Michaels-Motiv der Septemberzusammenkunft zu sprechen gekommen und hatte an Margarethe Bockholt geschrieben:

> [Die] Bitte um die Nachschrift unseres Kurses ist nicht der eigentliche Grund dieses Briefes, den ich schon seit meiner Rückkehr in mir trage und an dem ich in Gedanken und Gedenken jeden Tag ein Stück geschrieben habe. Die räumliche Trennung von Dornach spüre ich viel weniger – ja bald könnte ich sagen fast gar nicht – als früher, wenn ich von dort schied. Die Arbeit daheim als wahre Fortsetzung des gemeinsam in Dornach Erarbeiteten zu gestalten – das ist es, was ich diesmal so ganz im bewussten Willen trage. Und es ist wundersam – wie all' die lichten Sonnenkräfte, die in uns hineingestrahlt sind, immer mehr zu einem ahnenden Michael-Erleben führen. Michael-Tag alle Tage, ja so muss es werden!

Vieles spricht nach diesen – allerdings lediglich andeutenden – Zeugnissen dafür, dass sich der anwesende Gesamtkreis der «jungen Mediziner» tatsächlich in der ersten Septemberwoche auf eine zuvor nicht gekannte Weise als Gemeinschaft «konstituiert» hatte, aus der initiativen Kraft des von Werner Gutsch erinnerten *«Ich will»* und in der Sphäre eines michaelischen Aufbruchs. Zumindest wahrscheinlich erscheint, dass auch Norbert Glas' Kritik am Vorgehen Margarethe Bockholts sich auf eine Situation und Stimmung im Gesamtkreis bezog, nicht jedoch auf die Bildung der kleineren Gruppe des «esoterischen Kernes» selbst. Nach Gerhard Suchantke ging der Gemeinschafts-«Entschluss» der «Bestimmung» des «esoterischen Kernes» durch Rudolf Steiner zeitlich voraus. Die dem Gemeinschafts-«Entschluss» unmittelbar vorausgehenden Prozesse schien Glas gegenüber Bockholt im Auge zu haben – worauf im übrigen auch Margarethe Bockholts selbstrechtfertigende Antwort an Glas hinweist, in der es am 20. Oktober hieß, dass sie «wirklich nur ein[en] Impuls *der ganzen Menge*» zum Ausdruck gebracht habe.[55]

*

Wie die Briefwechsel der «jungen Mediziner» ab Oktober 1924 erkennen lassen, hatten sich die Ärzte und Medizinstudenten im September «in dem ernstlichen Bestreben, den aufgenommenen Impuls in die Tat umzusetzen» auch ganz offensichtlich zahlreiche konkrete Aktivitäten vorgenommen, die von ihrer Gemeinschaft im Sinne der Medizinischen Sektion am Goetheanum durchgeführt werden und schrittweise zur Verwirklichung gelangen sollten. Bereits im Osterkurs waren die Mediziner von Rudolf Steiner dazu aufgefordert worden, nicht nur an ihrer inneren Entwicklung und an ihrem sozialen Zusammenhalt zu arbeiten, sondern sich darüber hinaus als *«Pioniere»* für ein *«vernünftiges Medizinstudium»* zu empfinden; unzweideutig war, dass Steiner sich von ihnen die Bildung größerer Menschenkreise, aber auch physiologisch-medizinische Ausarbeitungen und eine entsprechend ausstrahlende, gesamtzivilisatorische Wirksamkeit erhofft hatte. Die junge Gruppe der Kurshörer vom Januar und April sollte mit Nachdruck initiativ werden – *«das soll durch Sie angestrebt werden: möglichst ein allgemeines öffentliches Urteil hervorzurufen über das, was da [in der Medizin und im Medizinstudium] vorliegt.»* (22.4.1924[56]) Nach den Klärungs-, Erkenntnis- und Willensprozessen der ersten Septemberhälfte waren viele Mitglieder der Gruppe erstmals in deutlicherer Weise für diese Aufgabe erwacht; sie versuchten nun an ihren jeweiligen Praxis- und Studienorten, weitere Kollegen und Kommilitonen auf die geisteswissenschaftlich erweiterte Medizin aufmerksam zu machen und bereiteten beispielsweise in Berlin Rudolf Steiners geplante Oktoberreise unter den Ärzten gezielt vor («[so] dass unsere weitere Arbeit mehr und mehr sich in die Impulse der Medizinischen Sektion hineinzustellen lernt. – Der feste Wille hierzu klang eigentlich durch jedes Wort in einer schönen Einheit durch, das gestern gesprochen wurde, und dann klang hindurch tiefe Dankbarkeit und Verantwortungsgefühl für die großen, inneren u. äußeren Aufgaben.» Kläre Meumann, 1.10.1924). Auch der im September vielfach besprochene Wunsch, gemeinsam an einem Ort in enger Zusammenarbeit und naher Verbindung zur Medizinischen Sektion tätig zu werden, wurde nunmehr in begrenztem Maße realisiert – Ernst Harmstorf und Richard Schubert wechselten an die Universität Freiburg im Breisgau, so dass sie zusammen mit Trude Förstner und Helma Kahnert sehr häufig nach Arlesheim für eine Gemeinschaftsarbeit mit Margarethe Bockholt und Hilma Walter – sowie weiteren, gerade vor Ort seienden Ärzten – zusammenkommen konnten. In einem Brief Margarethe Bockholts an Madeleine van Deventer vom 20. Oktober hieß es dazu:

> Hier sind wir jetzt eine ganze Ärzte-Versammlung: Noll, Schickler, Helene, van Houten, Harmstorf, Kahnert, Schubert. Wir lesen alle zusammen zwei- bis dreimal die Woche den Weihnachtskurs und kneten [plastizieren] dreimal in der Woche. Besonders das letztere macht uns große Freude. Man spürt da, wie man an das künstlerische Element und an die Beweglichkeit des Ätherleibes wirklich herankommt und ich bin immer besonders froh darüber, dass Helene so intensiv dabei beteiligt ist. Sie ist ungeheuer in diese Arbeit hineingekommen. Helene und ich versuchen außerdem an Hand des 7. Vortrages der Pastoral-Medizin etwas in die Physiologie hineinzukommen, aber da immer wieder einmal die Zeit fehlt, ist es doch noch sehr schwer, es ist auch so sehr noch unbekanntes Land und man muss sich langsam hineintasten.

*

In noch gesteigertem Maße versuchte auch der «esoterische Kern» der sieben Ärzte, den ihm implizit gestellten Aufgaben gerecht zu werden. Worin diese Aufgaben konkret bestanden und welche Methoden ihrer Erfüllung von den Einzelnen und ihrem Zusammenschluss erwartet wurden, war von Rudolf Steiner vor Ausbruch seiner Erkrankung nicht mehr detailliert entwickelt worden und bildete in den Wintermonaten des Jahres 1924/25 den Gegenstand einer gemeinsamen Suche und anfänglichen Willensbildung. Drei Tage nach der Bekanntgabe der Kernbegründung, am 21. September 1924, waren die sieben offenbar zum letzten Mal gemeinsam bei Rudolf Steiner gewesen – «Er war in eine Decke gehüllt und gab uns einen letzten Auftrag» (Zeylmans[57]). Möglicherweise zu diesem Zeitpunkt hatte jeder Einzelne von ihnen eine individuelle biographische Erkenntnisaufgabe erhalten, wie beispielsweise Eugen Kolisko, der sich mit Thomas von Aquin und den Dominikanern auseinandersetzen sollte. Spätestens nach Rudolf Steiners Vortragsworten vom 18. September war den sieben Ärzten deutlich geworden, dass sie eine Vorreiterfunktion für die gesamte Aufgabenstellung der Medizinischen Sektion einnehmen sollten – hatte Rudolf Steiner doch von ihnen als von Persönlichkeiten gesprochen, die *«sich mit all ihrem menschlichen Tun in den Dienst der von hier in der Zukunft ausgehenden medizinischen Ideen stellen werden und die damit die Einleitung geben zu jener esoterisch-medizinischen Strömung, die allmählich vom Goetheanum ausgehen soll»*. Die soziale Problematik ihrer herausgehobenen Position war den einzelnen Ärzten – trotz der positiven Aufnahme durch viele Freunde aus dem «Jungmediziner»-Kreis – dabei von Anfang an klar, zumal sie sich bis dahin keineswegs in einer exponierten Lage befunden hatten, ja überwiegend sehr jung und vielen anthroposophischen Ärzten nahezu gänzlich unbekannt waren. Die Differenz des anthroposophisch-medizinischen Wissens und Könnens zwischen einem Arzt wie Norbert Glas (oder Eberhard Schickler) und einem seit 20 Jahren mit der anthroposophischen Medizin umgehenden Kollegen wie Ludwig Noll war maximal; dennoch versuchten die «Kern»-Mitglieder, einer Verantwortungssituation schrittweise nachzukommen, in die sie sich relativ unvermittelt versetzt sahen, wenn auch aufgrund eines eigenen Erkenntnis- und Willensentschlusses. Sie suchten nach Möglichkeiten der sozialen Balance und Verbindung – in einem seiner ersten Briefe nach seiner Rückkehr nach Wien schrieb Norbert Glas an Margarethe Bockholt:

> Ich will zu unseren Aufgaben etwas sagen: abgesehen davon, dass wir nach außen Menschen gewinnen müssen, erwarten doch sicherlich die Mediziner der ganzen Sektion von uns etwas. Wir sind doch nur sieben resp. neun und zusammen haben wir ja nur mit einem kleinen Teil der Ärzte Kontakt (direkt sinnlich?). Wäre es nicht möglich, dass man z.B. einen Brief an alle Ärzte schickt, dass sie wenn möglich alle zwei bis vier Wochen Berichte schicken über ihre mediz. Arbeit, über Fragen, die auftauchen, Wünsche. Vielleicht kann man die Bitte aussprechen, dass diese Briefe an einen von uns gerichtet werden. Es könnte ja vielleicht auch verteilt werden auf uns, so dass nicht einer alles bekommt,

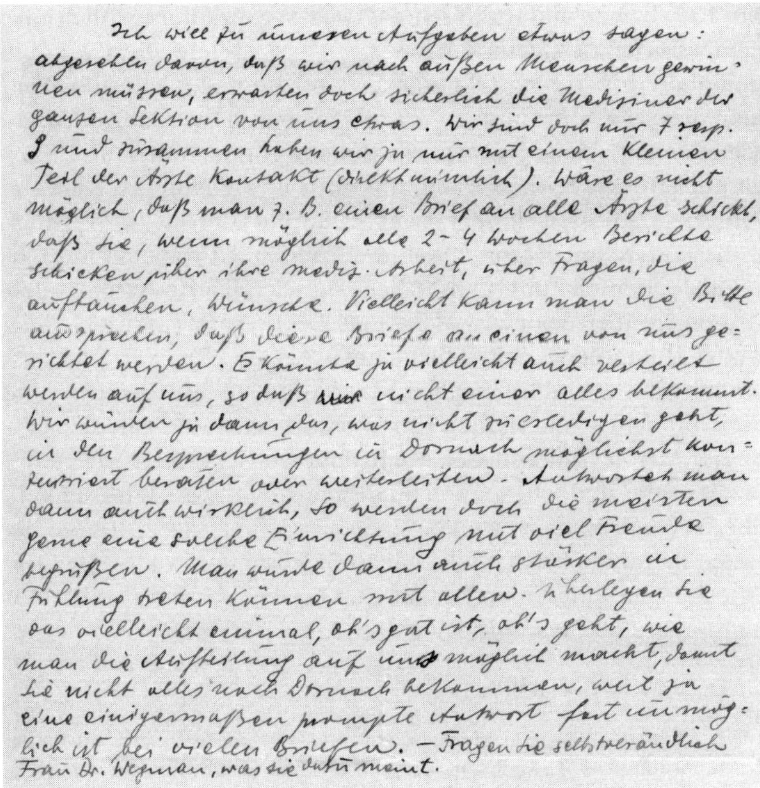
Ich will zu unseren Aufgaben etwas sagen: abgesehen davon, daß wir nach außen Menschen gewinnen müssen, erwarten doch sicherlich die Mediziner der ganzen Sektion von uns etwas. Wir sind doch nur 7 resp. 8 und zusammen haben wir ja nur mit einem kleinen Teil der Ärzte Kontakt (direkt wirklich). Wäre es nicht möglich, daß man z. B. einen Brief an alle Ärzte schickt, daß sie, wenn möglich alle 2–4 Wochen Berichte schicken über ihre mediz. Arbeit, über Fragen, die auftauchen, Wünsche. Vielleicht kann man die Bitte aussprechen, daß diese Briefe an einen von uns gerichtet werden. Es könnte ja vielleicht auch verteilt werden auf uns, so daß nicht einer alles bekommt. Wir würden ja dann das, was nicht zu erledigen geht, in den Besprechungen in Dornach möglichst konzentriert beraten oder weiterleiten. Antwortet man dann auch wirklich, so werden doch die meisten gerne eine solche Einrichtung mit viel Freude begrüßen. Man würde dann auch stärker in Fühlung treten können mit allen. Überlegen Sie das vielleicht einmal, ob's gut ist, ob's geht, wie man die Aufteilung auf uns möglich macht, damit Sie nicht alles nach Dornach bekommen, weil ja eine einigermaßen prompte Antwort fast unmöglich ist bei vielen Briefen. – Fragen Sie selbstverständlich Frau Dr. Wegman, was sie dazu meint.

wir würden ja dann das, was nicht zu erledigen geht, in den Besprechungen in Dornach möglichst konzentriert beraten oder weiterleiten. Antwortet man dann auch wirklich, so werden doch die meisten gerne eine solche Einrichtung mit viel Freude begrüßen. Man würde dann auch stärker in Fühlung treten können mit allen. Überlegen Sie das vielleicht einmal, ob's gut ist, ob's geht, wie man die Aufteilung auf uns möglich macht, damit Sie nicht alles nach Dornach bekommen, weil ja eine einigermaßen prompte Antwort fast unmöglich ist bei vielen Briefen. – Fragen Sie selbstverständlich Frau Dr. Wegman, was sie dazu meint. (o.D.)

Mit Ita Wegman und Rudolf Steiner waren ganz offensichtlich häufigere Treffen des kleinen Kreises in Dornach intendiert worden; nun aber, seit Anfang Oktober, behandelte und pflegte Ita Wegman den schwer erkrankten Rudolf Steiner in der völligen Abgeschiedenheit seines Dornacher Ateliers. Hilma Walter und Margarethe Bockholt, die gemeinsam mit Ludwig Noll die Klinik in Arlesheim führten, hatten zwar weiterhin Zutritt zu Wegman, insbesondere zur Besprechung medizinischer Probleme mit einzelnen Patienten; für grundsätzliche und detaillierte Auseinandersetzungen über das neu geschaffene Sektions-Organ war jedoch weder Raum noch Zeit. Allen sieben Ärzten aber war klar, dass Rudolf Steiner und Ita Wegman etwas Eindeutiges von ihnen (und dem mit dem «esoterischen Kern» assoziierten «Jungmediziner»-Kreis) für die Zukunft der Medizinischen Sektion erwarteten – erfolgreiche ärztliche Arbeit und eine öffentliche Wirksamkeit, aber auch Grundlagenstudien und spirituelle Fortschritte. Sie berieten daraufhin brieflich die nächsten Zusammenkünfte und Besprechungen untereinander; am 14. Oktober schrieb Ilse Knauer an Margarethe Bockholt:

Liebe Grete Bockholt!

Zunächst weiß ich gar nicht, ob ich Du oder Sie sagen soll, wir haben damit immer abgewechselt. Also ich will mal wieder mit Du anfangen, hoffentlich bist Du mir deswegen nicht böse. Von Schickler bekam ich in diesen Tagen die Anfrage, ob es mir gelegen wäre, am 7., 8. u. 9. Nov. in Dornach zusammen zu kommen, und da will ich gleich sagen, dass mir die Tage recht sind und ich kommen werde, wenn aus dem Plan, dass wir sieben uns treffen, etwas wird. Was die mediz. Außenarbeit betrifft, so will ich jetzt versuchen, eine Zusammenkunft von sich für Anthroposophie interessierenden Medizinern zustande zu bringen. Hardt u. Magerstädt haben schon im persönlichen Verkehr bei manchen das Interesse dafür geweckt, ich selbst hatte noch keine Gelegenheit mit Klinikern oder Mediz. in Berührung zu kommen, will es aber versuchen. Mit Hardt u. Magerstädt arbeite ich zunächst den Pastoralmedizinischen Kurs. Mich beschäftigt jetzt augenblicklich das Problem des Nystagmus, den zwei ganz verschiedene Kinder bei uns auf dem Lauenstein haben. So habe ich mir gesagt, musst du mehr von den ätherischen Bildekräften wissen und infolge dessen arbeite ich zunächst das Wachsmuthsche Buch durch, was mich ungeheuer fesselt und vieles gerade im Zusammenhang mit dem in den mediz. Kursen Gesagten neu verstehen lässt. Ich habe mir auch Bücher von Basilius Valentinus aus der Bibliothek verschafft, es war mir ungeheuer interessant darin zu lesen, und da habe ich erst verstanden, was der Dr. damit meinte: die Elemente in ihrem Geschehen aufzulösen. Hier bei Bas. val. ist es wirklich da, und es wäre ein Problem für unsere heutige Chemie, wie man von den 80 Elementen wieder auf vier Elemente kommen kann. [...]

Herzliche Grüße
Deine Ilse Knauer

Bei dem Treffen im November verabredeten die sieben Mediziner[58] dann ihre weiteren Arbeitsziele. Deutliche Übereinstimmung herrschte unter anderem darüber, dass einzelne Grundlagenstudien schriftlich ausgearbeitet, miteinander besprochen und schließlich der Gesamtärzteschaft zur Verfügung gestellt, wenn nicht publiziert werden sollten. Unter anderem Norbert Glas, Ilse Knauer, Eberhard Schickler und Eugen Kolisko sagten die Erstellung von entsprechenden «Pionier»-Manuskripten über Themen zu, mit denen sie sich auseinandersetzen und die sie sich gegenseitig zur Korrektur senden wollten; diese Arbeiten sollten dann nach Vorlage und Billigung durch Rudolf Steiner Eingang in das Organ des Rundbriefes finden und solchermaßen zu den von Dornach *«ausgehenden medizinischen Ideen»* gehören. Rudolf Steiner hatte sich trotz seiner Erkrankung bereits sichtlich über die physiologischen Bemühungen der Arlesheimer Studiengruppe um Margarethe Bockholt – die sich zunehmend auf die Herz-Kreislauf-Physiologie zentrierten – gefreut und diese Arbeit nicht zuletzt mit zwei schriftlichen Antworten auf Fragen unterstützt, die ihm über Ita Wegman zugeleitet worden waren.[59]

*

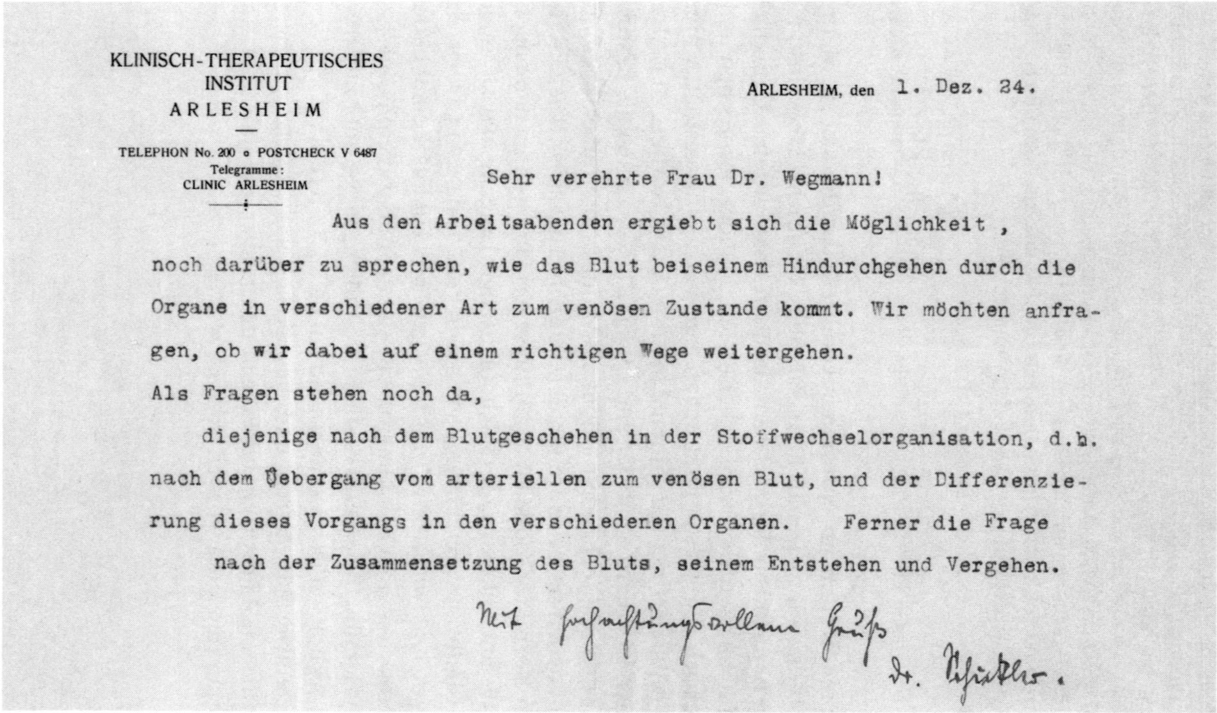
KLINISCH-THERAPEUTISCHES
INSTITUT
ARLESHEIM

TELEPHON No. 200 o POSTCHECK V 6487
Telegramme:
CLINIC ARLESHEIM

ARLESHEIM, den 1. Dez. 24.

Sehr verehrte Frau Dr. Wegmann!

Aus den Arbeitsabenden ergiebt sich die Möglichkeit , noch darüber zu sprechen, wie das Blut beiseinem Hindurchgehen durch die Organe in verschiedener Art zum venösen Zustande kommt. Wir möchten anfragen, ob wir dabei auf einem richtigen Wege weitergehen.

Als Fragen stehen noch da,

diejenige nach dem Blutgeschehen in der Stoffwechselorganisation, d.h. nach dem Uebergang vom arteriellen zum venösen Blut, und der Differenzierung dieses Vorgangs in den verschiedenen Organen. Ferner die Frage nach der Zusammensetzung des Bluts, seinem Entstehen und Vergehen.

Mit hochachtungsvollem Gruß
Dr. Schickler.

Brief von Eberhard Schickler an Ita Wegman. Arlesheim, 1.12.1924

Am erfolgreichsten für die öffentliche Bekanntmachung der anthroposophischen Medizin traten aus dem engeren Kernkreis insbesondere Willem Zeylmans in Holland und Norbert Glas in Österreich ein. Madeleine van Deventer hatte in der Vergangenheit bereits wiederholt in Briefen nach Arlesheim über das impulsierende Auftreten Zeylmans' berichtet, der in großen Vorträgen an den holländischen Universitäten und in anthroposophischen Zusammenhängen erstaunliche Wirksamkeiten erzielte und dabei inhaltlich engen Anschluss an die von Rudolf Steiner zuletzt eröffnete Thematik der «Jungmediziner»- und Karmavorträge hielt. In einer Briefschilderung van Deventers vom 14. Oktober an Margarethe Bockholt hieß es nun:

> Voriges Mal, als ich auch über Zeylmans Leistungen schrieb an Dr. Wegman[60], konnte ich noch Worte finden, womit ich zu charakterisieren versuchte. – Diesmal geht das nicht mehr. – Dornach selbst war anwesend. Es war nicht mehr historische Anthrop. Lehre, es war lebende Anthroposophie. Und dabei war es erst gerade die historische Einleitung! Zugrunde legt er den letzten Leitartikel von Dr. (die Mitteilungen treffen erst Montagabend bei uns ein), schilderte in großen Zügen das Heruntersteigen des Menschen aus geistigen Welten, wo er mit seinem Bewusstsein lebt, zeigte dies an Plato u. Aristoteles, und dann weiter in der Entwicklung der Medizin, von der vorhippokratischen bis zur heutigen. – Da lebte alles auf, was Dr. in den letzten Monaten in seinen Karmavorträgen gegeben hat. Hippokrates, Galenus, Harun al Rashid, Arabismus, Thomas v. Aquin, Rosenkreuzer, Averroes, Paracelsus und Bacon v. Verulam. Aber von allem gab er selbst erarbeitete Bilder. Als treibende Kraft spürten wir dahinterstehend die Karmabetrachtungen, aber er hatte sie künstlerisch verarbeitet.
>
> Man konnte kaum ruhig sitzen bleiben, als er den Paracelsus darstellte, den geistsuchenden Menschen, der sein Wissen überallher holte, von Universitäten und von einfachen Bauern, und von Schwarzkünstlern, aber der mit Liebe heilen wollte. Und demgegenüber der verfeinerte Araber Bacon, der Vater der symptomatischen Therapie und der Euthanasie, oder wie Zeylmans sagte: der Vater von Bayers Fabriken. Seinen Kampf gegen den Geist zeigte er weiterwirkend in die ganze moderne Medizin. Und dann konnte er nach dieser gewaltigen Überschau des vergangenen Geisteslebens die ganze Bedeutung Dr. Steiners schildern.

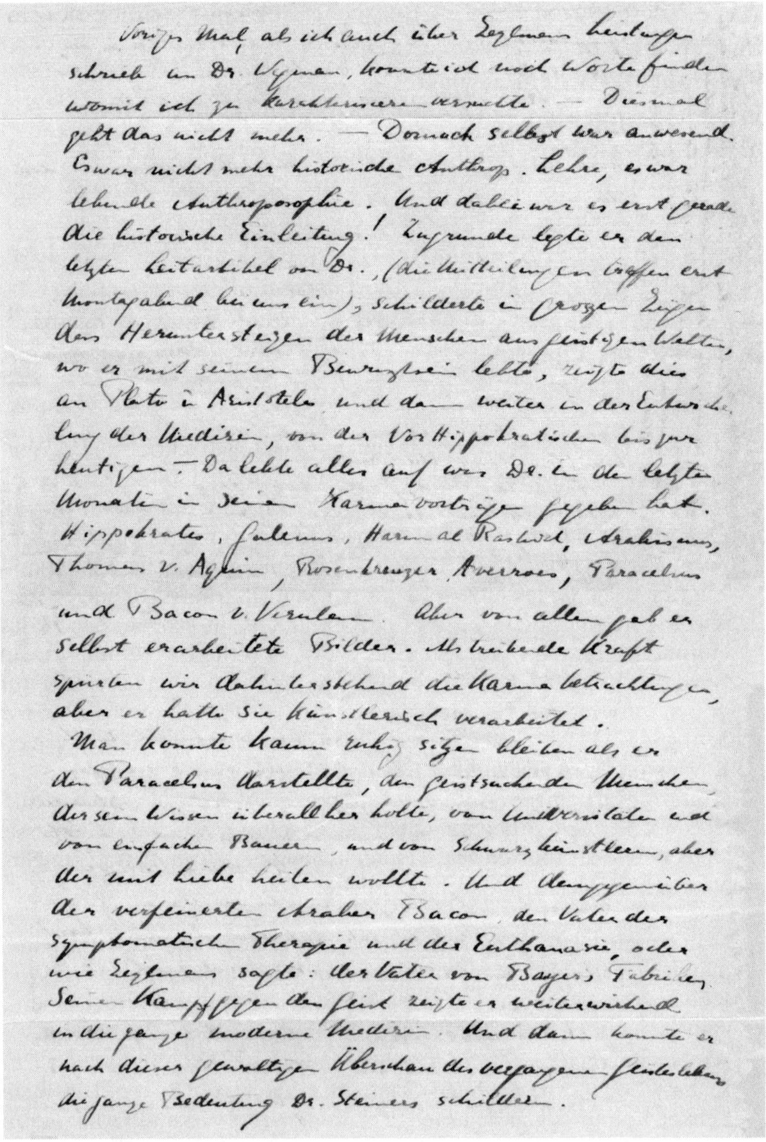

Voriges Mal, als ich auch über Zeylmans Heilvorträge schrieb an Dr. Wegman, konnte ich noch Worte finden womit ich zu karakterisieren vermochte. — Diesmal geht das nicht mehr. — Dornach selbst war anwesend. Es war nicht mehr historische Anthrop. Lehre, es war lebendige Anthroposophie. Und dabei war es erst gerade die historische Einleitung! Zugrunde legte er den letzten Leitartikel von Dr., (die Mitteilungen treffen erst Montagabend bei uns ein), schilderte in grossen Zügen das Heruntersteigen der Menschen aus geistigen Welten, wo er mit seinem Bewusstsein lebte, zeigte dies an Plato u. Aristoteles und dann weiter in der Entwickelung der Medizin, von der Vor-Hippokratischen bis zur heutigen. — Da lebte alles auf was Dr. in den letzten Monaten in seinen Karmavorträgen gegeben hat. Hippokrates, Galenus, Harun al Raschid, Arabismus, Thomas v. Aquin, Rosenkreuzer, Averroes, Paracelsus und Bacon v. Verulam. Aber von allen gab er selbst erarbeitete Bilder. Als treibende Kraft spürten wir dahinterstehend die Karmabetrachtungen, aber er hatte sie künstlerisch verarbeitet.
Man konnte kaum ruhig sitzen bleiben als er den Paracelsus darstellte, den geistsuchenden Menschen, der sein Wissen überallher holte, von Universitäten und von einfachen Bauern, und von Schwarzkünstlern, aber der mit Liebe heilen wollte. Und demgegenüber der verfeinerte Araber Bacon, den Vater der symptomatischen Therapie und der Euthanasie, oder wie Zeylmans sagte: der Vater von Bayers Fabriken. Seinen Kampf gegen den Geist zeigte er weiterwirkend in die ganze moderne Medizin. Und dann konnte er nach dieser gewaltigen Überschau des vergangenen Geisteslebens die ganze Bedeutung Dr. Steiners schildern.

Brief von Madeleine van Deventer an Margarethe Bockholt. Utrecht, 14.10.1924 (Auszug)

Zeylmans gewann auf diese Weise immer wieder interessierte junge Menschen für das gemeinsame Ziel; er «strahlte», wie van Deventer schrieb, «inmitten seiner Mediziner» und realisierte auf seine Weise den Beginn der von Steiner genannten und vom Goetheanum ausgehenden *«medizinisch-esoterischen Strömung»*. Über Glas' öffentlich-akademische Ausrichtung in Österreich formulierte dagegen Eugen Kolisko nach einem Wiener Besuch an Margarethe Bockholt:

> Bei der Mediziner-Besprechung mit unseren Freunden Glas in Wien habe ich mich recht gefreut, dass es ihnen gelungen ist, so gute Kräfte zusammen zu bekommen. Es ist eine vielversprechende Sache. Neben Zeylmans Arbeit wohl das Wichtigste, was jetzt von der Sektion aus nach außen geschieht. Die wichtigsten sind die jungen Leute, aber es kommen auch einige ältere dahin. So z.B. ein Dozent Aschner letzthin das erste Mal, mit dem man sehr gut sprechen konnte und der sehr treffende Ansichten äußerte. Er vertritt eine Renaissancebewegung der Humoralpathologie. Zur Probe lege ich Ihnen etwas bei, was der Mann geschrieben hat. Es ist doch ganz interessant, dass es solche Dinge gibt. Es ist symptomatisch, wenn es auch nicht das ist, was wir wollen, aber es ist der Anfang vom Ende der Virchowschen Medizin und der nihilistischen Schule. (15.1.1925)

Eugen Kolisko, der das universitär-medizinische Klima Wiens von innen her kannte bzw. existentiell erfahren und erlitten hatte[61], wusste, wovon er sprach und welche akademischen Hindernisse vor Ort zu überwinden waren. Dennoch lag auf der beginnenden Wirksamkeit von Glas in diesen Monaten ein großer Segen, den Kolisko unmittelbar wahrnahm und mit allen Herzenskräften unterstützte. Er selbst hatte sich seit den Septembertagen intensiv der ihm erteilten karmischen Aufgabe gestellt, war nach Chartres und Köln gereist[62] und hatte dort tiefe geistesgeschichtliche Studien angestellt, über die er ebenfalls brieflich nach Arlesheim berichtete. Über seinen ausgreifenden historischen Forschungen und Einblicken hatte Kolisko jedoch nie seine medizinischen Aufgabenstellungen vergessen; direkt nach der Schilderung seiner Chartres- und Köln-Erfahrungen schrieb er daher an Margarethe Bockholt:

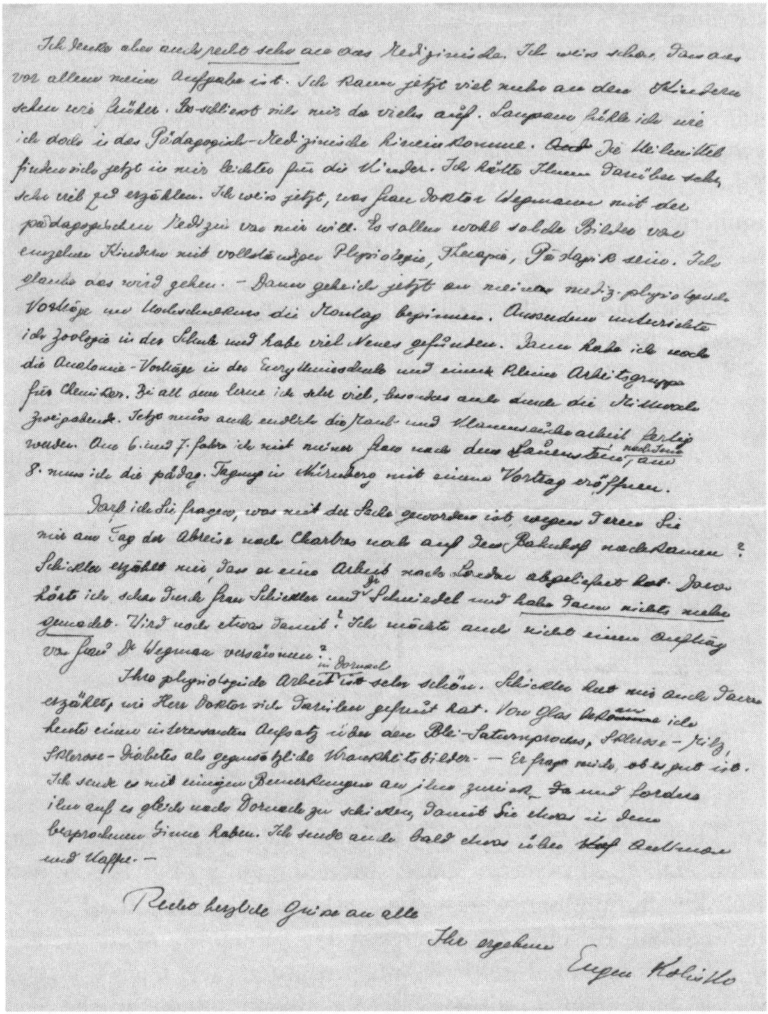

Ich denke aber auch recht sehr an das Medizinische. Ich weiss schon, dass das vor allem meine Aufgabe ist. Ich kann jetzt viel mehr an den Kindern sehen wie früher. Es schliesst sich mir da vieles auf. Langsam fühle ich wie ich doch in das Pädagogisch-Medizinische hineinkomme. Die Heilmittel finden sich jetzt in mir leichter für die Kinder. Ich hätte Ihnen darüber sehr, sehr viel zu erzählen. Ich weiss jetzt, was Frau Doktor Wegmann mit der pädagogischen Medizin von mir will. Es sollen wohl solche Bilder von einzelnen Kindern mit vollständiger Physiologie, Therapie, Pädagogik sein. Ich glaube das wird gehen. – Dann gehe ich jetzt an meine mediz.-physiologischen Vorträge und Untersuchungen die Montag beginnen. Ausserdem unterrichte ich Zoologie in der Schule und habe viel Neues gefunden. Dann habe ich noch die Akademie-Vorträge in der Eurythmieschule und einen kleinen Arbeitsgruppe für Chemiker. Bei all dem lerne ich sehr viel, besonders auch durch die Mittwochs-Zweigabende. Jetzt muss auch endlich die Blut- und [illegible] fertig werden. Am 6. und 7. fahre ich mit meiner Frau nach dem [illegible] nach Jena, am 8. muss ich die pädag. Tagung in Nürnberg mit einem Vortrag eröffnen.

Darf ich Sie fragen, was mit der Sache geworden ist, wegen deren Sie mir am Tag der Abreise nach Chartres noch auf den Bahnhof nachkamen? Schickler erzählt mir, dass er eine Arbeit nach London abgeliefert hat. Davon hörte ich schon durch Frau Schickler und Dr. Schmiedel und habe dann nichts mehr gemacht. Wird noch etwas damit? Ich möchte auch nicht einen Auftrag von Frau Dr. Wegman versäumen?

Ihre physiologische Arbeit in Dornach ist sehr schön. Schickler hat mir auch davon erzählt, wie Herr Doktor sich darüber gefreut hat. Von Glas bekam ich heute einen interessanten Aufsatz über den Blei-Saturnprozess, Sklerose-Milz, Sklerose-Diabetes als gegensätzliche Krankheitsbilder. – Er fragt mich, ob es gut ist. Ich sende es mit einigen Bemerkungen an ihn zurück und fordere ihn auf es gleich nach Dornach zu schicken, damit Sie etwas in dem besprochenen Sinne haben. Ich sende auch bald etwas über Alkohol und Kaffee. –

Recht herzliche Grüsse an alle

Ihr ergebener

Eugen Kolisko

Brief von Eugen Kolisko an Margarethe Bockholt. Stuttgart, 27.11.1924, Seite 2

> Ich denke aber auch recht sehr an das Medizinische. Ich weiß schon, dass das vor allem meine Aufgabe ist. Ich kann jetzt viel mehr an den Kindern sehen wie früher. Es schließt sich mir da vieles auf. Langsam fühle ich wie ich doch in das Pädagogisch-Medizinische hineinkomme. Die Heilmittel finden sich jetzt in mir leichter für die Kinder. Ich hätte Ihnen darüber sehr sehr viel zu erzählen. Ich weiß jetzt, was Frau Dr. Wegman mit der pädagogischen Medizin von mir will. Es sollen wohl solche Bilder von einzelnen Kindern mit vollständiger Physiologie, Therapie, Pädagogik sein. Ich glaube das wird gehen. – Dann gehe ich jetzt an meine mediz. physiologischen Vorträge und Hochschulkurse, die Montag beginnen. Außerdem unterrichte ich Zoologie in der Schule und habe viel Neues gefunden. Dann habe ich noch die Anatomie-Vorträge in der Eurythmieschule und eine kleine Arbeitsgruppe für Chemiker. Bei all dem lerne ich sehr viel, besonders auch durch die Mittwoch-Zweigabende. Jetzt muss auch endlich die Maul- und Klauenseuchenarbeit fertig werden. Am 6. und 7. fahre ich mit meiner Frau nach dem Lauenstein nach Jena, am 8. muss ich die pädag. Tagung in Nürnberg mit einem Vortrag eröffnen. (27.11.1924)

Insofern begannen konkrete Aktivitäten zumindest einzelner Kernmitglieder, Aktivitäten, die sie brieflich untereinander austauschten, und dabei insbesondere Margarethe Bockholt mitteilten. Norbert Glas jedoch war die dadurch erreichte Kommunikation noch immer viel zu dürftig – «Es ist scheinbar so geworden, dass man innerhalb der ersten elf Tage nach einer Zusammenkunft noch einige Nachrichten vernimmt und dann hört es auf. Auch über Dr.'s Befinden weiß man gar nichts», schrieb er am 14. Dezember nach Arlesheim, vier Wochen nach dem ersten Treffen des «Kernes» im November. Auch Ilse Knauer formulierte drei Tage später aus Saalfeld: «Ich warte sehnlichst auf Nachricht.»

*

Margarethe Bockholt war spätestens seit der faktischen Klinik-Abwesenheit Ita Wegmans in das absolute Zentrum der brieflichen Verbindung mit Arlesheim und Dornach gerückt, und zwar sowohl für den großen «Jungmediziner»-Kreis als auch für den Zusammenschluss der sieben Ärzte des «esoterischen Kernes». Immer mehr nahm sie stellvertretende Aufgaben für Ita Wegman wahr, wuchs über sich hinaus und in große Verpflichtungen hinein, die sie trotz ihres Alters und einer nicht allzu langen medizinischen Praxis mit erstaunlicher Sicherheit auf sich nahm und bewältigte. Sie hielt – mit Unterstützung der seelisch ungleich zurückhaltenderen Hilma Walter – die Briefkontakte mit allen Ärzten, die sich nach Arlesheim wandten, und gab nach bestem Wissen und Gewissen Auskunft und Rat; sie besuchte anlässlich einer großen Berliner Jugendtagung Anfang November auch erstmals die weit entfernt lebenden Berliner «Jungmediziner»-Kolleginnen Meumann und Rennefeld («Es freut mich sehr, dass ich einmal bei Ihnen in Berlin sein konnte und Ihre dortige Arbeit und Gruppe kennen lernte. Man hat doch eine andere Beziehung zu Menschen, wenn man sie in ihrer eigenen Umgebung erlebt hat. Ich hoffe, dass es Frl. Dr. Meumann jetzt wieder besser geht und dass Sie beide wieder voll in der Arbeit stehen.» 12.11.1924) und kümmerte sich um viele weitere Gruppenmitglieder, wobei der Ton ihrer Schreiben nicht das spirituelle Herzensvermögen Ita Wegmans vorwies und mitunter auch unfreiwillig zentralistische Führungszüge annehmen konnte («Von Ihrer Arbeit in Erlangen verspreche ich mir doch allerhand. Es ist schon immer wesentlich, wenn ein oder ein paar Menschen da sind, die geistig Wesenhaftes zu erarbeiten suchen.» An Christian Büttner, 3.11.1924). Dennoch war beeindruckend zu sehen, was sich in den Monaten ab Oktober und damit seit der Erkrankung Rudolf Steiners in und um Margarethe Bockholt vollzog – eine Entwicklung zur loyalen Verantwortungsübernahme, die Ita Wegman voll unterstützte, ja von ihr in genau dieser Weise intendiert worden war.

Die Erkrankung Rudolf Steiners stand in nahezu allen «Jungmediziner»-Briefen, die nach der Beendigung des «Pastoralmedizinischen Kurses» in Arlesheim eintrafen, im Mittelpunkt der Sorge. Sie überlagerte sämtliche Fragen und Kommentare des großen Kreises zur Bildung des «esoterischen Kernes», überlagerte sie im Bewusstsein der Briefschreiber, aber auch im Bewusstsein derjenigen Menschen, die – wie Margarethe Bockholt – in Dornach vor Ort waren. Am 16. Oktober äußerte sie sich darüber in einem ersten Antwortbrief an den heimgekehrten Gerhard Suchantke:

> Lieber Herr Suchantke!
>
> Leider bin ich doch nicht früher dazu gekommen, Ihnen auf Ihren Brief vom 30. September zu antworten. Nun sind Sie sicher schon kräftig in der Klinik in Tätigkeit.
> Die Sektionsprobleme und Kreisfragen, von denen Sie in Ihrem Brief noch schreiben, sind in dieser Zeit, nachdem der Doktor die Vorträge abgesagt hat, schnell zurückgetreten und es stand ein tüchtiges Ergreifen der praktischen Probleme im Vordergrund. Zum Glück geht es jetzt Herrn Doktor wirklich besser, aber an Vorträge wird schon eine Weile noch nicht zu denken sein. Wie Sie wohl wissen, ist auch die Anwesenheit von Herrn Doktor bei der Berliner Tagung abgesagt worden.
> Herr Doktor selbst hat hier einen eigenhändig geschriebenen Brief am Schwarzen Brett anschlagen lassen, in dem er selbst schrieb, dass natürlich die letzte Zeit sehr anstrengend für ihn gewesen wäre, dass es aber nicht eigentlich die Vorträge seien, für die sei seine Kraft bemessen gewesen, sondern dass dasjenige, was an Privatbesprechungen und an sonstigen Anforderungen der Menschen dazugekommen wäre, schließlich zu viel gewesen sei. Er wolle damit aber keinen Vorwurf machen, denn er verstünde diese Anforderungen gut.
> Es ist schon so, dass die Krankheit sehr ernst zu nehmen ist und anfangs auch in der Ruhe nicht recht an Fortschritt sichtbar wurde, dass es aber doch von Tag zu Tag jetzt etwas besser geht. Herr Doktor ist immer oben im Atelier, und Frau Dr. Wegman hat die ganze Pflege selbst übernommen und ist Tag und Nacht oben. Es ist schon notwendig, dass wir alle viel warme und liebe Gedanken dorthin schicken. [...]
>
> Ich hoffe, bald wieder von Engel und Ihnen zu hören und grüße Sie herzlichst
>
> Ihre Dr. Bockholt

Margarethe Bockholt war die Person, bei der auch in den Folgemonaten alle Anfragen der «jungen Mediziner» nach Rudolf Steiners Befinden eintrafen; drei Tage vor ihrer letztzitierten Antwort an Gerhard Suchantke hatte Norbert Glas an sie geschrieben:

> Könnten Sie nicht jeden Tag oder jeden zweiten Tag ganz kurz, ohne Namen, schreiben, wie es geht? Sie sind doch sicher immer gut unterrichtet und man kann dem Glauben schenken – während die verschie-

denen Berichte, die herumschwimmen, einen ganz unklar machen über den jeweiligen Zustand. Es brauchen ja nur zwei Zeilen zu sein, aber man weiß dann, was wahr ist. (13.10.1924)

Dem Wunsch Norbert Glas' vermochte Margarethe Bockholt jedoch weder im Oktober noch in den nachfolgenden Monaten nachzukommen. Zur Begründung schrieb sie ihm am 20. Oktober:

Es ist sehr schwer, Ihrer Bitte zu entsprechen und jeden zweiten Tag Bericht zu geben, denn es sollen möglichst nur authentische Berichte in dem Sinne, wie Herr Doktor selbst schreibt im letzten Mitteilungsblatt, herausgehen; aber es ist auch vor allem deswegen schwer, weil der Zustand sich nicht von Tag zu Tag viel verändert.

In einem anderen Brief vom selben Tag an den ebenfalls in der Krankheitsfrage nachfragenden Manfred von Kries hieß es:

Über Herrn Doktors Krankheit habt Ihr ja jetzt durch das neue Mitteilungsblatt alle von authentischer Seite gehört. Ich brauche davon wohl nicht mehr zu erzählen [...].[63]

Schließlich antwortete Margarethe Bockholt am 20. Oktober 1924 auch Kurt Magerstädt, der ihr – wie auch Albrecht Strohschein – zwei Wochen zuvor u. a. mitgeteilt hatte, dass zwei der «Jungmediziner»-Meditationen durch Unaufmerksamkeit in die Hände einer Mitarbeiterin des Lauensteins gelangt und von ihr abgeschrieben worden seien. Strohschein und Magerstädt nahmen den Vorgang ausgesprochen ernst, besprachen ihn zur Klärung wiederholt und realisierten dabei ihre eigene Nachlässigkeit im Umgang mit den mantrischen Niederschriften vom Januar und April 1924. Ita Wegman und Margarethe Bockholt waren mit der Aufklärung und dem entschiedenen Veränderungswillen der beiden einverstanden – zugleich schrieb Bockholt in einer erweiternden Nebenbemerkung:

Gerade jetzt denkt man hier an alle diese Dinge ja besonders oft und stark, weil man doch immer sich frägt, wo auch bei uns Mitgliedern noch der Grund zu Herrn Doktors Krankheit liegt und gerade das nicht ernst genug nehmen der Esoterik hat da gewiss eine große Bedeutung.

*

Zur Weihnachtszeit verfassten Margarethe Bockholt und Hilma Walter schließlich im Auftrag Ita Wegmans einen an *alle* anthroposophischen Ärzte und Medizinstudenten versandten Rundbrief, der die weiterwirksamen Intentionen der Medizinischen Sektion bekunden und im Wesentlichen dem sozialen Zusammenhalt dienen sollte:

> Seit dem Ende der Herbstkurse ist Frau Dr. ja ständig mit der Behandlung und der Pflege von Herrn Dr. Steiner in Anspruch genommen und alles andere musste demgegenüber seither zurückstehen. Deshalb besteht der Wunsch, dass jeder der Freunde dadurch wieder mit Dornach in Beziehung soll kommen können, dass man kurz berichtet oder erzählt, etwa wie sich seither die Arbeit gestaltet hat, wie er gelebt hat mit der von Dr. gegebenen Literatur, ob er Beziehungen anknüpfen konnte u. a. Diese Briefe sollen an die medizinische Sektion am Goetheanum zu Händen von Frau Dr. Wegman gerichtet werden. (19.12.1924)

Bockholt und Walter erinnerten in ihrem Rundbrief an die Möglichkeit zur Klassenmitgliedschaft derjenigen, die noch nicht der Medizinischen Sektion angehörten, und berichteten darüber hinaus über die Vorbereitungen zum Bau des zweiten Goetheanums und über die Aufführung einer dramatischen Arbeit Albert Steffens. – Für die Weihnachtszeit kamen dann zahlreiche Mitglieder des «Jungmediziner»-Kreises und alle Ärzte des «esoterischen Kernes» nach Dornach gereist, ein Jahr nach der grundsteinlegenden Handlung der Weihnachtstagung und des ersten medizinischen Hochschulkurses. Sie wurden von Rudolf Steiner dort in schriftlicher Weise begrüßt – Marie Steiner verlas in der Schreinerei am 24. Dezember um 20 Uhr einen ihr von Rudolf Steiner übergebenen Willkommenstext, in dem es hieß:

> Es ist ein Jahr verflossen, seit in der vorigen Weihnachtszeit durch unsere Tagung der Anthroposophischen Gesellschaft ein neues Leben gegeben werden sollte, und ihr ein geistiger Grundstein gelegt wurde. Diese Weihnachten kann ich an den Versammlungen unserer Freunde nicht teilnehmen, kann in persönlichem Wirken nichts tun zu dem, was veranstaltet wurde. Ich konnte Frau Marie Steiner in Nichts zur Seite stehen, was vorbereitet werden musste.

Meine physische Kraft ist zusammengebrochen während der Herbst-Veranstaltungen. Sie hätte wohl gehalten trotz der vielen Kurse; aber nur dann, wenn über das Abhalten der Kurse hinaus, die wohl berechnet waren für diese Kraft, keine anderen Anstrengungen gekommen wären. Nun da – in durchaus begreiflicher Weise – Anstrengungen kamen, die über die des Kurshaltens hinausgingen, war es zu viel nach all dem, was mir dieses verflossene Jahr hindurch oblag.
So bin ich denn nun darauf angewiesen, mit Hilfe der beispiellos opferwilligen Pflege der Freundin Dr. I. Wegman wieder physische Kraft zu sammeln. (Dr. Noll ist Dr. Wegmans treuer Helfer.)
Das alles muss als ein Schicksal (Karma) hingenommen werden. Viele Worte darüber zu machen, wie schmerzlich das physische Getrenntsein von den Wirkensstätten am Goetheanum mir ist, wäre sentimental.
Hoffen möchte ich nur, dass all das keine Kräfte unserer lieben Freunde erlahmen lässt, sondern sie stählt und wirksamer macht.
So kann ich nicht mehr tun zu diesen Weihnachtsveranstaltungen, als Darstellungen des «Christus-Mysteriums im Zusammenhang mit der Welt- und Menschheitsentwickelung», die ich im Anschluss an die Mitteilungen über Michaels Mission ausgearbeitet habe – in den Saal zu senden, in dem ich geistig mit den Freunden voll zusammen sein will. Deren Vorlesung soll das Bewusstsein erwecken, dass so gut ich kann, ich mitwirken will an den diesjährigen Weihnachtsversammlungen.
Diese Mitteilungen über das Christus-Mysterium, die der Weihnacht-Fest-Stimmung entsprechen, werden auch in den folgenden Nummern des Mitteilungsblattes gedruckt erscheinen.
Weihnachtsgruß und Weihnachtsgedanken auch für die durch mich den Mitgliedern entzogene Dr. I. Wegman

in aller Herzlichkeit
Rudolf Steiner[64]

Viele der Mitglieder des «Jungmediziner»-Kreises, die nicht nach Dornach anreisen konnten, sandten in diesen Tagen erneut Briefe nach Arlesheim. In einem solchen Weihnachtsschreiben hieß es von Gerhard Suchantke aus Breslau:

Ich habe jetzt großes Bedürfnis nach den Meditationen und [so] will ich intensiv arbeiten an mir, um weiterzukommen. Dabei muss ich oft an alles in diesem Jahre Erlebte denken in Dornach, Prag und Breslau. Besonders auch an vorige Weihnachten. Da wächst auch ins Riesige, was uns unser lieber Herr Doktor anvertraut hat zum Heile der Menschheit. (22.12.1924)

Und Heinrich Hardt schrieb am 28. Dezember über das gemeinsame Weihnachtsstudium des «Pastoralmedizinischen Kurses» mit Ilse Knauer und Kurt Magerstädt:

> Wir versuchen an Hand der so schnell vervielfältigten Septembervorträge uns die großen Erlebnisse lebendig zu halten und alles zu befestigen tief in der eigenen Individualität.

*

Auch die ersten Monate des Jahres 1925 waren in den Kreisen der «jungen Mediziner» von der Fortführung ihrer Tätigkeit im oben skizzierten Sinne gekennzeichnet. Viele bemühten sich weiter nach Kräften, in therapeutischer[65], wissenschaftlicher[66] und publizistisch-öffentlichkeitsorientierter Ausrichtung. Auch die Ärzte des «esoterischen Kernes» rangen in akzentuierter Weise weiter mit ihren Aufgaben, versuchten die Bemühungen Ita Wegmans um die Gesundheit Rudolf Steiners auch aus der Ferne spiri-

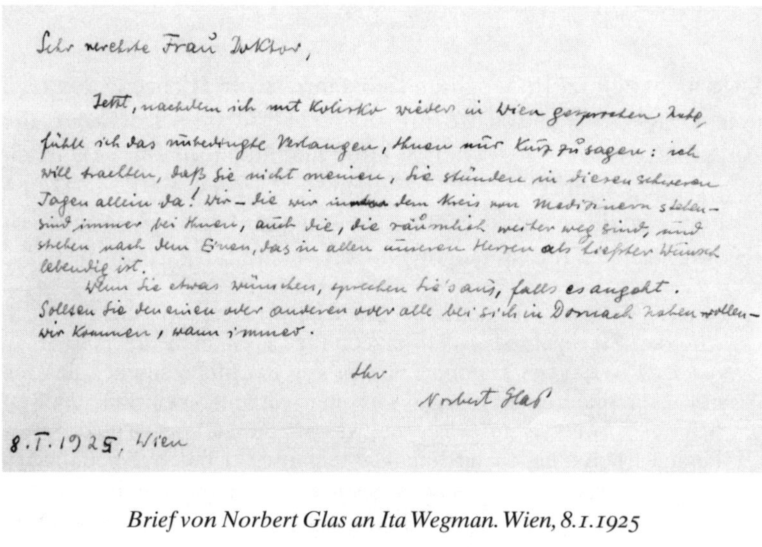

Sehr verehrte Frau Doktor,

Jetzt, nachdem ich mit Kolisko wieder in Wien gesprochen habe, fühle ich das unbedingte Verlangen, Ihnen nur kurz zu sagen: ich will trachten, daß Sie nicht meinen, Sie stünden in diesen schweren Tagen allein da! Wir – die wir dem Kreis von Medizinern stehen – sind immer bei Ihnen, auch die, die räumlich weiter weg sind, und streben nach dem Einen, das in allen unseren Herzen als tiefster Wunsch lebendig ist.

Wenn Sie etwas wünschen, sprechen Sie's aus, falls es angeht. Sollten Sie den einen oder anderen oder alle bei sich in Dornach haben wollen – wir kommen, wann immer.

Ihr

Norbert Glas

8.I.1925, Wien

Brief von Norbert Glas an Ita Wegman. Wien, 8.1.1925

tuell zu unterstützen, kamen in größeren Abständen (wenn auch nicht vollzählig) zusammen und tauschten sich über das mögliche Vorgehen aus. Noch am 9. März schrieb Willem Zeylmans van Emmichoven an Margarethe Bockholt nach einer solchen Zusammenkunft:

> Sonntagmorgen im Zug sprachen Kolisko und ich auch sehr positiv über dieses Thema und sagten uns, dass dreierlei auf unseren Zusammenkünften notwendig sei:
>
> 1. Intensive Besprechungen über unsere eigenen Aufgaben (praktische Karmaübungen!)
> 2. richtige (und tiefgehende) Fachbesprechungen! Wir sollten doch eigentlich die 7 besten Ärzte der Sektion sein, oder jedenfalls werden müssen!
> 3. Besprechungen über die Med. Sektion.[67]

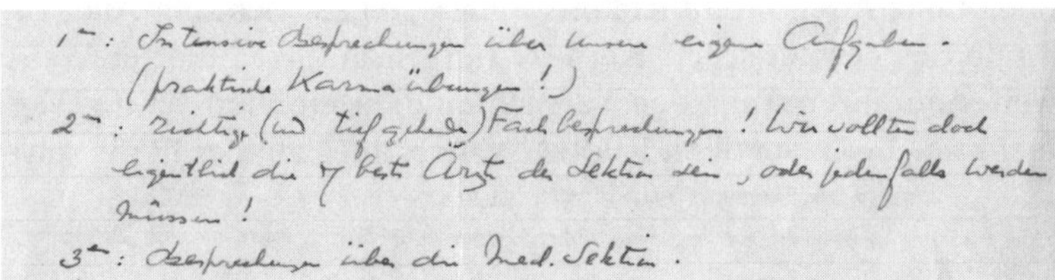

1te: Intensive Besprechungen über unsere eigenen Aufgaben. (praktische Karmaübungen!)
2te: richtige (und tiefgehende) Fachbesprechungen! Wir sollten doch eigentlich die 7 besten Ärzte der Sektion sein, oder jedenfalls werden müssen!
3te: Besprechungen über die Med. Sektion.

Dass nicht zuletzt Ita Wegman selbst intensiv in Richtung des kleinen Ärzte-Organes dachte, mit dessen Hilfe sie schrittweise die Aufgaben der Medizinischen Sektion angehen und einer Bearbeitung entgegenführen wollte, beleuchtete dagegen ein Brief Hilma Walters, den diese am 23. März 1925 und damit nur eine Woche vor Rudolf Steiners Tod an Eugen Kolisko nach Stuttgart sandte:

> Frau Dr. Wegman bittet mich bei Ihnen anzufragen, ob es nicht möglich wäre, dass Sie regelmäßig alle vierzehn Tage zusammen mit Schickler zu uns nach Arlesheim kommen, um die von der Medizinischen Sektion aus bestimmten, regelmäßigen Arbeiten vorzunehmen. Frau Doktor meint es so, dass es gut wäre, das, was Sie diesen Winter medizinisch durchgearbeitet haben, nochmals systematisch zu bearbeiten und auch niederzuschreiben und das sollte bei diesen Zusammenkünften geschehen. Dadurch würde diese Arbeit erstens einmal uns allen zu nutze

kommen und dann bestünde die Möglichkeit, dass Frau Dr. Wegman die ausgearbeiteten Sachen Herrn Doktor vorlegen würde. Es wäre so die Möglichkeit geschaffen von der Medizinischen Sektion aus eine Anzahl wissenschaftlicher Arbeiten auszugeben und [es] würde die medizinische Sektion dadurch eine rasche Stoßkraft erhalten. Und dieses positive Arbeiten ist notwendig, um den Angriffen von draußen standhalten zu können. [...] Nur das wirklich positive Arbeiten wird uns gegen Angriffe schützen können. Für Ihre Reisekosten zu diesen vierzehntägigen Zusammenkünften wird von der medizinischen Sektion gesorgt. Und auch der Druck für die zu erwartenden Arbeiten würde von der Sektion getragen. Und wie gesagt, wenn der Doktor größere Arbeiten momentan auch noch nicht durchsehen kann, so ist Frau Dr. Wegman doch der Ansicht, dass kleinere Aufsätze und eventuelle medizinisch-physiologische Fragen leicht vorgelegt werden können und dass dieselben in guten Momenten auch gerne beantwortet werden. Wirklich, lieber Dr. Kolisko, wir können Ihnen von uns aus sagen, dass unser Vorschlag sehr wichtig ist und nachdem wir eingehend mit Frau Dr. Wegman darüber gesprochen haben, muss die Sache von Dornach aus geregelt werden. Und wie wir merken hat Frau Doktor noch große Dinge vor, z. B. eine amerikanische Reise von Ihnen und da müsste doch vorher schon Einiges vorbereitet und fertig sein. Schickler wird morgen nach Stuttgart kommen. Ich hoffe, dass Sie bald zusammen sich besprechen können und wir wären Ihnen dann sehr dankbar, umgehend von Ihnen Nachricht zu erhalten, bis wann wir Sie zum ersten Mal erwarten können für eine solche Zusammenkunft. Am liebsten wäre es uns, wenn Sie möglichst bald schon kommen könnten.

Sieben Tage später jedoch, am 30. März, starb Rudolf Steiner in seinem Dornacher Atelier gegen 10 Uhr am Morgen.

*

Anmerkungen

1 Ita Wegman: *Rudolf Steiners Wirken für die Erweiterung der Heilkunst* (1927). In: Ita Wegman: *Im Anbruch des Wirkens für eine Erweiterung der Heilkunst.* Arlesheim [2]1974, S. 65.

2 Peter Selg: *Helene von Grunelius und Rudolf Steiners Kurse für junge Mediziner. Eine biographische Studie.* Dornach 2003.

3 Peter Selg: *Die «Wärme-Meditation». Geschichtlicher Hintergrund und ideelle Beziehungen.* Dornach 2005.

4 Vgl. Ita Wegman: *Michaels-Tag naht heran* (4.10.1925). In: Ita Wegman: *An die Freunde. Aufsätze und Berichte aus den Jahren 1925–27.* Arlesheim [3]1986, S. 100ff.

5 Peter Selg (Hg.): *Anthroposophische Ärzte. Lebens- und Arbeitswege im 20. Jahrhundert.* Dornach 2000.

5a Rudolf Steiner: *Die Konstitution der Allgemeinen Anthroposophischen Gesellschaft und der Freien Hochschule für Geisteswissenschaft. Der Wiederaufbau des Goetheanum 1924/1925.* GA 260. Dornach [2]1987, S. 165.

6 Bzgl. der beiden «Jungmediziner»-Kurse veröffentlichte Madeleine van Deventer 1982 eine erste, summarische und unvollständige Teilnehmerliste (Madeleine van Deventer: *Die anthroposophisch-medizinische Bewegung in den verschiedenen Etappen ihrer Entwicklung.* Arlesheim [1]1982, S. 69), die zehn Jahre später von Emanuel Zeylmans van Emmichoven im zweiten Band seiner Wegman-Biographie nach umfangreichen Archivstudien entscheidend differenziert, erweitert und korrigiert werden konnte (Emanuel Zeylmans van Emmichoven: *Wer war Ita Wegman. Eine Dokumentation.* Band 2. Heidelberg [1]1992, S. 370ff.; übernommen in Peter Selg [Hg.]: *Anthroposophische Ärzte. Lebens- und Arbeitswege im 20. Jahrhundert.* Dornach 2000, S. 57f./62). Die für die hier vorgelegte Monographie über die «Jungmediziner»-Korrespondenz durchgeführte Gesamtsichtung der verfügbaren Archivmate-

rialien ergab einige weitere Abweichungen von Zeylmans Aufstellung; nach heutigem Kenntnisstand bzw. mit dokumentarisch verbürgter Sicherheit nahmen am *ersten* Kurs teil: Helene von Grunelius, Manfred von Kries, Madeleine van Deventer, Henk van Deventer, Gerhard Suchantke, Heinrich Hardt, Kurt Magerstädt, Norbert Glas, Maria Glas-Deutsch, Felix Ungar, Margarethe Bockholt, Julia Bort, Werner Gutsch, Ilse Knauer, Eugen Kolisko, Hilma Walter, Willem Zeylmans van Emmichoven, Rob van Houten, Grete Crome, Kläre Meumann, Ilse Rennefeld, Helma Kahnert, Trude Förstner, Ernst Harmstorf, Georg Groot, Hans Altemüller, Paul Hottinger, Richard Schubert, W. Hoefler, Karl Köller, Lilly Kolisko, Ehrenfried Pfeiffer, Maria Hachez, Erna van Deventer-Wolfram, Siegfried Pickert, Franz Löffler und Albrecht Strohschein teil (entgegen der Auflistung von Zeylmans waren demnach Ludwig Engel, Eberhard Schickler und Viktor Thylmann *nicht* Hörer des ersten Kurses, wohl aber Hans Altemüller, W. Höfler, Karl Köller, Paul Hottinger und Georg Groot). Zu den dokumentarisch nachweisbaren Erweiterungen des Kreises zum 2. Kurs und zur Nichtteilnahme einzelner Gruppenmitglieder an den Folgevorträgen im April (und September) s. den weiteren Text.

7 Rudolf Steiner: *Meditative Betrachtungen und Anleitungen zu einer Vertiefung der Heilkunst.* GA 316. Dornach [3]1987, S. 134.

8 Ebd., S. 137.

9 Ebd., S. 134f.

10 Rudolf Steiner: *Die Weihnachtstagung zur Begründung der Allgemeinen Anthroposophischen Gesellschaft 1923/1924.* GA 260. Dornach [5]1994, S. 57/144.

11 Rudolf Steiner: *Meditative Betrachtungen und Anleitungen zu einer Vertiefung der Heilkunst*, S. 87.

12 In der Rundbriefantwort von Rudolf Steiner und Ita Wegman hieß es am 11.3.1924 hierzu: «Die Einrichtung von Hausapotheken wäre ja zweifellos wünschenswert, kann aber vorläufig nicht durchgeführt werden, da gesetzlich bloß die homöopathischen Mittel von den Stadtärzten selbstdispensierend verabreicht werden können. Wenn wir einmal in der gleichen Lage sind, wie diese homöopathischen Ärzte (d.h. in Bezug auf gesetzliche Anerkennung), so werden wir auch dasselbe tun können. Vorerst müssen wir uns begnügen, die Mittel auf dem Apothekenwege zu vermitteln.» (Rudolf Steiner: *Meditative Betrachtungen und Anleitungen zu einer Vertiefung der Heilkunst*, S. 225f.)

13 Ebd.

14 Ebd., S. 137.

15 So beschrieb beispielsweise die Berliner Ärztin Kläre Meumann ihre anthroposophische Unterrichtstätigkeit in einem Charlottenburger Ju-

gendheim am 2.4.1924 mit den Worten: «Im Folgenden möchte ich Ihnen versuchen, einen kurzen Bericht über meine Arbeit seit der Rückkehr von Dornach zu geben. Es fällt mir dieses nicht leicht, denn das zum Ausdruck zu bringen, was vielleicht wesentlich ist, ist schwer in Worte zu bringen. Ich fühle aber doch die Notwendigkeit und Pflicht, wenigstens die Richtung meines Strebens zu kennzeichnen, denn an der Hochschule in Dornach, von der uns so viele innere und äußere Hilfen kommen – das empfinde ich täglich mit Dankbarkeit – soll man wissen, ob und wie sich die, die gerne Schüler sein wollen, bemühen. Mir ist in diesem Semester die Aufgabe zugefallen, an dem Charlottenburger Jugendheim, in dem viele Kurse zur Ausbildung von Jugend- und Wohlfahrtspflegerinnen abgehalten werden, in sechs Klassen den Unterricht in Gesundheitslehre zu geben. Zum Teil sind es Klassen mit 18- bis 25-jährigen Mädchen, eine Klasse war dabei auch mit älteren schon im Schwestern- und Wohlfahrtspflegeberuf stehenden Frauen. Ich war also vor eine schwere, in unserem Sinne sehr verantwortungsvolle Aufgabe gestellt. Denn mir war es klar, dass ich versuchen müsste, bei der speciellen und allgemeinen Lehre von Krankheit und Gesundsein in den Schülerinnen ein Verständnis für das Wesen des Menschen zu wecken, für sein Eingefügtsein in Geistige, Seelische und Irdische Kräfte, für das Verhältnis des Menschen zur Außenwelt, zu den Naturreichen usw. Es galt, sie zu der Erkenntnis zu bringen, dass diejenigen, die sich zur Aufgabe machen, der leidenden Menschheit zu helfen, lernen müssten, ihr Augenmerk zu richten auf die von innen und außen kommenden krankmachenden und gesundenden Kräfte und dass nur von Liebe getragene Erkenntniskräfte uns bei den schweren Aufgaben helfen könnten. Die Arbeit war eine durchaus befriedigende und in manchen Stunden sogar eine beglückende für uns alle, denn das spürte ich oftmals, es lebt in der heranwachsenden Generation eine tiefe Sehnsucht nach Befreiung aus der materialistischen Weltanschauung und in vielen Seelen wurzeln Kräfte zur Neugestaltung des Lebens. So kam es, dass ich wiederholt besondere Arbeitsabende einschieben musste. Da wurden dann insbesondere pädagogisch-medizinische Fragen, ethische Fragen, die Frage nach dem Ursprung des Menschen, Individualität, Schicksal u. vieles andere besprochen, auch viele spezielle Fragen: psychopathische Kinder, über idiotische Kinder und vieles mehr. Zwei Leitmotive haben mich bei diesem Unterrichten geführt: Einmal das Wort Dr. Steiners zur Weihnachtstagung des Inhaltes: Von nun an darf es keine Kompromisse mehr geben und die Anthroposophie zu verstecken wäre Verlogenheit. So erkannte ich es als meine Aufgabe, nach besten Kräften frei aus dem Innersten heraus aus einem felsenfesten Vertrauen zum Anthroposophischen diesen Unterricht, welches Thema uns auch immer beschäftigte, inhaltlich und der Form nach zu gestalten und wie es sich ergab in offenem Wort auf offene Frage oder nicht, zu bekennen, dass Dr. Steiner es ist, der durch die Anthroposophie dem Menschen seiner geistige Bestimmung aufs Neue zurückgegeben hat. – Ich war mir bewusst, dass sich mit Vorsatz oder Absicht niemals etwas würde erreichen lassen, sondern nur wenn die eigene Seele eingestimmt u. vorbereitet ist, nur dann gelang es, das, was an wahrhaft Menschenwürdigem, Lebensbejahendem, Verantwortungsvollem, Begeisterungsfähigem in den jungen oder älteren Schülerinnen ist, zu wecken und zum Mitschwingen zu bringen. Das andere Leitmotiv für mich war, auf die Seelenverfassung und das Seelenbedürfnis der einzelnen Schülerinnen zu lauschen und sie durch das Miterleben dessen, was in ihnen sich vollzieht, selbst zu dem Bekenntnis kommen zu lassen, dass ihre Arbeit und ihr Beruf nicht eine Intellekt- und Geschicklichkeitsfrage sei, sondern eine nie endende Arbeit an der eigenen Seele. – Ich glaubte, Ihnen, verehrte Frau Dr. Wegman, dies so schreiben zu müssen. Sicherlich habe ich bei dieser mir wirklich nicht leicht dünkenden Aufgabe noch viele, viele Fehler gemacht, habe aber die Zuversicht, dass ich aus einer Grundgesinnung und einem festen Wollen heraus in der Richtung nicht gefehlt habe. Im nächsten Semester werde ich diesen Unterricht beibehalten. Wenn Sie mir noch Ratschläge und weitere innere Richtlinien geben möchten, so will ich sie dankbar aufnehmen. Dr. Steiners Briefe an die Mitglieder haben mir viel helfen können.» Auch knapp drei Monate später kam Meumann in einem weiteren Brief an Wegman auf diesen «öffentlichen» Aspekt ihrer anthroposophisch-ärztlichen Tätigkeit zu sprechen – und schrieb nun am 27.6.1924 ergänzend: «Erfreulicher Weise kann ich Ihnen erzählen, dass die Schülerinnen des Charlottenburger Jugendheimes, wo ich in fünf Klassen den Unterricht in Gesundheitslehre gebe, für die Waldorf-Pädagogik und Eurythmie lebhaftes Interesse gewonnen haben, so dass nach den Sommerferien mehrere Eurythmiekurse […] zustande kommen werden. Nach 1–2jähriger Ausbildung übernehmen diese Schülerinnen jede einzeln einen Kinderhort und wir haben die Hoffnung, dass die Eurythmie auf diese Weise in der Kindererziehung weiteren Kreisen zugänglich wird.»

16 Vgl. a. die kurze Erwähnung dieser Studienarbeit in dem Brief Helene von Grunelius' an Margarethe Bockholt vom 17.2.1924, in: Peter Selg: *Helene von Grunelius,* S. 74.

17 Rudolf Steiner: *Meditative Betrachtungen und Anleitungen zu einer Vertiefung der Heilkunst,* S. 58.

18 Vgl. hierzu die Schilderung der Parallelsituation im Verlauf des Folgekurses an Ostern durch den Brief des betroffenen (nicht eingeladenen)

Freiburger Arztes Josef Kalkhof an Ita Wegman vom 23.4.1924, in: Peter Selg: *Helene von Grunelius,* S. 101.

19 Ein entsprechender Brief Ita Wegmans an Otto Palmer erhielt sich nicht; ob die Lesung der Kursnachschriften im Stuttgarter Klinisch-therapeutischen Institut nach Wegmans Intervention abgebrochen wurde, ist nicht bekannt.

20 Rudolf Steiner: *Meditative Betrachtungen und Anleitungen zu einer Vertiefung der Heilkunst,* S. 87.

21 Peter Selg: *Helene von Grunelius,* S. 81.

21a Vgl. die Wiedergabe des gesamten Briefes in Peter Selg: *Helene von Grunelius,* S. 78ff.

22 Wie er in einem späteren Brief vom 7. April an Ita Wegman schrieb, wandte sich Gerhard Suchantke bezüglich Ludwig Engel auch an Rudolf Steiner persönlich: «In Prag hatte ich auch die Freude, Herrn Dr. Steiner sprechen zu dürfen. Herr Dr. Engel hatte mir seine Anmeldung an die Hochschule übergeben mit der Bitte, Herrn Dr. Steiner zu fragen, ob er Ostern in Dornach an den Vorträgen teilnehmen dürfe. Herr Dr. Steiner willigte ein und [es] wird Herr Dr. Engel wohl auch an Frau Doktor geschrieben haben.»

23 Rudolf Steiner: *Die Konstitution der Allgemeinen Anthroposophischen Gesellschaft und der Freien Hochschule für Geisteswissenschaft. Der Wiederaufbau des Goetheanum 1924/1925,* S. 146.

24 Rudolf Steiner: *Meditative Betrachtungen und Anleitungen zu einer Vertiefung der Heilkunst,* S. 225.

25 Vgl. Peter Selg: *Helene von Grunelius,* S. 28ff. – Dabei ist jedoch insgesamt zu berücksichtigen, dass von Kries trotz seines großen und mitentscheidenden Einsatzes für den ersten Kurs von Anfang an eigene – und auch eigenwillige – Wege gegangen und u. a. den Januarkurs für verfrüht erachtet hatte. Neun Monate vor dessen Beginn hatte von Kries es abgelehnt, gemeinsam mit Helene von Grunelius sowie Madeleine und Henk van Deventer zu einem Vorgespräch nach Dornach zu fahren und sich brieflich an Rudolf Steiner gewandt: «Sehr geehrter Herr Dr.! – Als damals im Oktober 22 vier jüngere Mediziner, Frl. Hachez, Frl. Deventer, Herr Hardt und ich eine Unterredung mit Ihnen hatten, sagten Sie, es käme darauf an, die Liebekräfte und die moralischen Kräfte bis ins Physische hinein zu erleben. Man müsse nicht nur moralisch-geistig ein ‹warmes Herz› haben, sondern diese Wärme physisch erleben. Und Sie sagten, wenn wir 50–70 junge Mediziner zusammen brächten, wollten Sie uns einen Kurs darüber halten. – In diesem: die Liebekräfte, d. h. ja den Christus bis ins Physische hinein erleben, und aus dem Physischen die Wirksamkeit der Liebekräfte ablesen können, das musste ich als eine Aufgabe auffassen, die mitten in das Intimste, Esoterische hinein-

führt, die geraden Wegs hinsteuert auf den hygienischen Okkultismus. Wenn ich die Menschen dazu zusammenbringen sollte, so glaubte ich, nur an solche herangehen zu dürfen, die ein Bewusstsein davon hatten, was Esoterik bedeutet und die auf der anderen Seite den Mut hatten, selbst vor magischen Dingen nicht zurückzuschrecken. Denn das, was Erleben von höchsten geistigen Kräften im Physischen ist, musste ich ansehen als etwas, was mindestens bis hart an das Magische herangeht. Auch musste ich mir sagen, dass solch ein Kurs nur vor Menschen gehalten werden durfte, die die Liebekräfte dort, wo sie zunächst für jeden Menschen am stärksten erlebbar sind, zwischen Mann und Frau, mit vollem Bewusstsein erlebt hatten. Denn gerade der Arzt muss ja im Sexuellen klar Bescheid wissen, soweit er das ohne okkulte Fähigkeiten kann, vor allem aber der Arzt, der die Liebekräfte bis ins Physische hinein erleben soll. – Das alles stand vor mir, während ich mich bemühte, die Menschen zu finden. Und ich sagte mir, dass alles ankommt auf das Bewusstsein dieser Dinge, nichts aber auf die Zeit. Denn trotzdem es uns Studenten ja auf den Nägeln brennt, eine neue wissenschaftliche Arbeit anzufangen, musste ich doch denken, dass nichts Geistiges, nichts Esoterisches, gerade wenn es auf den Wesenskern aller geistigen Kräfte, auf die Liebe gerichtet ist, auch nur im geringsten forciert werden dürfe. – Nun aber liegen die Dinge so, dass gerade die Wenigen, von denen ich anfangs geglaubt hatte, sie wären so eingestellt (die drei Deventers, Frl. Hachez, Frl. v. Grunelius) gerade in das hineingeraten sind, was ich auf jeden Fall vermeiden wollte, in eine Hetze. Man konnte nicht abwarten den meditativen Zusammenschluss zu einer Gruppe, man konnte nicht abwarten, Esoterik zu erhalten. Seit Februar hat man fast alle 2 Wochen eine Reise nach Dornach unternommen und ich kann in diesen Unternehmungen nur eine Veräußerlichung sehen, die ich nicht mitmachen kann. – Es mag sein, dass diese 5 Menschen Recht haben, aber es liegt nicht mehr auf der Linie dessen, was ich damals im Oktober 22 von Ihnen verstanden hatte. Das musste ich Ihnen sagen, Herr Dr., weil ich glaube, dass Sie wissen müssen, aus welchen Gründen ich nicht unter denen bin, die jetzt als junge Mediziner bei Ihnen sind. Ich habe nichts von meinen Plänen aufgegeben und ich glaube auch, dass ich trotz allem in Ihrem Sinne arbeite. – Ich bin Ihr Ihnen dankbar ergebener Manfred v. Kries.» (13.4.1923. Rudolf Steiner Archiv, Dornach)

26 Vgl. Peter Selg: *Die «Wärme-Meditation»,* S. 27 (zu der von mir in dieser Publikation vorgenommenen Datierung der «Wärme-Meditation» auf das Frühjahr 1923 vgl. a. die bestätigende Erinnerung Erna van Deventer-Wolframs in ihrem Brief an Rudolf Steiner und Ita Wegman vom 30.8.1924, s. u., S. 135 und Anm. 41).

27 Vgl. Madeleine van Deventer: *Die anthroposophisch-medizinische Bewegung in den verschiedenen Etappen ihrer Entwicklung,* S. 28. – Möglicherweise erfolgte die Entscheidung Rudolf Steiners, alle Kursteilnehmer auch ohne individuell vorliegendes Gesuch in die erste Klasse aufzunehmen, erst kurz vor der Osterzusammenkunft der «jungen Mediziner». An Julia Bort, die sich bereits in der Zeit des Januarkurses für die erste Klasse angemeldet und im März erneut um Aufnahme gebeten hatte, schrieb Ita Wegman noch am 19.3.1924: «Ihr Gesuch um Aufnahme in die Freie Hochschule für Geisteswissenschaft habe ich Dr. Steiner abgegeben und schickt er Ihnen folgende Worte: ‹Ihr Certificat für die erste Klasse wird Ihnen zugehen. Es wird uns befriedigend sein, wenn Sie mit uns zusammen in der ersten Klasse der freien Hochschule für Geisteswissenschaft arbeiten wollen.› Sie werden also, wenn Sie zu Ostern hierher kommen, gleich die Veranstaltungen der 1. Klasse mitmachen können.» Dies war dann jedoch in selbstverständlicher Weise der gesamten Gruppe möglich.

28 Rudolf Steiner: *Meditative Betrachtungen und Anleitungen zu einer Vertiefung der Heilkunst,* S. 220f.

29 Zit. n. Emanuel Zeylmans van Emmichoven, a.a.O., Band 1, S. 206.

30 Vgl. die Wiedergabe der entsprechenden Krankengeschichten durch Ludwig Engel, in: Rundbrief für die Mitarbeiter der Medizinischen Sektion am Goetheanum in aller Welt. Nr. 19, Michaeli 1996, S. 220ff. Wie aus einem Brief Ludwig Engels an Margarethe Bockholt vom 15.8.1924 hervorgeht, bat Steiner Engel bald nach der Konsultation um Berichte über den weiteren Krankheitsverlauf der einzelnen Patienten: («In den nächsten Tagen schreibe ich über die Patienten, von denen ich Herrn Doktor erzählen sollte.») Bezüglich der Kasuistiken und der von Engel kritisierten Weise der Selbstdarstellung einzelner Menschen ist dabei zu berücksichtigen, dass keinesfalls alle der Rudolf Steiner vorgestellten «Patienten» aus der Praxis Engels kamen – «Es hatte sich wohl bei den Kursteilnehmern [des Landwirtschaftlichen Kurses] herumgesprochen, dass man nur an Dr. Steiner herankomme, wenn man von Dr. Engel als Patient vorgestellt würde. So kam es denn, dass sich die Zahl der ‹Erkrankten› in Kürze vermehrfachte.» (Rundbrief, S. 222).

31 Rudolf Steiner: *Meditative Betrachtungen und Anleitungen zu einer Vertiefung der Heilkunst,* S. 142.

32 Bereits ein Jahr zuvor, am 22.5.1923, hatte Kurt Magerstädt sich in einem medizinisch-biographischen Exkurs auch an Rudolf Steiner selbst gewandt und diesen um geisteswissenschaftliche Hilfestellungen zur Interpretation der – von Magerstädt außerordentlich geschätzten und intuitiv praktizierten – Irisdiagnose gebeten (Rudolf Steiner Archiv, Dornach). Vgl. zur späteren Begegnung Magerstädts mit Steiner auf der Weih-

nachtstagung den schillernden Erinnerungsbericht von Kurt Magerstädt: *Einer von den Jungmedizinern.* In: M.J. Krück von Poturzyn: *Wir erlebten Rudolf Steiner. Erinnerungen seiner Schüler.* Stuttgart [3]1967, S. 138ff.

33 Vgl. auch den in meiner Monographie über Helene von Grunelius abgedruckten Stimmungsbericht des «Landwirtschaftlichen Kurses», an dem aus der Gruppe der «jungen Mediziner» u.a. auch Maria Hachez und Lilly Kolisko teilnahmen, a.a.O., S. 103 (Brief von Helene von Grunelius an Madeleine van Deventer. Stuttgart, 18.6.1924).

34 So schrieb Madeleine van Deventer an Helene von Grunelius über die Jugendzusammenkunft mit Rudolf Steiner im Juli in Arnheim: «Eigentümlich war, wie Dr. absolut ignorierte all unsere Briefe an [die] Jugendsektion, wo solche Massenerklärungen drinstanden und Bitten um Aufnahme in [die] Jugendsektion, und all diese Phrasen mehr. Er stellte im Gegenteil die Bedingung, als wir ihn baten, mit uns zusammenzukommen, dass es erstens international sein müsste (man hatte bei einer Vorbesprechung die Ausländer ausgeschlossen) und zweitens offen für alle interessierten Außenstehenden. Dann hat er uns sehr eindringlich gesprochen.» (1.8.1924)

35 Gerhard Suchantke war – zusammen mit 11 weiteren Klassenmitgliedern – nach der Breslauer Klassenstunde vom 14. Juni von der Hochschule ausgeschlossen worden, nachdem ihm als Türhüter eine Unachtsamkeit unterlaufen war. In Steiners brieflichem Bericht vom selben Tag hieß es an Ita Wegman bezüglich Gerhard Suchantkes: *«Das war ganz traurig. Mir brach fast das Herz, als ich unter den Kontrolleuren auch Suchantke ausschließen musste. Aber er sah selbst ein, dass es gar nicht anders geht, als auch bei ihm die zeitweilige Ausschließung zu vollziehen. Ich musste nun alles aufbringen, den guten lieben Jungen zu trösten.»* (14.6.1924) Zwei Tage später schrieb Suchantke an den Dornacher Vorstand: «Was ich am Freitag erlebte, sehe ich als karmisch für mich bedeutungsvolles Geschehnis an. Ich möchte dazu aus tiefstem Herzen sagen: mein Leben wird auch weiterhin auf die geistige Führung Herrn Dr. Steiners und des Dornacher Vorstands hingeordnet sein. Nur will ich mich bemühen, dieses Ereignis, das so tief schmerzlich in mein Leben trat, als Weisung zu erleben, intensiver und ernsthafter an mir zu arbeiten im Geiste der Impulse des Goetheanums. Aus dieser Stimmung heraus möchte ich das Folgende fragen: 1. Inwieweit darf ich die in den Klassenstunden erhaltenen Meditationen und Mantrams behalten und meditieren? 2. Inwieweit darf ich mich noch dem jüngeren Medizinerkreis zugehörig betrachten und in welcher Form muss ich diesem Kreise von den Ereignissen Mitteilung machen? 3. Kann ich jetzt noch Vertrauensmann der Freien Anthroposophischen Gesellschaft

sein?» (Rudolf Steiner Archiv, Dornach) Auch an Ita Wegman wandte sich Suchantke zwei Wochen später in diesem Sinne; in ihrer Antwort vom 9. Juli hieß es daraufhin: «Lieber Herr Suchantke, Ihren Brief vom 28. v.M. habe ich empfangen. Und obgleich der Inhalt mir schon bekannt war, und ich auch hierüber sehr traurig war, hat es mich doch gefreut, eine so schöne Gesinnung in Ihrem Brief zu finden. Ich möchte Ihnen hiermit sagen, dass Sie doch nicht den Mut verlieren sollen, und Ihnen raten, mit Felix Ungar, mit dem Sie zur pastoralen Medizin hierher kommen, erneut ein Gesuch einzureichen wieder in die erste Klasse aufgenommen zu werden, und Sie können hoffen, dass es dann nicht verneint wird. Ich kann Ihnen versichern, dass wenn keine Komplikationen eintreten, es dann auch angenommen wird. Ihre Zugehörigkeit zum Kreise der jungen Mediziner wird durch dieses Ereignis nicht berührt, und Sie sind mir im September willkommen, weil ich weiß, dass das Versehen mehr ein Unglück war als böser Wille. – Mit freundlichem Gruß Dr. Ita Wegman.»

36 Rudolf Steiner: *Meditative Betrachtungen und Anleitungen zu einer Vertiefung der Heilkunst,* S. 110.

37 Am 21.8.1924 schrieb Trude Förstner diesbezüglich an Margarethe Bockholt: «Sehr dankbar wäre ich, wenn ich erfahren könnte wo der Rundbrief eigentlich hängen geblieben ist. Vermutlich in Dornach. Denn Altemüller hat ihn weitergeschickt und Grete Crome noch nicht bekommen. Zwischen beiden liegen nur die Dornacher und Hottinger. Ich bin schon recht betrübt, dass das nicht besser geht. Man hat das Gefühl, man müsst selber mitreisen, wenn es dem Brief gelingen soll, weiterzukommen. Wenn Sie irgend etwas zur Weiterbeförderung tun können, wär ich sehr froh und erleichtert. Ich schreibe heute noch an Hottinger, ob er ihn bekommen hat.»

38 Vgl. Peter Selg: *Helene von Grunelius*, S. 109ff.

39 Über ihre Examensnöte schrieb Madeleine van Deventer am selben Tag auch an Helene von Grunelius: «Liebe Helene. Herzlichen Dank für Deine beiden Briefe. Auf den ersten antwortete ich nicht, Henk stack ihn mal in der Tasche, und da sah ich ihn nie wieder, den Brief meine ich. – Den 2. bekam ich als freudige Überraschung bei einem Vortrag in Arnheim, von Frl. Mellinger. Nimm mir nicht übel, aber ich musste laut auflachen beim tragischen Anfang Deines Briefes. Gerade hatten zwei Vorstandsmitglieder mir gratuliert zum misslungenen Examen. Das war nun vielleicht auch etwas übertrieben. Aber jedenfalls die äußeren Unannehmlichkeiten sind nicht so tragisch zu nehmen. Im Gegenteil, hab' nochmals eine glänzende Gelegenheit, Percussion und Auscultation zu üben und noch vieles dazu. Werde mich in die Französische Fachliteratur vertiefen (oder verflachen?) und Psychiatrie noch

mal «offiziell» aus Bleuler studieren. Bisher tat ich es nur auf eigene Faust, stellte Diagnosen à vue, weshalb ich auf dem Examen Krach bekam mit dem Psychiater. Der hatte nämlich gerade an dem Tag die Dem. praecox aus seinem Repertoir gestrichen, was ich noch nicht wusste. – Das Schlimme bei meinem Examen liegt wohl sonstwo. Am selben Abend, als ich durchgefallen war, ging mir plötzlich, blitzartig ein Zusammenhang auf zwischen meinem ungenügenden, schlaffen anthrop. Arbeiten in den letzten Wochen vorher (darüber brauche ich wohl nicht näher zu schreiben, hab' mich gerade ausgekramt in einem Brief an Kahnert-Förstner), – der Zusammenhang zwischen diesem mangelhaften Vertrauen in die Realität der geistigen Welt, und dem Misserfolg beim Examen. – Der einzige düstere Punkt dabei ist mir nur wie diese Examencommission dabei das Werkzeug ward!?» (1.8.1924)

40 In dem zitierten Brief Ludwig Engels an Margarethe Bockholt hieß es über die Gruppensituation und Engels persönliche Lage zusammenfassend: «Es ist für mich ja sehr schwer, Ihnen etwas Positives schreiben zu können. Ich selbst stecke schon eine ganze Zeit in den verschiedensten persönlichen Schwierigkeiten. Dazu kommt, dass ich ja bis jetzt noch gar keine richtige Praxis habe. Erst dieser Tage ist es mir gelungen, eine Wohnung zu mieten, in der ich von Mitte September an regelmäßig u. richtig praktizieren kann. Es fehlt in unserem Kreis sicher vieles von dem, was etwa im Priesterkreis wohl schon vorhanden ist. Und wir können wohl jetzt nur fest zueinander halten und uns sehr lieb haben. Suchantke und ich wollen ja schon am 31. August in Dornach sein. Wir werden ja dann zusammen sein, und das wird weiter führen. Wir haben es sicher sehr schwer und es kann nur langsam vorwärts gehen. Ich glaube übrigens, dass die Menschen mit einer großen Praxis, z. B. Thylmann es genau so schwer haben wie die Studenten. Bei Suchantke ist es übrigens nicht so. Das macht wohl sein Temperament. Er ist guter Dinge (trotz allem), macht die Meditationen, hört sehr viele Collegs. Unsere gemeinschaftliche medizinische Arbeit besteht freilich nur darin, dass wir die Vorträge lesen. Auch sprechen wir öfters über Patienten von mir, die auch er kennt. – Es ist ja möglich, dass für uns im September kein besonderer Kurs zustande kommt. Ich glaube, es ist besser, wenn wir diesmal bescheiden sind und nur darum bitten, wenn es aus tiefsten realen Bedürfnissen kommt. Sonst warten wir wohl besser. Es darf doch nicht so sein, dass das, wozu wir alleine hätten kommen müssen in unserer Arbeit, uns von Herrn Doktor gegeben werden muss. – Sehr schade ist es, dass wir nicht zu einem Wander-Brief gekommen sind. Wir müssen natürlich viel mehr umeinander wissen.» (15.8.1924) Am selben Tag schrieb Engel in einem weiteren, für ihn – und andere – symptomatischen Brief an Ita Wegman: «Es ist wirklich schlimm, und ich bin sehr

traurig, dass es mir nicht gelungen ist, wenigstens auf diese [briefliche] Weise die Verbindung mit dem Goetheanum und der medizinischen Sektion zu halten. Aber ich habe noch so viel mit mir zu tun, dass das Geistige nicht durch mich sprechen kann. So sind es immer nur seelische Regungen, die mich nach Dornach lenken. Meine Liebe ist über das Gefühlsmäßige nicht hinausgekommen.»

41 Vgl. hierzu: Peter Selg: *Die «Wärme-Meditation». Geschichtlicher Hintergrund und ideelle Beziehungen*; zur Datierung der «Wärme-Meditation» bzw. des Zeitpunktes ihrer Übergabe an Helene von Grunelius vgl. auch den nachfolgenden Satz Erna van Deventers vom August 1923: «Soweit wir z.B. nun seit 1½ Jahren mit dieser Meditation gelebt haben ...»

42 Auch Grete Crome schrieb am 22.8.1924 beispielsweise vom Schliersee an Margarethe Bockholt: «Eben kommt der Rundbrief. Diese herrschende Frage nach Gemeinschaft u. realem Erleben der uns verbindenden Geistwesenheit lässt Weihnachts- und Ostererlebnisse wieder stark aufleben. Wir haben doch nicht klar und bewusst genug die Frage gestellt nach dieser geistigen Prüfung. Wir waren noch als Kreis nicht reif genug dazu. Ihr Dornacher habt sicher schon viel mehr diese Beziehung. – Mir persönlich fehlt sie noch u. darin u. damit auch die Geistverbindung mit dem einzelnen Kursmitglied. Ich glaube auch, dass uns die Theologen manches lehren können, bin mir aber klar, dass unsere Gemeinschaft als Arzt-Gemeinschaft einen durchaus anderen Charakter haben muss. – Ich komme so früh wie möglich.»

43 Vgl. z.B. das Faksimile auf S. 130.

44 «Ich fragte: ‹Ist es nicht möglich, eine medizinische Mysterienschule zu begründen?› Die Antwort Rudolf Steiners: ‹Das geht so einfach nicht, das muss von der geistigen Welt gewollt sein und Menschen müssen da sein, die es empfangen wollen.› Nach einigen Tagen bejahende Antwort vom Geist Merkur-Raphael; ihm die Aufgabe, alten Brauch zu erneuern, der einmal auf heilig-altehrwürdiger Stätte stattgefunden hat, unter Führung Merkur-Raphaels. Mir die Aufgabe, geistgetragene Menschenseelen zu suchen, die Sinn für solches Tun haben und Gehör geben wollen Raphaels Worten.» (Notizbuch Ita Wegmans; zit. n. Emanuel Zeylmans van Emmichoven, a.a.O., Band 2, S. 281.)

45 Nachrichtenblatt Nr. 31/1924 vom 10.8.1924, S. 124. Wiederabdruck in: Rudolf Steiner: *Die Konstitution der Allgemeinen Anthroposophischen Gesellschaft und der Freien Hochschule für Geisteswissenschaft,* S. 376.

46 «Sehr verehrter Herr Dr. Steiner. Ich stehe jetzt vor zu einer Entscheidung drängenden Fragen der Weitergestaltung meines Lebensweges. Meine bisherige Tätigkeit im Klinisch-therapeut. Institut hört auf, in der Mitarbeit in den Internationalen Laboratorien, wie sie mir jetzt geboten

wird, glaube ich für mich nicht eine Arbeit zu sehen, wobei ich selbsttätig Aufgaben lösen muss unter Einsetzung all meiner Kräfte, so dass sie mir zur Lebensaufgabe werden kann. Ein derartiges Tätigkeitsfeld zu finden, mir zu schaffen, dazu drängt es mich im gegenwärtigen Lebensabschnitt. Innerlich fühle ich immer mehr und mehr den Wunsch zu einer medizinischen Betätigung zu kommen und [es] zeigen sich mir jetzt unmittelbar Wege in Jena an einer Klinik in pflegender Weise tätig zu werden und mit den nach dort kommenden Schwestern und den Medicinern und Pädagogen zusammenzuarbeiten. – Um zur Klarheit zu kommen, wieweit es auf meinem Weg liegt und in mir Kräfte ruhen, jetzt pflegend heilend, vielleicht in Zusammenhang mit den Schwestern tätig zu werden an der kranken Menschheit oder wie weit ich doch zu einer Betätigung in der Natur zurückkommen sollte, möchte ich fragen und bitten, ob es möglich ist, dass ich Herrn Dr. darüber sprechen darf und mir ein Rat gegeben werden kann. In ergebener Hochachtung Ihre Maria Hachez.» (31.8.1924) Fünf Wochen zuvor hatte Maria Hachez nach einem medizinischen Treffen in Stuttgart auch an Helene von Grunelius über ihre Zukunftsintentionen geschrieben und formulierte: «Wir sprachen […] noch einige Zeit am Sonntag mit Dr. Kolisko über das Medizinersein in Zukunft. Mir war es zu einer besonders brennenden Frage geworden, wie werde ich in Zukunft an medizinisches Wissen und Können in Anwendung bringen können ohne einen ‹dr. med.› zu haben, wird es überhaupt möglich sein? – Ich musste so mein Leben betrachten, wie es mich doch schicksalsmäßig mit Medizinern in Berührung gebracht hat. Früher war es mir immer schon ein Ideal gewesen, mit einem Arzt zusammen wirken zu können. Ich stellte mir auch vor, wie ich im Sanatorium mit den Kranken zusammen im Garten arbeiten würde usw. – Jetzt steigt das alles erneut in mir auf, neben dem, was auch zu heilen ist an dem großen Erdenleib in der Landwirtschaft – wo ich mir jetzt Gedanken mache, wie es wohl aussehen mag 1935 nachdem doch nach 1930 wesentliche Umänderungen der ätherischen Welt zum Menschen beginnen wird [werden] einzutreten. – Außerdem muss ich mir die Frage stellen, was werde ich weiter tun, dass sich mein Arbeitsverhältnis im Institut auch ändern wird, ich mir auch innerlich sage, ich darf nicht weiter da und dort hineinblicken ohne mich für etwas zielvoll und gestaltend einsetzen zu wollen. Was ich tun werde ist mir noch unklar. Vielleicht ist ja eine Möglichkeit, mir irgend eine Arbeit zu suchen vorerst, wodurch ich meinen Unterhalt finde, mir nebenher ein allgemein anatomisch-physiologisches Wissen zu erringen und mit dem Material der Kurse wirklich conzentriert zu arbeiten in der Hoffnung, dass ich vielleicht späterhin dann einmal die Situation finde, wo ich das zur Auswirkung bringen kann. Es kommt ja dabei darauf an, wie weit ich es zu einer innerlich konzentrierten Arbeit bringe, woraus mir Fähigkeiten erwachsen.» (22.7.1924) Ihren inneren Weg zur Anthroposophie und in den Medizinerkreis hatte Maria Hachez Rudolf Steiner im Frühjahr 1924 und im Rahmen von Steiners Ankündigung einer «Sektion für das Geistesstreben der Jugend» dargelegt; in ihrer eindrucksvollen biographischen Schilderung hatte es dort geheißen: «Weshalb wurde ich in der Gartenbauschule nicht voll befriedigt, trotzdem ich mich mit größtem Interesse gerade in das Studium von Pflanzenkunde und Chemie hineinstellte, weshalb kam ich nach einiger Zeit dazu, viel mehr Wert darauf zu legen, mit Menschen, die verstanden, in die Natur herauszuwandern, auf Entdeckungsfahrten zu gehen? Es war, weil wir oftmals draußen in der Natur vor dem Wunderbau einer Pflanzenblüte oder einem sonstigen Naturgebilde gestanden waren und mich etwas berührt hatte, was ich nicht erfassen konnte und doch die Sehnsucht in mir hinterließ, es zu erschließen, aber in der Systematik oder Botanikstunde kein Weg dazu gewiesen wurde. Auch später die praktisch gärtnerische Arbeit konnte nicht voll befriedigen; sie hätte es gekonnt, wenn ich Fähigkeiten gehabt hätte, die im Kosmos wirksamen Kräfte zu erkennen und mir die Tätigkeit zu einem Opferdienst gegenüber den in der Natur wirksamen wesenhaften Kräften hätte werden können und ich Pflanzen, die dem Menschen zur Entwicklung dienlich und heilend sind, hätte ziehen können. – Wie dann die Frage der [Stuttgarter] Ärzte an mich herantrat, ihren Heilpflanzenbedarf u.s.w. zu verschaffen, hatte ich große Freude, sah ich doch die Möglichkeit, eine weitere Seite der Natur in ihrem Zusammenhange mit dem kranken und gesunden Menschen kennen zu lernen. Bei der Tätigkeit erlebte ich erneut, wie man Einblick haben muss in die Heilwirkungen der Natur, denn dass es auch bei der Verarbeitung nicht auf die groben Stoffe ankam, sagte mir eine deutliche Empfindung. Wirkliche Aufschlüsse fand ich in meiner Umgebung nur wenig; wohl wurde mir manches als Wissen übermittelt, doch ich konnte es noch in keinen Zusammenhang bringen. Dadurch, dass ich Anthroposophie hatte, konnte ich weiter streben und jetzt seit Weihnachten, da ich auch die medicinische Veranstaltung mitmachen durfte, beginne ich den zielvollen Weg zu sehen. Mit welch ganz anderem Empfinden und Interesse schaut man sich alle Einzelheiten in der Natur und am Menschen an, wenn man mehr und mehr erkennt, wie selbst das kleinste Lebewesen, die unscheinbarste Pflanze, jedes Gestein ihre bestimmte Bedeutung im Weltenprozess hat und in einer Beziehung zum Menschen steht. Wie ich selber mit mancher Verzweiflung und auf manchem Irrweg bis zu dem jetzigen Augenblick gekommen bin, so weiß ich von vielen, die mit suchten und strebten und sich bäumen gegen die so geistlose Kultur.» (4.3.1924)

47 «Liebe Freunde! (Nachschrift: Der Ton ist viel zu philiströs, ich muss an Euch persönlich schicken, da ich keine Zeit mehr finde, ihn umzuschreiben, auf was es mir ankommt steht ja allerdings schlecht darinnen.) Es fällt mir sehr schwer, allein hier sitzen zu müssen, während ich Euch in Dornach zusammen weiß. Schon von hier aus sehe ich die Bedeutung dessen, was herausgearbeitet werden muss, was neu entsteht als bewusstes Verhältnis zu den Aufgaben eines Medizinerkreises. Ihr werdet zu Entscheidungen kommen über das, was den Kreis neu, den Aufgaben entsprechend gestalten soll. Es sind Aufgaben an uns als einen Kreis herangetreten mit diesem Kurs, die von ihm jetzt schlecht erfüllt werden konnten. Das Verhältnis zum Priesterkreis muss ich als zunächst unerfüllbare Forderung erkennen. Es ist ganz unmöglich, dass wir ohne inneren Kontakt zu den «Pädagogen» bleiben. Es wird die Frage auftauchen, kann auf dem Weg wie bisher der medizinische Kreis entstehen, der mir als unbedingte Notwendigkeit erscheint, um wirklich den Aufgaben einer Medizinischen Sektion gerecht zu werden. Mich peinigt meine Isolierung, die Unmöglichkeit irgendwie mithelfen zu können, ich kenne ja nicht die Grundlage, die durch die, die zusammengekommen sind, gelegt ist. Einige Punkte, die mir wichtig sind, hebe ich ganz knapp umrissen hervor. – Ich halte es nicht für möglich, dass der Kreis in der zu fordernden Form entsteht, ohne eine längere räumliche Vereinigung derer, die den Kreis für so wichtig halten, dass sie ihm dieses Opfer, den Ort der günstigen Bedingungen zum eigenen Schaffen aufzugeben, um an einen gemeinsamen Sammelpunkt zu gehen, die eigenen Pläne, die völlige persönliche Unabhängigkeit verlangen, aufzugeben, damit ein Kreis gebildet werden kann in dem Gefühl, dass nur die ganz bereite, opferbereite Gemeinschaft dem Einzelnen die Kraft geben kann, Träger großer Esoterik, was uns angeht, der medizinischen Esoterik zu werden. – Abgesehen von den jüngsten Semestern ist zum mindesten den Klinikern der Weg über das Staatsexamen gewiesen. Die finanziellen Schwierigkeiten machen es heute unmöglich, alle, die vor dem Examen stehen, an eine Universität vereinigen zu wollen. Aber wie steht es für die, die frei sind, und die sich einsetzen wollen ganz und gar, für den Kreis. Sehen die nicht ein, dass es unerlässlich ist, an einen Ort für länger (Dornach? Deutschland?) zusammen zu kommen? Jeder von uns weiß es, die Umwelt mit den ganz gemäßen Verpflichtungen, mit denen sie an den Einzelnen herantritt, erstickt sie ihn. Allgemeine Anthroposophie, selbst sie kann ja eigentlich nur in Gemeinschaft vorwärts gebracht werden. – Die gemeinsame medizinische Arbeit der vier, die im Sommer in Dornach waren, hat ja, man kann es wohl sagen, nicht viel getaugt. Schuld ist daran vor allem die Unentschiedenheit, mit der wir vier anpackten. Ich wenigstens war mir damals nicht klar über die

Möglichkeiten in einer gemeinsamen Arbeit. Ich fühlte mich damals schließlich allein in meinem Zimmer bei meiner persönlichen Arbeit am wohlsten. Wir waren gebunden in Basel. Wir wussten nichts von einer Gemeinschaft. Mir wird heiß, wenn ich an jene Zeit denke. – Jetzt kann ich ja nicht mehr, jetzt muss ich mit Macht an die Examensarbeit. – Für die aber, die frei sind, sehe ich die unbedingte Notwendigkeit, den Kreis an einem Ort durch eine wirkliche Gemeinschaft zu begründen. Es sind schon viele unter uns frei, seht Ihr nicht die Notwendigkeit!? – Ahnt Ihr nicht, dass so eine wirkliche Stätte für esoterische Medizin begründet werden kann und soll. – Mit den wenigen jährlichen Zusammenkünften ist dafür nicht viel geschafft. Durch Rundbriefe von uns, durch die Arbeit der einzelnen an seinem Ort niemals etwas Rechtes. Wer von uns kann, heute, von sich mit der Verantwortung, die er dabei übernimmt, fest glauben, dass er als Einzelner Träger der medizinischen Esoterik werden kann? – Die Gemeinschaft, von der ich spreche, kann dieser notwendige Träger am ehesten sein. Es brennt mich tief, dass ich Euch mit diesen wenigen hilflosen Worten allein lassen muss. Mehr als der verlorene Kurs schmerzt mich, nicht mit jedem von Euch sprechen zu können. – Herzlichen Gruß und Dank an Dr. Bockholt. Ihr verdanke ich aus wenigen Gesprächen sehr viel. – Ich lasse bald an Euch und Andere etwas folgen. Glück Eurer Arbeit. – In Treue ganz Euch und unserer Sache – Christian Büttner.» (Rundbrief, undatiert [September 1924])

48 Auch in Altemüllers umfangreichem Schreiben vom 7. September spielte der Gemeinschaftsgedanke eine zentrale Rolle; wie Christian Büttner (vgl. Anm. 47) plädierte auch er für die Schaffung von geographisch zentrierten Arbeitsgemeinschaften unter den «jungen Medizinern» und schrieb hierzu u. a.: «Dornach zeigt uns einen anderen Weg zum Arztwerden. Wir haben die Voraussetzungen zu diesem Wege bekommen. Wir müssen diesen Weg bauen helfen! Ich glaube sagen zu müssen, dass dieser Weg nur in gemeinsamer Arbeit zu finden ist, ein einzelner kann heute einen solchen Weg nicht gehen, denn nicht persönlich, sondern überpersönlich wird solche Arbeit sein. So glaube ich, wird es nötig sein, dass sich an einem Orte (oder auch an mehreren) Menschen zusammenfinden, um sich zu helfen, zu einer Erkenntnis des Menschen zu kommen. Wenn wir solche Erkenntnisse nicht nur mit dem Intellekt, sondern mit dem ganzen Menschen erringen werden (und in gemeinsamer Arbeit wird dies gehen) und uns von Dornach aus die Wege gezeigt werden, unsere Wissenschaft zu vertiefen, so werden wir zu einem wahren Anschauen und Erkennen der Krankheiten kommen und in solchem Erkennen Mittel und Wege finden zu wirklichem Heilen – Gemeinschaften, die so in hingebungsvoller Art im

Zusammenhang mit Dornach arbeiten, werden so Schulen zu wahrem Arztsein werden können und zugleich Keimstätten, von denen eine Bewegung zur Erneuerung des Arzttumes ausgehen kann. – Dass ich in solcher Gemeinschaft mitarbeiten könnte, ist mein dringlichster Wunsch.»

49 Rudolf Steiner: *Das Zusammenwirken von Ärzten und Seelsorgern. Pastoral-Medizinischer Kurs.* GA 318. Dornach [4]1994, S. 165f.

50 Peter Selg: *Helene von Grunelius,* S. 118f.

51 So schrieb Viktor Thylmann am 19. November in einem Brief an Ita Wegman: «Dass ich durch die Hilfsbedürftigkeit Schwerkranker vorzeitig zurückgerufen, den Pastoralmedizinkurs nicht bis zu Ende mit anhören konnte, tut mir heute noch leid; ich tröste mich aber damit, dass ich mich dem esoterischen Kreis angehörig weiß.»

52 So hieß es in einer schriftlichen Darstellung Ita Wegmans aus dem Jahr 1925: «Während des pastoral-medizinischen Kurses im September 1924 anerkannte Dr. Steiner eine kleine Zahl schon in der Praxis stehender Ärzte, *die sich zu einer verantwortlichen und intensiveren Mitarbeit in der Sektion angeboten haben*, und legte mit ihnen den Grund für ein medizinisches Arbeiten, das zu einer tief aus dem Mysterien-Wesen gegründeten medizinischen Wissenschaft führt.» (Ita Wegman: *An die Freunde*, S. 130; Hervorhebung v. V.)

53 Glas schrieb in seinem Brief weiter: «Ich habe mir damals, und auch später, wohl überlegt, ob ich reden soll; aber ich wusste, dass ich damit nur etwas Zerstörerisches leisten würde (in der Situation von damals) und auch nachher hielt ich deshalb zurück. Ich würde nun, nachdem dies einmal geschehen war, gar nicht weiter die Sache erwähnen, wenn nicht nach einigen Tagen von Ihnen etwas Ähnliches getan worden wäre. Bei der Jugendversammlung, wo die Situation im Großen eine gewisse Ähnlichkeit hatte mit den Verhältnissen bei unseren Medizinern, da schlug Ihre Begeisterung wiederum so durch, dass alle mitflogen. Liebe Bockholt, ich weiß wie heikel es ist, jemandem solche Dinge zu sagen – noch dazu, wenn fast alle anderen Menschen das Gegenteil meinen; aber ich sag's doch nur, weil ich Angst habe, Sie könnten diese Taktik, im Glauben, dass sie gut sei, noch bei anderer Gelegenheit walten lassen. Schauen Sie, wir stehen einander doch in geistiger Beziehung, in geistiger Zielsetzung so nahe, dass wir doch aufeinander Acht geben müssen und solche Dinge aussprechen dürfen. Nun aber genug von diesen Dingen.» Daraufhin antwortete Margarethe Bockholt Norbert Glas am 20. Oktober u. a.: «Für Ihre beiden Briefe, besonders auch für den ersten, danke ich Ihnen sehr. Wenn ich auch gerade für die zwei Beispiele, die Sie mir anführen in Ihrem ersten Brief, die Richtigkeit auch nach gutem Überlegen nicht einsehe, da in diesem Falle wirklich nur ein

Impuls der ganzen Menge von einer Seite ausgesprochen wurde, so weiß ich doch, dass im allgemeinen schon das richtig ist, was Sie dort sagen.»

54 Auch in der Erinnerung Ludwig Engels an die Septemberwochen in Dornach hieß es später: «Es war am Tage vor dem Beginn des Pastoral-Medizinischen Kurses. Ich war zusammen mit Gerhard Suchantke in Dornach eingetroffen. Wir standen auf dem Hügel neben den Trümmern des Goetheanums. Es hieß, Dr. Steiner, der verreist wäre, werde nun zurückkommen. Wir warteten – wir hofften, den geliebten Lehrer zu sehen, wenn er in die Schreinerei ging. Und wir erblickten ihn, wie er den Hügel heraufkam – unter beiden Armen Stöße von Büchern tragend. Er kam auf uns zu, rüstigen Schrittes, man sah ihm wirklich keine Erschöpfung oder Müdigkeit an. Wir zogen unsere Hüte und grüßten. Er sah uns, und sich zu mir wendend, sagte er: ‹Guten Tag, Herr Doktor!› Ach, niemals in meinem Leben habe ich mich so unwürdig dieser Anrede empfunden. Wir blickten ihn an. Wie gerne wären wir auf ihn zugeeilt, wie gerne hätten wir ihn gefragt, ob wir die Bücher für ihn tragen dürften. Aber nein – wir getrauten uns nicht. Wir ließen ihn in seiner Last an uns vorbei den Hügel weiter hinaufschreiten. Oh – welche Scham! – An dem Pastoral-Medizinischen Kurs, am Dramatischen Kurs und den Mitgliedsvorträgen durften wir teilnehmen. Immer hing über uns die bange Frage: Was erwartet Dr. Steiner von uns? Sind wir auch genug wach? Wir sollten eigentlich etwas Bestimmtes tun – aber was war es? Wir wussten es nicht. Es war oft recht schwer für uns. – Am Abend hielt Dr. Steiner weiter die Karma-Vorträge. Die Pastoral-Medizinische Tagung war zu Ende gekommen. Die Vorträge schienen unaufhörlich weiterzugehen. Nach jedem Vortrag blieb ich in dem Vorraum zum Vortrags-Saal und wartete in der Garderobe. Die letzten Zuhörer verließen die Schreinerei. Ich blieb und – wartete. Und dann erschien Dr. Steiner mit Frau Dr. Wegman – sie gingen an mir vorüber in das Atelier. Und so konnte ich jeden Abend noch einmal Dr. Steiner sehen und grüßen. – Der Tag der Abreise kam. Wir saßen im Zuge. Ich blickte aus dem Fenster auf die von der untergehenden Sonne beschienene Landschaft, die Berge des Schwarzwalds in der Ferne. Eine große Traurigkeit kam über mich. Und ich schrieb die Worte nieder: ‹Nun ist die Schlacht geschlagen / Wie Blut erglänzt die Flur / Rot flammt der Sonnenwagen / In Christo morimur.›» (Ludwig Engel: *Patientenvorstellungen in Koberwitz*, a.a.O., S. 233)

55 Vgl. Anm. 53.

56 Rudolf Steiner: *Meditative Betrachtungen und Anleitungen zu einer Vertiefung der Heilkunst,* S. 168f.

57 Willem Zeylmans van Emmichoven: *Rudolf Steiner in Holland.* In: M. J. Krück von Poturzyn (Hg.): *Wir erlebten Rudolf Steiner. Erinnerungen seiner Schüler.* Stuttgart ^{3}1967, S. 271.

58 Viktor Thylmann hatte sich für das Novembertreffen aus terminlichen Gründen entschuldigt; Margarethe Bockholt dagegen hatte auf Norbert Glas' Frage, ob seine Frau Maria Glas-Deutsch ebenfalls nach Dornach zu der Zusammenkunft kommen sollte, im Hinblick auf die nicht vollzogene Angelobung und sehr wahrscheinlich nach Rücksprache mit Ita Wegman am 20. Oktober geantwortet: «Wir halten es eigentlich nicht für so ganz zweckmäßig, wenn Ihre Frau jetzt mitkommt, da ja Herr Dr. Steiner und Frau Dr. Wegman jetzt keine weiteren Schritte tun können, so ist es vielleicht besser, das bis auf das nächste Mal aufzuschieben.»

59 Publikation der Fragenbeantwortung Rudolf Steiners in Peter Selg: *Vom Logos menschlicher Physis. Die Entfaltung einer anthroposophischen Humanphysiologie im Werk Rudolf Steiners.* Dornach 2000, S. 687ff., und Peter Selg: *Mysterium cordis. Studien zu einer sakramentalen Physiologie des Herzorgans.* Dornach 2003, S. 132ff.

60 Am 10. Mai 1924 hatte Madeleine van Deventer zuletzt über die Vortragstätigkeit von Willem Zeylmans brieflich Bericht erstattet und war in ihrer dortigen Schilderung unter anderem darauf eingegangen, dass Zeylmans, der nicht zum Osterkurs hatte kommen können, doch in dessen Geist und Duktus öffentlich über Anthroposophie sprach: «[…] Der Vortrag von Zeylmans war der schönste, den ich bisher von ihm hörte. Ohne dass er noch [schon] etwas wusste von dem Inhalt der letzten mediz. Vorträge zu Ostern, brachte er in seinem Vortrag vieles, was direkt daran anklang.»

61 Vgl. Peter Selg: *Anfänge anthroposophischer Heilkunst.* Kapitel 3: *Eugen Kolisko.* Dornach 2000, S. 125ff.

62 «Große Hoffnungen setzte Rudolf Steiner auf diesen Schüler. […] Als die großen Vorträge von Dr. Steiner über Thomas von Aquin und Albertus Magnus gegeben wurden, konnte man empfinden, dass Kolisko zu denjenigen gehörte, für die Rudolf Steiner mit in erster Linie sprach. Er wusste, dass er von ihm verstanden werden konnte, deshalb war auch eine der Aufgaben, die er Kolisko persönlich gab, sich mit Thomas von Aquin zu beschäftigen. […] Als dann weiterhin Rudolf Steiner seine gewaltigen Vorträge über die Schule von Chartres gab und die großen Zusammenhänge mit den Lehren Platos enthüllte, war es wiederum Kolisko, der insbesondere von diesen Vorträgen einen starken Eindruck bekam. Man konnte erleben, wie nahe ihm die Ideenwelt stand, die Plato entwickelte und die in der Schule von Chartres wieder zum Aufblühen gekommen war. So geschah es eines Tages nach dem

Schlusse eines solchen Vortrages, dass Kolisko aufs tiefste bewegt Rudolf Steiner entgegenging, um ihm für die wunderbaren Anregungen zu danken. Auch Rudolf Steiner andererseits war in diesen Momenten sichtlich ergriffen. Das kam darin zum Ausdruck, dass er beide Hände Koliskos ergriff, sie herzlich schüttelte und ihm dabei liebevoll und froh in die Augen schaute, und mir, die ich Augenzeuge dieser Begegnung war, nachträglich sagte, wie sehr es ihn gefreut hatte, dass Kolisko in seiner Seele so entzündet worden war durch den Inhalt dieser Vorträge. Dadurch ist es auch zu verstehen, dass Kolisko in der Folgezeit immer wieder angezogen wurde, den Ort Chartres mit seiner wunderbaren Kathedrale zu besuchen.» (Ita Wegman: *Eugen Kolisko*. In: Eberhard Schickler, Julia Mellinger, Jürgen von Grone [Hg.]: *Eugen Kolisko. Bilder aus seinem Leben und Wirken*. Stuttgart 1940, S. 8f.)

63 Rudolf Steiner hatte einen Tag zuvor, im Nachrichtenblatt der Wochenschrift «Das Goetheanum», die folgende «Mitteilung» veröffentlicht: «Da meine physische Körperverfassung gegenwärtig jedes Reisen – für längere Zeit – unmöglich macht, so sah ich mich genötigt, den Berliner Freunden anzukündigen, dass sie zu meinem größten Bedauern auf meine Gegenwart bei ihren Oktober-Veranstaltungen *nicht rechnen* können.* *Rudolf Steiner*. – *Vielleicht darf ich bei dieser Gelegenheit eine Bitte an unsere lieben Freunde aussprechen. Ich möchte nicht, dass meine physische Körperverfassung Gegenstand von allerlei Ideen werde. Es handelt sich darum, dass, während ich den eigentlichen Kurs-Tätigkeiten, die so umfangreich in den letzten Monaten waren, durchaus gewachsen war, ich den Bogen meiner physischen Tätigkeit überspannen musste durch die übergroßen Forderungen, die neben der Kurstätigkeit aus der Mitgliedschaft kamen. Das hat dazu geführt, dass ich jetzt, während ich jeder geistigen Betätigung voll nachkommen könnte, physisch nicht einmal das Allergeringste vermag, sondern hoffen muss, dass der einzigartigen opfervollen Pflege meiner lieben Freundin Dr. Ita Wegman und ihres treuen Helfers, Dr. Noll, es gelingen werde, mir bald wieder auch ein physisches Tun, ohne das ja leider auf Erden das Geistige nicht wirken kann, wenigstens bis zu einem gewissen Maße zu ermöglichen. – Man denkt eben nicht oft daran, was *von außen bewirkte* Überbürdung in bezug auf Zeit bei jemand, der in geistgetragener Tätigkeit ist, für verheerende Folgen haben kann, und wie wenig Autofahren hilft, wenn die bedingte Zeitersparnis in die Programme eingerechnet werden muss. Aber zuletzt muss ja alles das schicksalsgemäß (karmisch) empfunden werden.» (Rudolf Steiner: *Die Konstitution der Allgemeinen Anthroposophischen Gesellschaft und der Freien Hochschule für Geisteswissenschaft. Der Wiederaufbau des Goetheanum 1924/1925*, S. 399f.)

64 Ebd., S. 402f.

65 Zwei bemerkenswerte, persönliche Briefberichte sandte Manfred von Kries in den ersten beiden Januarwochen aus Danzig, wo er im Städtischen Krankenhaus arbeitete, hierüber an Ita Wegman und Margarethe Bockholt. Im ersten Schreiben vom Epiphaniastag des Jahres 1925 an Ita Wegman antwortete von Kries auf den Weihnachtsrundbrief und damit auf die erbetene Situationsschilderung – und formulierte: «Es ist für mich beschämend, wenn ich über meine Arbeit und Erfahrungen berichten soll, denn es hat mich eine viel größere Anstrengung gekostet, als ich erwartet hatte, mich in dem modernen Krankenhausbetrieb ins Gleichgewicht zu setzen. Daß ich sehr viel zu tun habe und noch dazu im Krankenh. selber wohne, entschuldigt ja nicht. Auch nicht, dass ich allein bin und nicht mit einem anthrop. Mediziner zusammenarbeiten kann. Die Stimmung gegen Anthroposophie ist im Krankenhaus neu, v. a. der Chef der inneren Abteilung lehnt sie still aber aufs heftigste ab und die übrigen Ärzte kümmern sich nicht darum. Ich hatte keine Gelegenheit, für Anthroposophie einzutreten, da überhaupt nicht davon gesprochen wurde, seit ich hier bin. Man weiß, dass ich ‹Anhänger› von Steiner bin und begnügt sich damit. Hier in Danzig ist es eher die pädagogische Seite, von der aus man an den Menschen heran kann. – Gearbeitet habe ich im Wachsmuth ‹Die ätherischen Bildekräfte›, und bin dabei, die mediz. Kurse von Herrn Dr. vom ersten an wieder durchzuarbeiten. Auf die Tuberkulose will ich dabei besonders achten. Im Zweig haben wir einen Leitsatz-Abend, einen Jugendabend, in dem wir jetzt das Joh. Ev. lesen und einen offenen Abend. – Wenn ich auch tausend Fragen stellen möchte, und wenn ich auch einen ‹medizinischen› Freund hier sehr vermisse, empfinde ich es doch als schicksalsmäßig, dass ich jetzt ganz allein vor all den anthrop. mediz. Problemen stehe und es ist nur eine Frage der Zeit, dass ich mich durchbeiße. So wie mir die Tuberkulose immer klarer geworden ist in den letzten Wochen, werde ich auch in die ‹Geisteskrankheiten› hineinkommen können, die mir jetzt noch recht fern sind. Und so ist es überall. – Wenn ich auch in meinem therapeutischen Handeln gebunden bin, so erlebe ich doch fast täglich, welche endlosen Möglichkeiten durch die Meditationen gegeben sind in dem Zusammenleben mit den Kranken. Gerade das, was ich als Möglichkeiten sehe und was ich im Verhältnis dazu wirklich kann, ist das Beschämende. Dass sich dies Verhältnis von Möglichkeit und Können bessert, ist mein fester Wille. – Das ist, was ich als einzig Positives der med. Sekt. zum neuen Jahr geben kann. Alle meine Ehrfurcht und alle Liebe, die in mir ist, wartet auf den neuen Bau in Dornach und auf Herrn Dr. Steiners Heilung.»

Fünf Tage später schrieb Kries dagegen überglücklich an Margarethe Bockholt, die ihm eine Arlesheimer Heilmittel- und Indikationsliste nach Danzig gesandt hatte: «Liebes Frl. Bockholt! – Heute erhielt ich die Liste der neuen Heilmittel! Den Tag streiche ich rot an. – Seien Sie nicht böse – dieser Brief hat wenig Sinn und gar keinen Nutzen, ich muß Ihnen nur sagen, dass ich mich lange, lange nicht so gefreut habe wie heute über die Liste. Ich bin wirklich geistig mit dem Kopf durch drei Wände gesprungen! – Aber bitte, mir fiel erst hinterher ein, dass der Dr. die Freude einmal ‹befohlen› hat. Ich habe mich wahrhaftig nicht ‹auf Befehl› gefreut. – Ich bin erlöst, befreit, und danke Ihnen und dem Dr. und Frau Dr. Wegman und allen, die am Institut arbeiten und uns draußen diese Ausblicke und Möglichkeiten schaffen. – Sehen Sie, ich kam mir, – nein ich komme mir noch – so dumm vor, dass ich es nie fertig gebracht habe, selbst Mittel zu finden. Ich schäme mich auch darüber, und habe darum nie gefragt, weil ich mir immer sagte, dass ich es allein schaffen müsste, mit den Kursen und allem anderen, was wir vom Dr. haben. – Und da stand ich dann oft vor den Kranken und wollte heilen, aber fand nicht das Mittel, – Mittel schon auch besser als die Schulmedizin – aber nur Bruchstück. – Ich bin ja noch gebunden, aber das ist gleich. Ich weiß, wie unendlich viel getan werden kann, wenn ich frei bin, approbiert. – Ich werde die Liste meditieren, um wenigstens hinterher zu verstehen, wie die inneren Beziehungen der Stoffe zu den Krankheiten sind. Das alles wird gehen, wenn ich erst mit den Kranken zusammen leben kann, auf meine Art, nicht als M. P. einer städt. Klinik. Wie ich mich freue darauf! – Einen Dämpfer macht gleich die äußere Lage. Ich kann die Mittel nicht beziehen. Danzig hat Einfuhrverbot von Medikamenten, bzw. unerschwinglichen Zoll darauf. Ich muss alles nach Marienburg schicken lassen. Und möchte am liebsten die ganze Apotheke von Ihnen hier haben. Warten Sie nur – dann werde ich Sie in Atem halten mit Bestellungen. – So – nun tun Sie den Brief in den Papierkorb. Er ist nur so ein logorhoisches Machwerk und die erste unklare Reaktion auf das Geschenk, das fast unbegreiflich große Geschenk aus Dornach, aus der Heimat. – Klar ist nur die Freude und das Bewusstsein, dass ein Dank mit Worten hier gar keinen Wert hat, dass es jahrelang dauern wird, bis ich auch nur ein kleines Stück von dem abgetragen habe, was als Dank dies Geschenk aufwiegt. – Das reicht alles nicht. – Von Herzen grüße ich Sie und die Dornacher Freunde. Ich schreibe ein andermal einen besseren Brief. – Ihr Manfred v. Kries.»

66 In welcher Weise auch einzelne Medizinstudenten aus dem «Jungmediziner»-Kreis seit den Herbstereignissen darum bemüht waren, sich nach besten Kräften der wissenschaftlich-akademischen Auseinandersetzung zu stellen und die entsprechenden Anregungen der gehörten

Vorträge Steiners umzusetzen, verdeutlicht nicht zuletzt ein achtseitiger (!) Brief Felix Ungars vom Februar 1925. Ungar war mittlerweile von Basel wieder an die Wiener Universität zurückgekehrt und antwortete auf den Weihnachts-Rundbrief Margarethe Bockholts und Hilma Walters vom 19.12.1924, zog Bilanz und berichtete von seinen Studien: «An die medizinische Sektion am Goetheanum! Da ich jetzt knapp vor dem Anatomie-Rigorosum stehe, sowie vor den beiden ihm folgenden Rigorosen, habe ich leider viel weniger Zeit, anthroposophisch zu arbeiten, als ich gerne möchte. Ich konnte deswegen u.a. auch diese Weihnachten nicht nach Dornach kommen, ebenso ist dies auch der Grund, warum ich nicht sofort auf den letzten Rundbrief der medizinischen Sektion antworten konnte. Wenn auch das äußere Studium ganz besonders viel Kraft braucht und einem viel schwerer fällt, wenn man in der Anthroposophie darinnensteht, besonders wenn man längere Zeit in Dornach hat sein dürfen, so suche ich doch auch dieses möglichst positiv aufzunehmen. – Weil ich mich nun schon einmal mit der anatomischen Nomenklatur beschäftigen muss, versuchte ich diese Arbeit auch nach der Seite hin fruchtbar zu machen, dass ich überall die arabischen Einflüsse darin suchte. Ein besonderes Hilfsmittel war mir dabei Hyrtl's Buch ‹Das Arabische und Hebräische in der Anatomie›. Gerade da kann man sehen, wie der heutige Arzt viele Worte im Munde führt, bei denen er keine Ahnung hat, dass sie aus dem Arabischen stammen (wie: nuch, v. saphena, v. basilica, v. cephalica, Sesam-, usw.) oder lateinische Übersetzungen arabischer Ausdrücke sind, in denen aber doch noch ganz der Geist des Arabismus lebt (wie: auriculae cordis, vermes cerebri, nodus gutturis, suttura sagittalis, costae und suturae verae e spuriae, amygdale, orbita, fonticulus, dura et pia mater, septum transversum, mediastinum, panniculus, infundibulum usw.); noch viel zahlreicher sind die (deutschen) Namen, die direkt oder indirekt Übersetzungen aus dem Arabischen sind, wie: Hirnschale, Mandeln, Magenmund, Luft- und Speiseröhre, Kehlkopf, Mittelfell, Pfeilnaht, Brustblatt, Herzgrube und Herzbeutel, Hirn- und Herzkammern, Hirntrichter, Unterleib, Schmerbauch, Hodensack, Netze, Blasen- und Gebärmutterhals, Muttermund, Nasenflügel, Fleischhaut, Spannadern (=Nerven), Wirbelsäule, Extremitäten, Zahnfleisch, Tränenkarunkel, Gaumenvorhang (velum palatini), wahre und falsche Rippen und Nähte, Schlundkopf, Schlagader, Brustkorb, Ruthe, Kehldeckel, Hirnbalken, Stimmritze, Fontanelle, Zwerchfell, Schamspalte usw. – Ich sah auch, wie gerade auf dem Gebiete der Augenheilkunde besonders viel Arabisches zu finden ist. – So habe ich das, was Herr Doktor vorige Ostern in so eindringlicher Weise von dem Arabismus in der heutigen Medizin vor uns hinstellte, immer mehr im Einzelnen wahrnehmen und auch bei manchen meiner Kollegen ein Bewusstsein davon wachrufen können. (Was Herr Doktor damals über Harun al Raschid und seinen Ratgeber sagte, trat mir dieser Tage wieder besonders deutlich vor Augen, als ich in der Universitätsbibliothek eine Abhandlung in einem Schulprogramm aus dem Jahre 1891 fand mit dem Titel: ‹Worin stimmen die pädagogischen Anforderungen des Comenius mit den Anschauungen der Baconischen Philosophie überein?›) – Weiters konnte ich auch in letzter Zeit immer deutlicher sehen, wie dringend unsere Zeit ein Verständnis des Lebendigen, des Aetherischen braucht und wie dieses (manchmal auch in unklarer Form oder in Zerrbildern) in der Literatur auftaucht. Als Beispiel sei hier angeführt: in der Wiener medizinischen Zeitschrift ‹Ars medici› (Jg. 1924 Nr. 8) fand ich folgenden Artikel: ‹Die selbsttätige Blutstillung des Organismus hat man sich bisher grob mechanisch durch Gerinnung und Thromenbildung erklärt. Diese Vorstellung ist nicht richtig, wie Untersuchungen von Stegemann (Chir. Univ.-Klinik, Königsberg) zeigen. Nach Durchschneidung eines größeren oder mittleren Gefäßes strömt das Blut sowohl vom zentralen als auch vom peripheren Gefäßstumpf sturzartig aus der Wunde, aber auch aus den Seitenästen strömt das Blut, zum Teil in Umkehrung seiner vorherigen Stromrichtung, gegen die Wunde hin. Doch dauert diese von allen Seiten lebhaft gewährte heftige Blutung nur den Bruchteil einer Minute. Dann beginnt ein unregelmäßiges Hin- und Herschwanken der Stromrichtung, vergleichbar einem hin- und herwogenden Kampf der Abwehrkräfte des Organismus gegen die Tendenz des Blutaustrittes aus der Wunde. Nach einiger Zeit hat der Organismus gesiegt, das Blut hat einen Kollateralkreislauf hergestellt, welcher der Stelle der Gefäßverletzung ausweicht. Es ist erstaunlich zu sehen, wie das Blut in dem zerschnittenen Gefäß kurz vor der Wundstelle abbiegt, das weitere Gefäßlumen plötzlich verlässt und in die schmäleren Seitenäste abfließt. Dabei ist der aus der Zirkulation ausgeschaltete Raum knapp vor der Gefäßwunde von Serum oder von Blut erfüllt oder ganz leer. Noch schneller geht die Ausschaltung verletzter Kapillaren aus dem Kreislauf vor sich; schon kurz nach der Setzung der Wunde ist das betreffende Kapillarstück gänzlich von der Zirkulation ausgeschaltet. Die Thrombosierung scheint nach diesen Untersuchungen sicher ein sekundärer Vorgang zu sein. Uns noch unbekannte Kräfte des Organismus befähigen ihn zu einer gewissen Selbststeuerung, die die normalen Druckverhältnisse ändert und verletzte Kreislaufgebiete bald unter Bildung eines Kollateralkreislaufes stillegt.› (Klin. Wochschr. Nr. 26, 1924) (Die Unterstreichungen stammen von mir.) – Kann man in einer solchen Form eine klarere Darstellung der Wirksamkeit des Aetherleibes geben? (In diesem Zusammenhang könnte man auch noch das

Buch von Prof. Dr. Richard Semon ‹Die Mneme als erhaltendes Prinzip im Wechsel des organischen Geschehens› erwähnen.) – Noch etwas ist vielleicht der Erwähnung wert. Da ich mir klarzumachen versucht hatte, wie bedeutungsvoll für das Verständnis des Menschenwesens überhaupt das ist, was Herr Doktor so oft gesagt hat über die ‹motorischen› Nerven und über die Art, wie der Wille in den Organismus eingreift, war es für mich ein besonderes Erlebnis, als Prof. Tandler in der Anatomievorlesung einen Mann vorstellte, der sich die Fähigkeit erworben hatte, seine Muskeln in ganz eigenartiger Weise zu beherrschen. Er konnte verschiedene merkwürdige ‹Innervationen› und ‹Desinnervationen› nicht nur seiner quergestreiften, sondern auch seiner glatten Muskulatur willkürlich hervorrufen, so u. a.: er war imstande, das eine Auge vorzupressen (Stellung wie bei Basedow), wobei er die Pupille erweiterte, auch dann, wenn er zugleich in helles Licht sah, ohne die Pupille des andern Auges zu erweitern. Er konnte auch mit einem Auge abwechselnd Strabismus convergens und divergens machen. Sein normal gelegenes Herz konnte er mit einem Ruck soweit nach rechts schieben, dass der Herzspitzenstoß im Scrobiculus cordis sichtbar war, außerdem konnte er das Herz so weit nach vorne pressen, dass man einen großen Teil desselben in seinen Bewegungen nach außen verfolgen konnte (er konnte auch den Blutkreislauf verlangsamen). Ferner konnte er den Musculus rectus abdominis kontrahieren und gleichzeitig die seitliche Muskulatur zur Erschlaffung bringen; er konnte auch die einzelnen Anteile des M. rectus abdominis für sich kontrahieren, so dass man deutlich die einzelnen Inskriptiones tendineae sehen konnte. Dann konnte er auch willkürlich eine Gänsehaut (wissenschaftlich ausgedrückt Kontraktion der Erectores pili) erzeugen und vieles andere. Mir fiel auf, dass, während er die Phänomene an seiner quergestreiften Muskulatur fast alle direkt machen konnte, er dies bei den glatten Muskeln nur auf dem Wege bestimmter Vorstellungen konnte, so bei der Gänsehaut durch die Vorstellung großer Kälte. Er erklärte, die quergestreifte Muskulatur schon seit vielen Jahren zu beherrschen und zwar durch Übung immer mehr, während er auf die glatte Muskulatur erst seit kürzester Einfluss habe. – Solche Erlebnisse sind einem immer wieder Stütze und geben einem Kraft bei seinem Wirken in der Außenwelt. – Es ist ein Wunderbares, zu sehen, wie infolge der Weihnachtstagung es immer mehr möglich ist, Anthroposophie an die Menschen heranzutragen, wie die Menschenherzen jetzt viel offener und aufgeschlossener dafür sind. Wenn es mir auch schmerzlich war, dass ich nicht länger in Dornach bleiben konnte, so bin ich doch meinem Schicksal dankbar, dass ich hier in Wien eine solche Möglichkeit habe, Anthroposophie hinauszutragen; ich lasse keine Möglichkeit vorübergehen, besonders bei Medizinern und Ärzten, über Anthroposophie zu sprechen. Und wenn es auch bei der Eigenart der Österreicher länger dauert, ehe sie ganz intensiv in der Bewegung drinnenstehen (bei den Holländern scheint es ja umso schneller zu gehen), so geht es doch auch da merklich vorwärts. Es bereitet mir eine gewisse Freude, wenn ich jetzt bei den Ärzte- und Medizinerzusammenkünften, wie wir sie wöchentlich einmal bei Dr. Glas haben, eine Art internationales, durch die Anthroposophie eigentlich internationales, Gepräge sehe. Da sitzen neben den Österreichern und Reichsdeutschen u. a. auch zwei Schweizer (der eine davon ist in der Stadt Solothurn daheim und studiert nur dieses Semester in Wien), ein Rumäne, ein Grieche, ein Pole. – Auch die Arbeit in der Jugend geht in einer schönen Weise weiter. – Ich bin froh, dass unsere liebe Dr. Bockholt von ihrem [Verkehrs-]Unfall nun völlig wiederhergestellt ist. Mögen die heilenden Geister, die, von unserer Liebe getragen, ihr beistanden, auch an unserem lieben Herrn Doktor sich helfend erweisen. – Nicht nur im Wirken in der Außenwelt, sondern auch wenn jetzt täglich unser Heilerwille und unsere Liebesgedanken zu Herrn Doktor strömen, empfindet man dankbar die Kraft, die einem erfließt aus dem Darinnenstehen in einer esoterischen Gemeinschaft. – Mögen Sie, liebe verehrte Frau Dr. Wegman, in diesen schweren Tagen diese unsere Kraft bei Ihrer hohen Aufgabe Ihnen immer zur Seite fühlen. – Mit herzlichen Grüßen Felix Ungar. P.S.: Meine Wiener Adresse lautet jetzt: Wien XIII., Penzingerstr. 50, Tür 15.»

67 Weiter hieß es dann in Zeylmans' Brief u. a.: «Ich glaube aber nicht, dass es uns gelingen wird, die drei Punkte jedesmal fruchtbar zu besprechen, wenn wir nicht mehr Zeit dafür nehmen können, und vor allem, wenn wir uns nicht mehr darauf vorbereiten. – Wirklich, die von mir [beim letzten Treffen] zum Ausdruck gebrachte Enttäuschung <u>hat</u> einen Grund. Und wenn es uns nicht gelingt, das Niveau unserer Zusammenkünfte zu heben, so werden wir das der Med. Sektion auch nicht heben können.»

*

Schriftenreihe
des
Ita Wegman Archivs

Band 1 «Ich bin für Fortschreiten»
Ita Wegman und die Medizinische Sektion
(Dornach 2002)

Band 2 Helene von Grunelius
und Rudolf Steiners Kurse für junge Mediziner
(Dornach 2003)

Band 3 Die letzten drei Jahre
Ita Wegman in Ascona. 1940–1943
(Dornach 2004)

Band 4 Der Engel über dem Lauenstein
Siegfried Pickert, Ita Wegman und die Heilpädagogik
(Dornach 2004)

Band 5 Sterben, Tod und geistiges Leben
Die Kondolenzbriefe Ita Wegmans
und das Todesverständnis
der anthroposophischen Geisteswissenschaft
(Dornach 2005)

Band 6 Geistiger Widerstand und Überwindung
Ita Wegman 1933–1935
(Dornach 2005)

Natura Verlag
im
Verlag am Goetheanum